普外科腹腔镜手术围手术期护理

PUWAIKE FUQIANGJING SHOUSHU WEISHOUSHUQI HULI

主　　编　东爱华　李红霞　唐静楠

四川科学技术出版社
·成都·

图书在版编目（CIP）数据

普外科腹腔镜手术围手术期护理 / 东爱华，李红霞，唐静楠主编. -- 成都：四川科学技术出版社，2023.7
（华西医学大系. 临床实用技术系列）
ISBN 978-7-5727-1046-9

Ⅰ. ①普… Ⅱ. ①东… ②李… ③唐… Ⅲ. ①腹腔镜检－应用－泌尿系统外科手术－围手术期－外科护理 Ⅳ. ①R699②R473.6

中国国家版本馆CIP数据核字（2023）第124252号

普外科腹腔镜手术围手术期护理

主　编　东爱华　李红霞　唐静楠

出 品 人　程佳月
责任编辑　王　娇
助理编辑　王星懿
封面设计　经典记忆
版式设计　大　路
责任出版　欧晓春
出版发行　四川科学技术出版社
地　　址　四川省成都市锦江区三色路238号　邮政编码：610023
成品尺寸　156 mm × 236 mm
印　　张　22.25　　字　数　300 千
印　　刷　成都市金雅迪彩色印刷有限公司
版　　次　2023年7月第 1 版
印　　次　2023年7月第 1 次印刷
定　　价　78.00元

ISBN 978-7-5727-1046-9

本书编委会

名誉主编： 彭　兵　廖　燕

主　　编： 东爱华　李红霞　唐静楠

副 主 编： 何　娟　李爱华　鲁灵容　张安清　张建波

陈本会　余　娜　李东馨雨

参编人员：

王春华（成都上锦南府医院）
王　娟（成都上锦南府医院）
王婷婷（成都上锦南府医院）
龙思涵（成都上锦南府医院）
东爱华（四川大学华西医院）
乐高慧（四川大学华西医院）
冯　璐（成都上锦南府医院）
任　坤（成都上锦南府医院）
任诗雨（成都上锦南府医院）
李云丽（成都上锦南府医院）
李东馨雨（四川大学华西医院天府医院）
李红霞（成都上锦南府医院）
李爱华（成都上锦南府医院）
杨　凡（成都上锦南府医院）
吴雅倩（成都上锦南府医院）
何　洁（成都上锦南府医院）
何　娟（成都上锦南府医院）
余　娜（四川大学华西医院）
张安清（成都上锦南府医院）
张建波（成都上锦南府医院）
张　艳（成都上锦南府医院）
张　维（成都上锦南府医院）
陈本会（四川大学华西医院）
郝永丽（四川大学华西医院）
钟　莹（成都上锦南府医院）
夏　波（成都上锦南府医院）
郭　凯（成都上锦南府医院）
唐静楠（成都上锦南府医院）
彭　兵（四川大学华西医院）
程　华（四川大学华西医院）
鲁灵容（成都上锦南府医院）
廖　燕（四川大学华西医院）
燕玲玲（成都上锦南府医院）

《华西医学大系》总序

由四川大学华西临床医学院/华西医院（简称“华西”）与新华文轩出版传媒股份有限公司（简称“新华文轩”）共同策划、精心打造的《华西医学大系》陆续与读者见面了，这是双方强强联合，共同助力健康中国战略、推动文化大繁荣的重要举措。

百年华西，历经120多年的历史与沉淀，华西人在每一个历史时期均辛勤耕耘，全力奉献。改革开放以来，华西励精图治、奋进创新，坚守“关怀、服务”的理念，遵循“厚德精业、求实创新”的院训，为践行中国特色卫生与健康发展道路，全心全意为人民健康服务做出了积极努力和应有贡献，华西也由此成了全国一流、世界知名的医（学）院。如何继续传承百年华西文化，如何最大化发挥华西优质医疗资源辐射作用？这是处在新时代站位的华西需要积极思考和探索的问题。

新华文轩，作为我国首家“A+H”出版传媒企业、中国出版发行业排头兵，一直都以传承弘扬中华文明、引领产业发展为使命，以坚持导向、服务人民为己任。进入新时代后，新华文轩提出了坚持精准出版、精细出版、精品出版的“三精”出版发展思路，全心全意为推动我国文化发展与繁荣做出了积极努力和应有贡献。如何充分发挥新华文轩的出版和渠道优势，不断满足人民日益增长的美好生活需要？这是新华文轩一直以来积极思考和探索的问题。

基于上述思考，四川大学华西临床医学院/华西医院与新华文轩出版传媒股份有限公司于2018年4月18日共同签署了战略合作协议，启动了《华西医学大系》出版项目并将其作为双方战略合作的重要方面和旗舰项目，共同向承担《华西医学大系》出版工作的四川科学技术出版社授予了“华西医学出版中心”铭牌。

人民健康是民族昌盛和国家富强的重要标志，没有全民健康，就没有全面小康，医疗卫生服务直接关系人民身体健康。医学出版是医药卫生事业发展的重要组成部分，不断总结医学经验，向学界、社会推广医学成果，普及医学知识，对我国医疗水平的整体提高、对国民健康素养的整体提升均具有重要的推动作用。华西与新华文轩作为国内有影响力的大型医学健康机构与大型文化传媒企业，深入贯彻落实健康中国战略、文化强国战略，积极开展跨界合作，联合打造《华西医学大系》，展示了双方共同助力健康中国战略的开阔视野、务实精神和坚定信心。

华西之所以能够成就中国医学界的“华西现象”，既在于党政同心、齐抓共管，又在于华西始终注重临床、教学、科研、管理这四个方面协调发展、齐头并进。教学是基础，科研是动力，医疗是中心，管理是保障，四者有机结合，使华西人才辈出，临床医疗水平不断提高，科研水平不断提升，管理方法不断创新，核心竞争力不断增强。

《华西医学大系》将全面系统深入展示华西医院在学术研究、临床诊疗、人才建设、管理创新、科学普及、社会贡献等方面的发展成就；是华西医院长期积累的医学知识产权与保护的重大项目，是华西医院品牌建设、文化建设的重大项目，也是讲好“华西故事”、展示“华西人”风采、弘扬“华西精神”的重大项目。

《华西医学大系》主要包括以下子系列：

①《学术精品系列》：总结华西医（学）院取得的学术成果，学术影响力强；②《临床实用技术系列》：主要介绍临床各方面的适宜技术、新技术等，针对性、指导性强；③《医学科普系列》：聚焦百姓最关心的、最迫切需要的医学科普知识，以百姓喜闻乐见的方式呈现；④《医院管理创新系列》：展示华西医（学）院管理改革创新的系列成果，体现华西“厚德精业、求实创新”的院训，探索华西医院管理创新成果的产权保护，推广华西优秀的管理理念；⑤《精准医疗扶贫系列》：包括华西特色智力扶贫的相关内容，旨在提高贫困地区基层医院的临床诊疗水平；⑥《名医名家系列》：展示华西人的医学成就、贡献和风采，弘扬华西精神；⑦《百年华西系列》：聚焦百年华西历史，书写百年华西故事。

我们将以精益求精的精神和持之以恒的毅力精心打造《华西医学大系》，将华西的医学成果转化为出版成果，向西部、全国乃至海外传播，提升我国医疗资源均衡化水平，造福更多的患者，推动我国全民健康事业向更高的层次迈进。

《华西医学大系》编委会

2018 年 7 月

前 言

近年来随着医学技术的快速发展，腹腔镜技术被广泛用于临床治疗中。腹腔镜手术是一种微创治疗方法，相较于传统开腹手术，其手术视野的清晰度显著提高，且具有创伤小、疼痛轻、术后恢复快及并发症发生率低等优势。有效的围手术期护理是腹腔镜手术效果理想及预后好的基础，因此加强腹腔镜手术患者围手术期护理工作至关重要。

目前国内系统介绍快速康复理念下普外科腹腔镜手术围手术期护理方面的专著较少，所以我们顺应时代发展的需求，精心准备，认真编写了本书。本书涉及胰腺、肠道、胃部、脾脏、肝脏、胆道共六个系统的腹腔镜手术围手术期护理。全书结合快速康复护理，详细介绍普外科腹腔镜手术术前评估、术前准备、术后饮食指导、活动指导、并发症的观察及处理、出院指导等内容，将腹腔镜手术围手术期护理最关键的内容呈现出来，注重理论与实践相结合，对护理工作进行科学指导，确保护理工作有条不紊地进行，为患者提供有针对性、个性化、精细化的护理服务，以满足临床护理与教学以及患者的健康需求。

在编写过程中，由于时间仓促以及编者的水平所限，书中难免存在不足之处，敬请广大专家和读者不吝赐教，以便不断改进。

编者

2022 年 5 月

目　录

第一章　**常用围手术期护理技术**　001

第一节　术前常规准备　001

第二节　常见引流管护理　003

第三节　术后康复指导　005

第四节　人工气腹相关并发症及护理　008

第二章　**腹腔镜胰腺手术围手术期护理**　010

第一节　概　述　010

第二节　腹腔镜胰腺假性囊肿内引流术围手术期护理　013

第三节　腹腔镜胰十二指肠切除术围手术期护理　019

第四节　腹腔镜联合血管切除重建的胰十二指肠切除术围手术期护理　030

第五节　腹腔镜保留十二指肠胰头切除术围手术期护理　045

第六节 腹腔镜胰腺中段切除术围手术期护理 054

第七节 腹腔镜胰体尾癌根治术围手术期护理 062

第八节 腹腔镜保留脾脏的胰体尾切除术围手术期护理 071

第九节 腹腔镜全胰切除术围手术期护理 080

第三章 **腹腔镜肠道手术围手术期护理** 094

第一节 概 述 094

第二节 腹腔镜腹股沟疝修补术围手术期护理 101

第三节 腹腔镜肠粘连松解术围手术期护理 108

第四节 腹腔镜阑尾切除术围手术期护理 114

第五节 腹腔镜结直肠癌根治术围手术期护理 125

第六节 腹腔镜造口还纳术围手术期的护理 147

第四章 **腹腔镜胃部手术围手术期护理** 161

第一节 概 述 161

第二节 腹腔镜上消化道溃疡穿孔修补术围手术期护理 164

第三节 腹腔镜胃大部分切除术围手术期护理 170

第四节 腹腔镜根治性远端胃切除术围手术期护理 179

第五节 腹腔镜根治性全胃切除术 187

第五章 腹腔镜脾手术围手术期护理 198

第一节 概 述 198

第二节 腹腔镜脾脏切除术围手术期护理 204

第三节 腹腔镜脾部分切除术围手术期护理 215

第四节 腹腔镜脾切除联合选择性贲门周围血管离断术围手术期护理 223

第六章 腹腔镜肝脏手术围手术期护理 232

第一节 概 述 232

第二节 腹腔镜肝脓肿穿刺引流术围手术期护理 238

第三节 腹腔镜肝囊肿开窗引流术围手术期护理 245

第四节 腹腔镜肝切除术围手术期护理 252

第五节 肝脏射频消融术围手术期护理 261

第六节 肝脏介入治疗围手术期护理 268

第七节 经导管动脉化疗栓塞术联合肝动脉灌注化疗的观察及护理 275

第七章 腹腔镜胆道手术围手术期护理 282

第一节 概 述 282

第二节 腹腔镜胆囊切除术围手术期的护理 286

第三节 腹腔镜胆总管切开取石术、T管引流术围手术期的护理 291
第四节 腹腔镜胆肠吻合术围手术期的护理 299
第五节 腹腔镜胆囊癌根治术围手术期的护理 304
第六节 腹腔镜肝门部胆管癌根治术围手术期的护理 312
第七节 经皮肝穿刺胆道引流术的观察与护理 319
第八节 经内镜逆行胰胆管造影术的护理与观察 323

第八章 **常用围手术期各项评估表** 326

第一章

常用围手术期护理技术

第一节　术前常规准备

1.行腹部皮肤准备。腹腔镜手术对脐部的皮肤要求既要将污垢彻底清除干净，又要保持脐内皮肤完整，可先用液体石蜡棉球浸泡，待污垢软化后再清除。

2.指导患者在床上使用便盆，教会患者自行调整卧位和床上翻身、活动四肢，以及术前爬楼梯训练（见图1–1）。

3.必要时遵医嘱做好血型鉴定和交叉配血试验，备好一定数量的浓缩红细胞或血浆，准备术前用药。

4.术前禁食、禁饮：术前3天以易消化、清淡、低脂的半流质饮食为主。根据ERAS理念，术前禁食固体食物6小时、禁饮2小时，术前2小时口服糖水250 mL，糖尿病患者可口服温开水。

5. 临床证据表明预防性使用胃肠减压管不能改善临床结局，反而会增加肺炎、肺不张的发生率，同时增加患者不适感，因此，术前不常规安置胃肠减压管，若患者胃胀气明显影响手术操作，可术中安置胃肠减压管。

6. 术前抗生素的使用：研究证明术前预防性使用抗生素可降低外科手术感染风险。切皮前30～60分钟预防性给予单次剂量的抗生素；手术超过3小时或出血量大于1 000 mL追加使用一剂抗生素。

7.嘱患者修剪指甲，拭去指甲油、口红，剃掉胡须，取下活动性义齿、眼镜、发夹、手表、首饰等物品，长发患者可将头发编于两侧（见图1–2），更换病员服。

8.备好手术需要的病历、影像学资料，检查手术标记是否标识清楚，与手术室接诊人员仔细核对，做好交接。

9.患者接入手术室后铺好麻醉床，备好心电监护仪、吸氧装置等（见图1–3）。

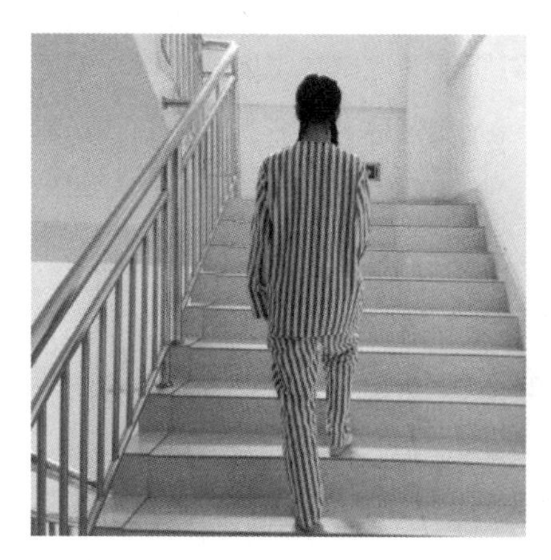

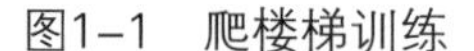
图1–1　爬楼梯训练

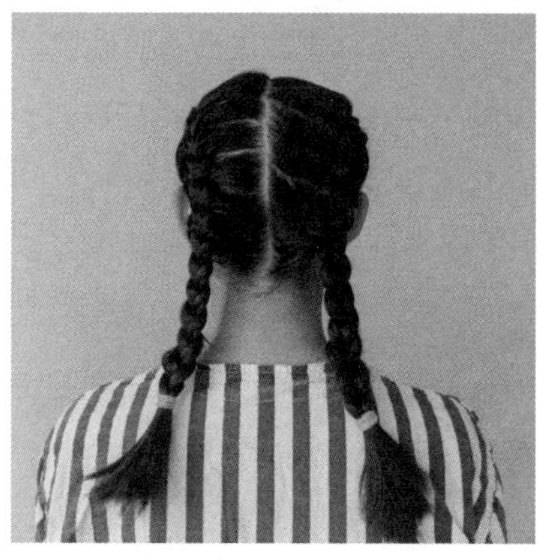

图1–2　长发患者准备

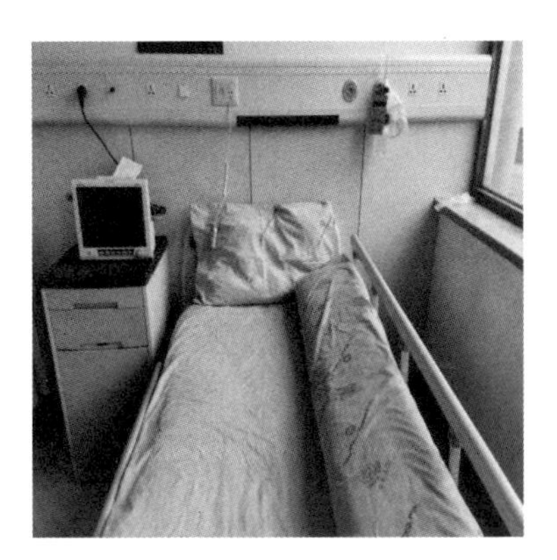

图1-3　床单元准备

第二节　常见引流管护理

一、胃肠减压管护理

1.妥善固定胃肠减压管（见图1-4），检查其留置刻度，行非计划拔管风险评估，告知患者留置管道的重要性，避免管道脱出或患者自行拔出。

2.保持负压吸引，避免管道折叠、扭曲、受压，防止胃肠减压管堵塞。

3.观察并记录引流液的颜色、性状及量，如发现异常，应及时报告医生。

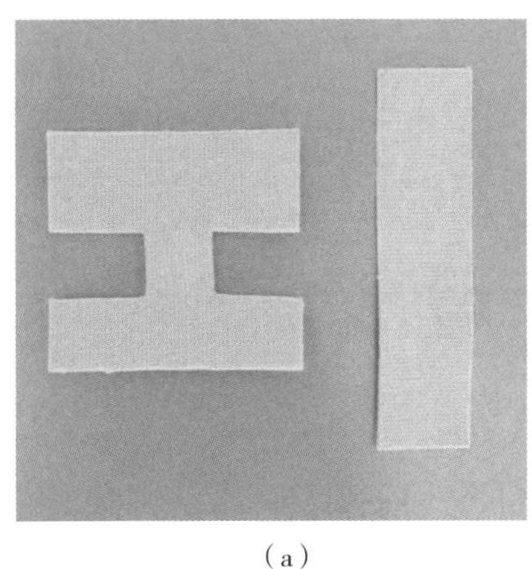

（a）

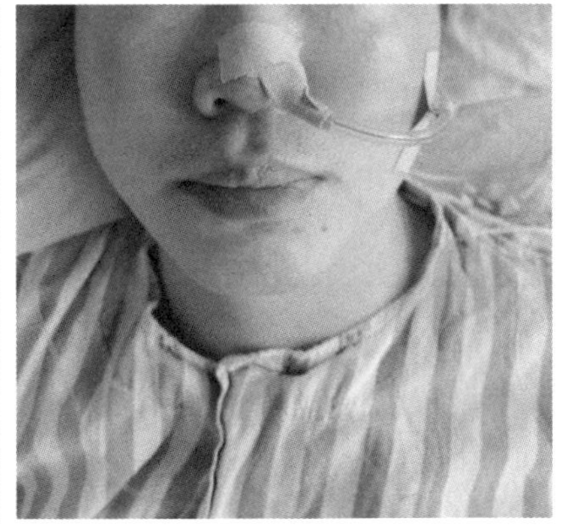

（b）

图1-4　胃肠减压管固定

二、腹腔引流管护理

1.应明确各引流管的安置部位、外露长度，引流管上需标注管道名称及安置时间。

2.向患者及家属介绍各引流管的目的及注意事项。

3.行非计划拔管风险评估，妥善固定（见图1-5、图1-6、图1-7），防止引流管滑脱。

4.保持引流通畅，避免引流管打折、受压、扭曲，引流袋的位置低于引流口平面，以免发生逆行感染，每周更换引流袋2次，更换时注意无菌操作。

5.从靠近腹壁端向外挤压引流管，每天3～5次，防止堵塞。

6.观察并记录引流液的颜色、量、性状，如发现异常，应及时报告医生。

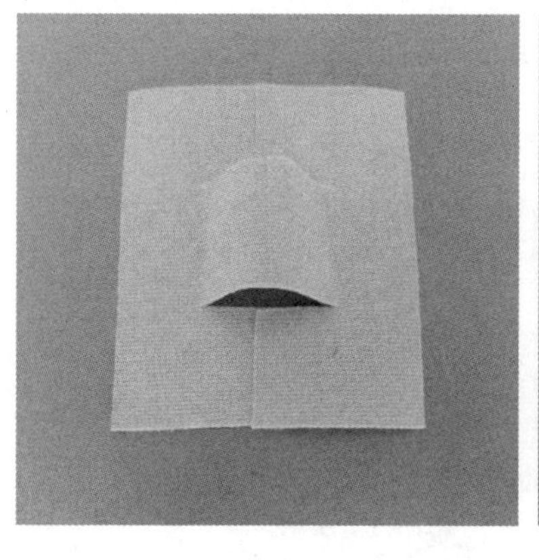

（a）

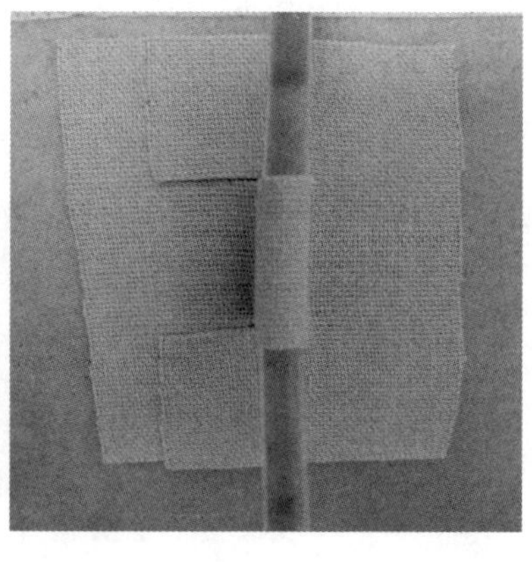

（b）

图1-5 腹腔引流管固定（1）

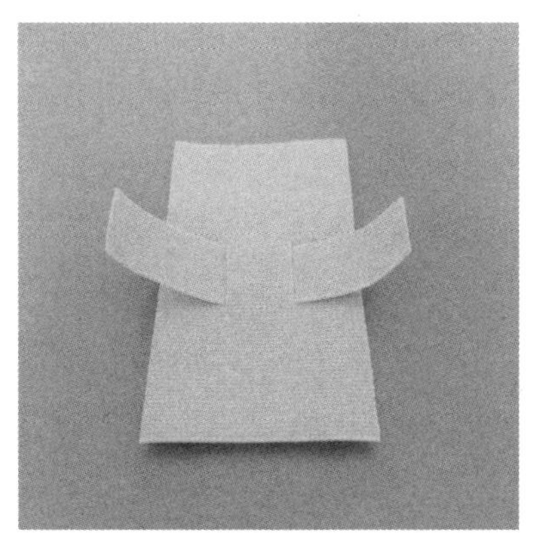

（a）

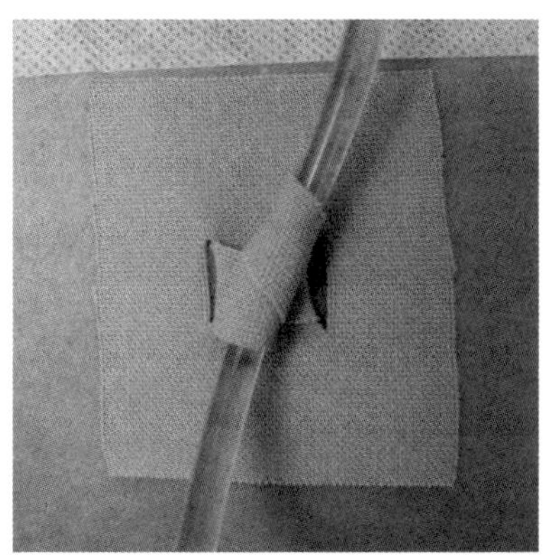

（b）

图1–6　腹腔引流管固定（2）

（a）

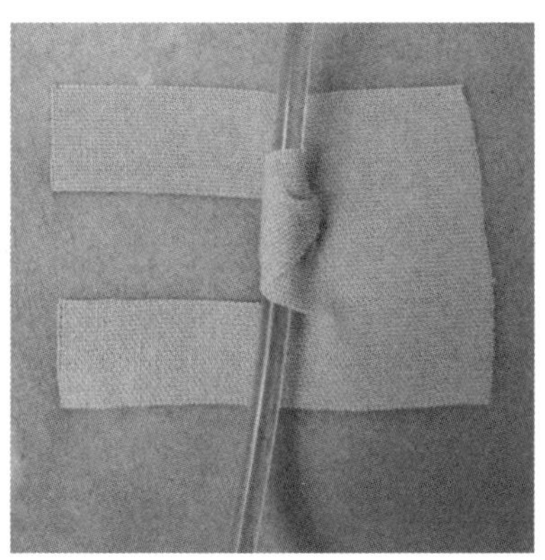

（b）

图1–7　腹腔引流管固定（3）

第三节　术后康复指导

一、术后活动指导

鼓励患者早期下床活动，促进血液循环，促进肠道功能恢复，防止肠粘连、下肢静脉血栓和坠积性肺炎的发生。

1.术后第1天，待患者生命体征平稳后即抬高床头45°，以减轻腹部张力，利于咳痰和引流；协助患者床上翻身，每2小时1次，正确使用翻身枕（见图1-8）；指导患者进行上、下肢屈伸各10遍/次，间隔2小时1次；协助患者床上坐起3次，每次10～20分钟。

2.术后第2天，协助患者下床活动3次，每次10～20分钟。下床时应遵循起床“三部曲”（见图1-9），即床上坐起1分钟；双腿下垂，床边坐1分钟；床旁站立1分钟，以防止体位性低血压的发生。

3.术后第3天，协助患者于病区内活动3次，每次10～20分钟。

4.术后第4天及以后，患者根据身体情况可自主增加每日活动量。每次活动都应以患者不觉疲惫为宜，活动过程中严密监测生命体征变化情况，若出现头晕、出汗、面色苍白、心率加快、呼吸急促等现象，则立即停止活动。

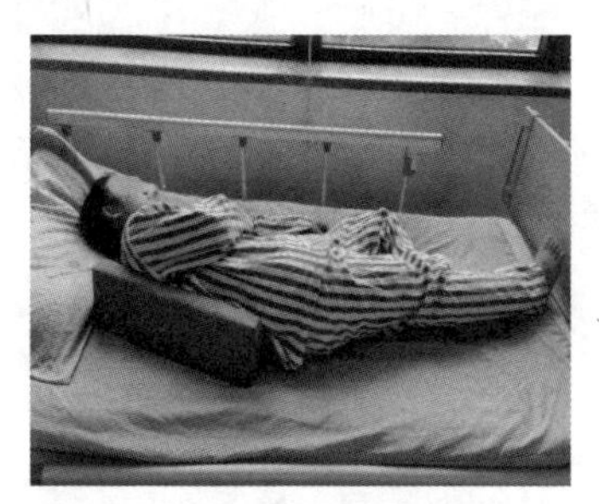

图1-8　正确使用翻身枕

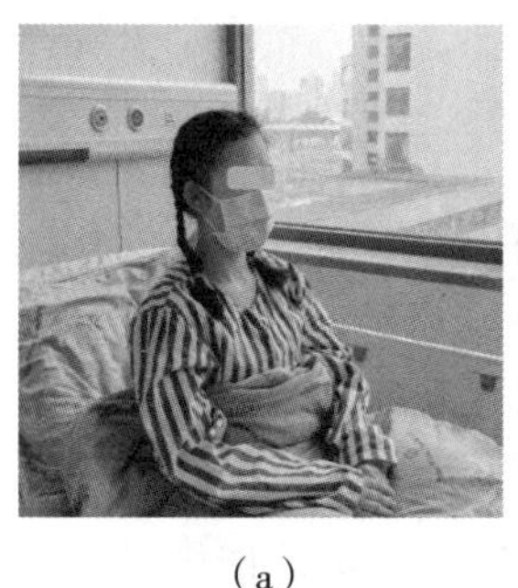

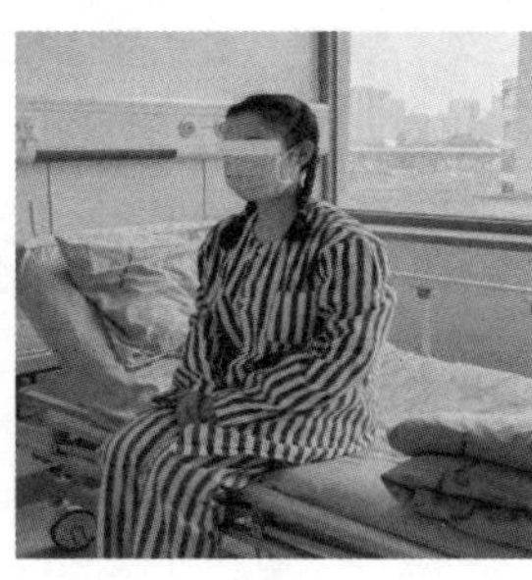

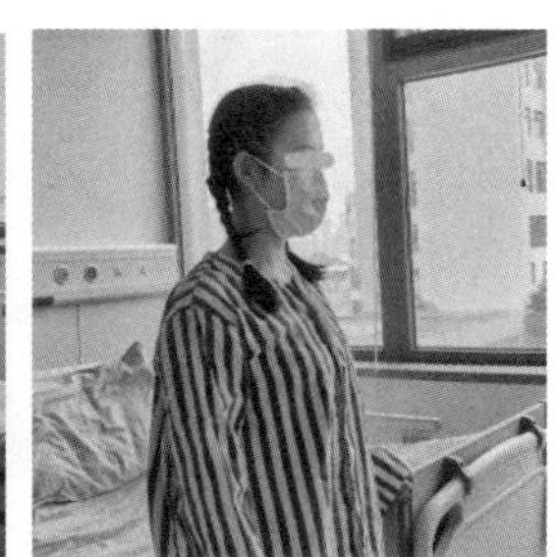

（a）　（b）　（c）

图1-9　起床“三部曲”

二、术后呼吸功能锻炼

1.指导患者有效咳嗽排痰：上身前倾，经鼻缓慢深吸气，屏气1～2秒后咳嗽，连续咳嗽数次使痰在咽部附近，再用力咳出，咳嗽时双手按压伤口（见图1–10）以保护伤口，减轻疼痛。

2.教会患者束腹胸式深呼吸：坐位或立位，使用腹带缠绕患者腹部，松紧适宜，教患者闭口经鼻深吸气，使胸部隆起，在吸气末屏气1～2秒后缩唇缓慢呼气4～6秒（8次/分钟）。

3.为患者正确拍背排痰（见图1–11）：五指并拢成空杯状，利用腕力快速、有节奏地叩击背部，每次30～60秒，从下至上、从外至内，避开脊柱。也可采用排痰仪行机械排痰治疗。宜在餐后2小时至下一餐前30分钟进行。

4.使用呼吸训练器（见图1–12）或指导患者进行吹气球训练（见图1–13）：一次吹气使气球直径为10～15 cm，每次半小时内吹起10个气球。

5.制订呼吸功能训练计划：术后第1天，深呼吸及咳嗽排痰训练3次；有效拍背、排痰每3小时一次；雾化吸入每天3次（见图1–14）。术后第2～3天，吹气球训练3次，每次30分钟内吹起10个气球；有效拍背排痰每3小时一次；雾化吸入每天3次。之后根据患者自身情况逐渐增加训练量。

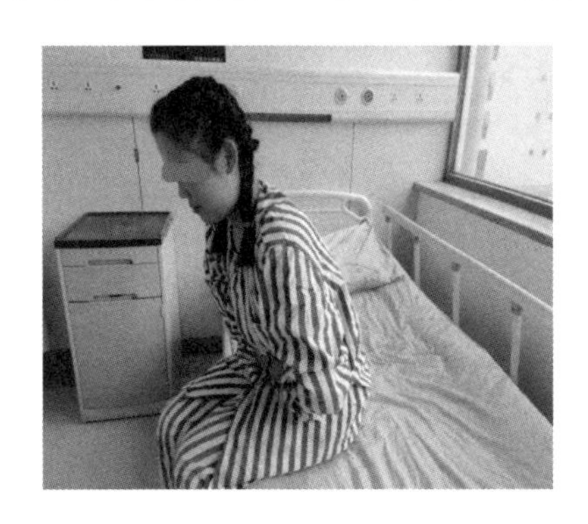

图1–10　咳嗽时按压伤口

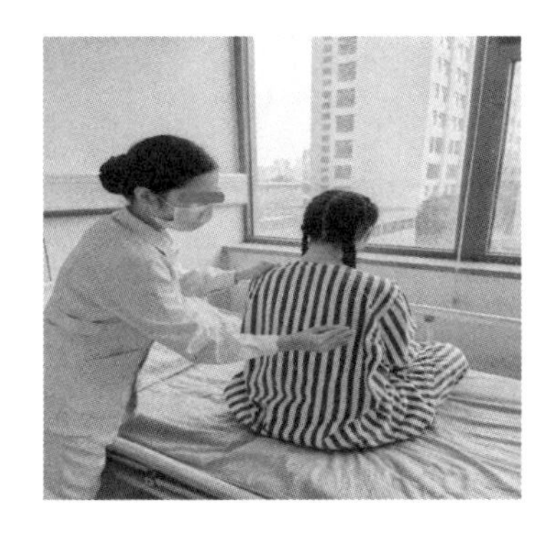

图1–11　正确拍背

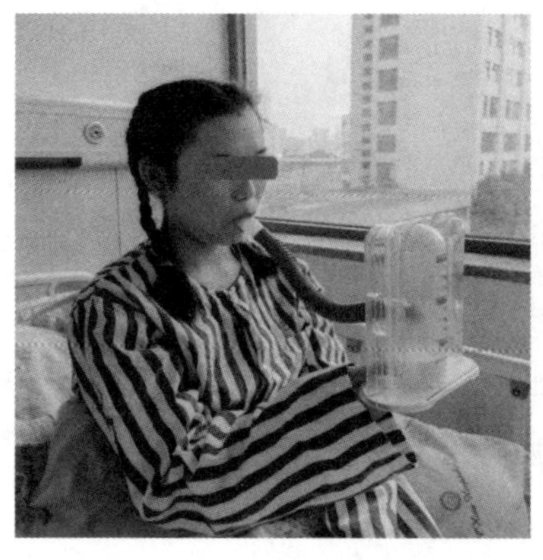

图1-12　使用呼吸训练器

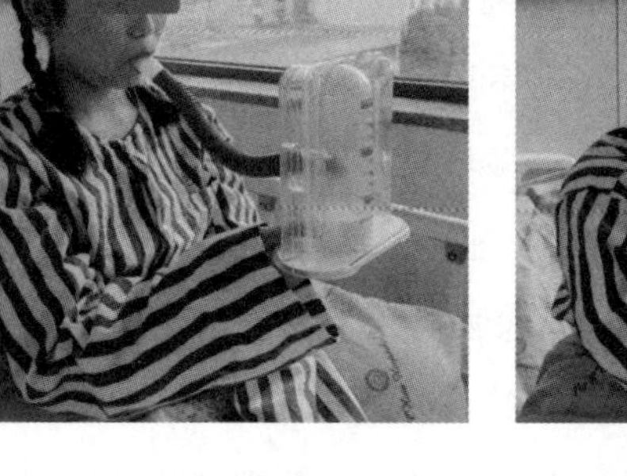

图1-13　吹气球训练

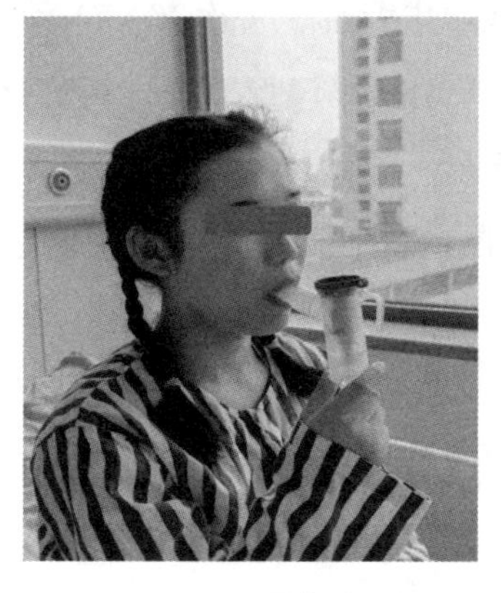

图1-14　雾化吸入

第四节　人工气腹相关并发症及护理

1.肩背部疼痛：二氧化碳（CO_2）人工气腹产生的碳酸刺激膈肌以及人工气腹产生的张力牵拉膈肌纤维，均可导致肩背部疼痛。

（1）可延长吸氧时间，通过肢体运动、按摩、热敷等促进血液循环，加快血流速度，加速组织新陈代谢。

（2）肩背部疼痛时可嘱咐患者取膝胸卧位，让CO_2气体上升向盆腔聚集，减少对膈肌的刺激。

（3）嘱咐患者多翻身，鼓励其早日下床活动。

2.高碳酸血症和低氧血症：由于腹膜具有一定的吸收功能，制造气腹的CO_2会被吸收入血，进而可能引发高碳酸血症，可使心率、呼吸加快，血压升高，如机体无法代偿，还可导致酸中毒，严重时还可导致低氧血症。

（1）密切监测呼吸频率和深度，术后常规给予持续低流量吸氧，以提高氧分压，促进CO_2排出。

（2）麻醉清醒后鼓励患者做深呼吸，保持呼吸道通畅，协助患者翻身、拍背，改善患者的肺泡通气量。

（3）必要时抽血进行血气分析，了解动脉血二氧化碳分压（$PaCO_2$）的变化，及时配合医生纠正酸碱平衡失调。

3.皮下气肿：本症是腹腔镜手术特有的并发症，临床较为常见，与气腹针穿刺未进入腹腔、腹腔内压力过高、手术时间过长、CO_2气体向皮下软组织扩散、反复抽插套管针等有关，尤其是高龄或肥胖患者皮下组织松弛，CO_2更易弥散产生气肿。皮下气肿形成部位以腰腹部为主，可波及下肢、阴囊等部位,有握雪感、皮下捻发音等。鼓励患者多翻身，帮助患者被动运动，采取舒适体位，并尽早下床活动，增加血液循环，促进气体吸收。

4.气体栓塞：气体栓塞是腹腔镜手术建立气腹的过程中或气腹状态下CO_2气体进入血液循环系统，引起血液循环障碍，导致一系列严重后果的一种病理状态。其比较少见，但为严重的并发症，其病死率高达28%，通常系充气过急、腹腔气压过大引起，常表现为循环系统障碍、中枢神经系统障碍、呼吸系统障碍。及时给予吸氧、静脉置管抽吸静脉内的CO_2气体、采用头低足高左侧卧位即可缓解。血气分析$PaCO_2$与呼气末二氧化碳分压（$PTECO_2$）的分离表现，其差异大于5 mmHg*时对CO_2气体栓塞的诊断具有重要意义。

（李红霞）

---

* 1 mmHg=0.133 kPa。

第二章

腹腔镜胰腺手术围手术期护理

第一节　概　述

一、胰腺解剖

胰腺是位于腹膜后的一条柔韧、狭长的分叶状腺体，从右向左横跨第1～2腰椎椎体前方。胰腺分为胰头、胰颈、胰体、胰尾4个部分，各部分无明显解剖界限。胰头膨大，被十二指肠“C”形包绕，其上后部有胆总管穿过，其下向左突出并包绕至肠系膜上动、静脉后方，称为钩突。肠系膜上静脉前方为胰颈。胰颈和胰尾之间为胰体，占胰腺的大部分，其后紧贴腰椎椎体。胰尾是胰腺左端的狭细部分，其末端毗邻脾门。胰腺周围有腹膜、脂肪等疏松结缔组织包绕，附着于腹后壁。

胰管位于胰实质内，其走向与胰的长轴一致，从胰尾经胰体走向胰头，沿途接受许多小叶间导管，最后于十二指肠降部的壁内与胆总管汇合成肝胰壶腹，开口于十二指肠大乳头。在胰头上部有时可见一小管，行于胰管上方，称为副胰管，开口于十二指肠小乳头。

二、胰腺生理功能

胰腺具有内分泌和外分泌两种功能。外分泌腺由腺泡和腺管组成，腺泡分泌胰液，腺管是胰液排出的通道。胰液中含有碳酸氢钠、胰蛋白酶原、脂肪酶、淀粉酶等。胰液通过胰腺管排入十二指肠，有消化蛋白质、脂肪和糖的作用。胰腺的内分泌来源于胰岛。胰岛是大小不等、形状不定的细胞团，散布于腺泡之间。胰液分泌受迷走神经和体液双重控制，以体液调节为主。胰腺有10^5～10^6个胰岛，胰体尾胰岛细胞密度高于胰头。胰岛有多种细胞，以β（B）细胞为主，分泌胰岛素；其次是α（A）细胞分泌胰高血糖素，以及δ（D）细胞分泌生长抑素；还有少数PP细胞分泌胰多肽和D_1细胞分泌血管活性肠肽（VIP）等。

三、病因及临床表现

（一）胰腺损伤性疾病

1.病因：胰腺损伤分开放性穿透伤、闭合性钝器伤以及医源性手术误伤。开放性穿透伤为异物贯穿胰腺所致，常见于火器伤（如子弹）、穿刺伤（如匕首）等。闭合性钝器伤为胰腺受到来自暴力和脊柱之间的挤压所致，如车祸所致。医源性手术误伤，常见于腹部手术，如脾切除术等，这种损伤通常可以通过认真细致的手术操作避免。

2.临床表现：胰腺损伤患者一般需经过8～12小时才出现症状，其主要的临床表现是胰液性腹膜炎及内出血，尤其常见于严重胰腺损伤或主胰管破裂时。胰液外溢刺激腹膜出现上腹区疼痛是早期症状，随着病情发展，患者可出现进行性腹胀，上腹疼痛加剧并放射至肩背部，可同时伴恶心、呕吐等。体征主要与腹膜炎相关，表现为腹部压痛、反跳痛和肌紧张等，以及肠鸣音减弱或消失。另外，患者可因内出血和体液大量丢失而出现休克、脐周皮肤变色。

（二）胰腺炎症性疾病

1.病因：在正常情况下，胰液在其腺体组织中含有无活性的胰蛋白酶原。胰液沿胰腺管道不断地经胆总管Oddi括约肌流入十二指肠，由于十二指肠内有胆汁存在，加上十二指肠壁黏膜分泌一种肠激酶，在二者的作用下，胰蛋白酶原开始转变成活性很强的消化酶。如果流出道受阻，排泄不畅，即可引起胰腺炎。

2.临床表现

（1）休克。患者常出现休克症状，如面色苍白、冒冷汗、脉细、血压下降等。

（2）腹痛。腹痛常位于中上腹部，有时向腰背部呈束带状放射，弯腰或前倾坐位可使其减轻；常突然发作于大量饮酒或饱餐后，程度不一，轻者为钝痛，重者多呈持续性腹痛。

（3）恶心、呕吐。多数患者起病即呕吐胃内容物，甚至呕吐胆汁，吐后腹痛并不缓解。

（4）发热。多数急性胰腺炎患者出现中度发热，一般持续3～5天。

（5）水、电解质及酸碱失衡。患者有不同程度的脱水，频繁呕吐者可发生代谢性碱中毒，重症胰腺炎常伴有代谢性酸中毒、低钙血症、血糖升高、低血钾、低血镁等。

（三）胰腺囊性疾病

1.病因

（1）胰腺假性囊肿。这是最常见的胰腺囊性病变，炎症后假性囊肿多继发于急性胰腺炎和慢性胰腺炎，寄生虫性假性囊肿可由蛔虫或包囊虫引起，外伤后假性囊肿见于钝性外伤、穿透性外伤或手术外伤。

（2）胰腺囊性肿瘤。一般生长缓慢，多数无症状。根据世界卫生组织（WHO）组织学分类，将其分为浆液性囊腺瘤、黏液性囊腺瘤、导管内乳头状黏液瘤和实性假乳头状肿瘤四种。胰腺浆液性囊腺瘤、胰腺黏液性囊性肿瘤和胰腺导管内乳头状黏液性肿瘤等囊肿常继发于肿瘤。

2.临床表现：常见症状包括上腹痛、餐后饱胀感、上腹部触及包块、幽门梗阻、恶心、呕吐、腹泻、脂肪泻、体重减轻等。不同类型的胰腺囊性疾病，其临床表现各异。

（四）胰腺肿瘤

1.病因：病因尚不十分清楚。其发生与吸烟、饮酒、高脂肪和高蛋白饮食、过量饮用咖啡、环境污染及遗传因素有关；近年来的调查报告中发现糖尿病患者人群中胰腺肿瘤的发病率明显高于普通人群；也有人注意到慢性胰腺炎与胰腺肿瘤的发病存在一定关系，慢性胰腺炎患者胰腺肿瘤的发病率明显增高；另外还有许多因素与此病的发生有一定关系，如职业、环境、地理等。

2.临床表现：早期肿瘤较小时可以没有任何症状。偶然在B超或CT检查时发现胰腺占位性病变。多数胰腺肿瘤被发现时瘤体已很大。患者可出现上腹部隐痛不适，病变压迫或侵犯腹腔神经丛可出现腰背酸痛，半数患者就诊时上腹部可触及包块，质地较硬、移动度差。患者可出现恶心、呕吐，晚期可有低热和体重下降。

（任　坤　李红霞）

第二节　腹腔镜胰腺假性囊肿内引流术围手术期护理

一、手术适应证

1.发生局部并发症，如感染、出血、破裂。

2.影响邻近器官，如胃肠道梗阻、胆道梗阻、门静脉系统回流障碍等。

3.有症状的囊肿，如腹胀、恶心、呕吐、疼痛、消化道出血等。

4.囊肿直径>5 cm，大小及形态无变化>6周。

5.进行性增大的囊肿。

6.合并慢性胰腺炎及胰管狭窄。

7.厚壁囊肿（囊壁厚>5 mm）。

二、术前护理

（一）术前评估

1.一般评估：包括年龄、性别、婚姻、职业、体重指数（BMI）、饮食情况、睡眠情况、大小便情况、有无药物过敏史、有无吸烟史及长期大量饮酒史。

2.症状与体征：全面评估患者病情及生命体征；评估有无恶心、呕吐、腹胀等消化道症状；有无发热、上腹部膨隆、腹痛、腹膜刺激征等。

3.术前各类风险评估：常规行日常生活自理能力评估、静脉血栓风险评估、疼痛筛查。根据患者情况行跌倒/坠床风险评估、压力性损伤风险评估。胰腺假性囊肿患者因消化道梗阻、并发感染等可存在不同程度的营养不良，术前采用营养风险筛查 2002（NRS 2002）评估表对患者进行营养风险筛查，根据筛查结果对存在明显营养风险的患者行肠内外营养支持。

4.辅助检查：行术前常规实验室检查并对心肺等重要脏器功能进行评估，了解患者血常规、凝血功能、肝肾功能，B超及CT等检查结果。与胰管相通的张力性胰腺假性囊肿或并发出血、破裂时可导致血清淀粉酶和血清脂肪酶明显升高，应关注患者血清淀粉酶及血清脂肪酶检查结果，如有异常应尽快手术。

（二）心理护理

因胰腺假性囊肿患者病程较长，多数伴有明显临床症状，如腹胀、腹痛、消化道症状等，患者长期被病痛折磨，既对手术治疗充满了希望，又担心手术不能达到预期效果，患者易产生恐惧、焦虑、矛盾、紧张等心理。护理人员应了解患者病情及需要，通过适当的沟通技巧取得患者信任，建立良好的护患关系。帮助患者宣泄恐惧、焦虑等不良情绪；耐心解释手术的必要性，介绍手术成功案例，增强患者信心，以积极的心态接受治疗。

（三）术前准备

1.行腹部皮肤准备，脐部用温水洗净，若皮肤上有油脂可使用松节油或75%乙醇溶液擦净。

2.指导患者训练呼吸功能及有效咳嗽、排痰的方法，练习床上大小便。

3.肠道准备：术前3天以易消化、清淡、低脂的半流质饮食为主，术前禁食6小时、禁饮2小时，术前30分钟安置胃肠减压管。

4.嘱患者修剪指甲，剃掉胡须，拭去指甲油、口红，取下活动性义齿、眼镜、发夹、手表、首饰等物品，更换病员服。

5.备好手术需要的病历、影像学资料，与手术室接诊人员仔细核对，做好交接。

6.患者接入手术室后铺好麻醉床，备好心电监护仪、吸氧装置等。

三、术后护理

（一）一般护理

1.行全身麻醉（以下简称全麻）术后常规护理，患者清醒及生命体征平稳后可抬高床头30°～45°。

2.术后当日给予持续心电监护及低流量鼻塞吸氧，严密观察并记录患者神志、生命体征及血氧饱和度。

3.定时协助翻身、拍背，指导患者有效咳嗽排痰，必要时遵医嘱行雾化吸入，预防术后肺部并发症。

4.观察伤口敷料有无渗血、渗液；观察腹部体征，了解有无腹痛、腹胀及腹膜刺激征等。

（二）饮食指导

1.安置胃肠减压管期间，患者禁食、禁饮，给予肠外营养支持，补充患者水、电解质，维持体液平衡，满足患者每日所需能量。

2.术后24小时，患者胃肠减压管无血性液体流出且血清淀粉酶浓度正常可予以拔除胃管，嘱患者进食温开水30 mL和米汤50 mL。

3.术后第2天，患者无腹痛、腹胀、恶心、呕吐等症状，可给予流质饮食，如米汤、藕粉、低脂牛奶等。

4.术后第3～4天，改为半流质饮食，如蒸鸡蛋、瘦肉粥，可适当添加蔬菜、水果，应少食多餐、食用低脂易消化的食物。

（三）活动指导

1.协助患者床上翻身，2小时1次；指导患者进行上、下肢屈伸各10遍/次，间隔2小时1次。

2.术后6小时可协助患者下床活动，下床时应遵循起床“三部曲”，即床上坐起1分钟；双腿下垂，床边坐1分钟；床旁站立1分钟；以防止体位性低血压的发生。

3.根据患者情况，逐渐增加活动量，每次活动应以患者不觉疲惫为宜，活动过程中严密监测生命体征变化，若出现头晕、心慌、面色苍白、心率加快、呼吸急促等现象，则立即停止活动。

（四）疼痛管理

1.疼痛作为激发应激反应、炎症反应的始动因素，严重影响患者的生理及心理感受，同时延缓多器官功能的恢复。腹腔镜手术患者疼痛程度虽然没有开腹剧烈，但还是会对患者术后康复产生不利影响，所以，加强疼痛控制尤为重要。

2.责任护士应及时评估患者的疼痛程度，采取相应的措施。

3.术后生命体征稳定后，患者采取减轻腹壁张力的低半卧位，仔细观察患者对疼痛的反应，推荐患者观看喜爱的电视节目或听轻音乐转移注意力。

4.护理时调整和固定好各引流管，以免牵拉引起疼痛。

5.嘱咐患者身心放松，同时保持自控镇痛泵通畅并正确使用。

（五）引流管护理

1.胃肠减压管护理

（1）妥善固定，检查胃肠减压管留置刻度，行非计划拔管风险评估，告知患者留置管道的重要性，避免管道脱出或患者自行拔出。

（2）保持负压吸引，避免管道折叠、扭曲、受压，防止囊液中坏死组织堵塞胃管。

（3）观察并记录引流液颜色、性状及量。如胃管引出褐色液体考虑为囊腔内液体，如引出大量鲜红色液体，则考虑出血，应及时报告医生。

2.腹腔引流管护理

（1）保持引流通畅并妥善固定，防止引流管折叠、扭曲、受压、脱出，从靠近腹壁端向外挤压引流管，每天3～5次，防止堵塞。

（2）严格执行无菌操作，每周更换引流袋2次。

（3）患者取半卧位以利于引流，引流袋的位置低于引流口平面，以免发生逆行感染。

（4）观察并记录引流液的颜色、性状及量，手术前期正常色泽为淡红色，后期为淡黄色清亮液，每日0～100 mL。若引流液中有黄色伴脓性或黄色伴浑浊的情况，应观察患者有无寒战、高热、腹痛等感染症状，必要时做引流液培养。若引流液呈米汤样浑浊，应监测引流液淀粉酶情况，早期发现胰瘘的发生。若引流液中含食物残渣，则发生了胃瘘，应保持引流管通畅，并禁食、禁饮。

（六）术后并发症的观察及护理

1.吻合口出血

吻合口出血是术后最常见也是最紧急的并发症，多由胰液腐蚀吻合口处血管引起。当出现吻合口出血时应积极采取如下措施：

（1）快速建立静脉通道，遵医嘱补液、输血，记录出入量。

（2）患者禁食禁饮，安置胃肠减压管，观察引流液的颜色及出血量。

（3）给予生长抑素、质子泵受体阻滞剂等抑制胰液、胃液的分泌，防止其进一步腐蚀血管。

（4）可管喂云南白药、去甲肾上腺素、冰盐水、凝血酶等止血药物。

（5）可经内镜或介入放射学定位出血来源，并进行内镜下或血管介入栓塞止血治疗。

2.囊肿感染：术后由于囊肿与空肠吻合，易发生囊内感染。注意监测患者生命体征，有无寒战、高热的情况，并在患者发生寒战时抽取血液进行血培养。监测患者血常规，注意观察引流液的颜色、性质、量，必要时遵医嘱进行引流液的培养，并根据药物敏感试验结果调整使用的抗生素。

3.胰瘘：当吻合口缝合不严，远端引流不通畅，囊内压力升高，吻合口愈合不佳或狭窄时，囊内液体可渗入腹腔，从而引起胰瘘。应常规行体液检查，观察腹腔引流管引流液有无特异性改变。保持引流通畅并观察患者腹部体征。

四、出院指导及随访

1.嘱患者保持心情舒畅、规律的饮食及生活习惯；注意少食多餐，进食清淡易消化、低脂、高维生素、富含膳食纤维的食物；适当锻炼，增强自身的体质。

2.患者在出院后的4～6周进行CT复查，确定囊肿是否有复发的情况。

3.患者出院后1个月进行护理随访，询问患者饮食、睡眠、伤口愈合等情况，给予针对性的康复指导。

（李红霞）

第三节　腹腔镜胰十二指肠切除术围手术期护理

一、手术适应证

1.胰头部肿瘤。

2.胆总管下段肿瘤。

3.十二指肠肿瘤。

4.壶腹部肿瘤。

5.慢性肿块型胰腺炎不能排除恶变者。

二、手术禁忌证

1.严重心肺功能不全难以耐受气腹者。

2.病变过大，腹腔镜无法安全完成者。

3.有严重的腹腔粘连，腹腔镜无法完成者。

4.过于肥胖或消瘦者。

三、术前护理

（一）术前评估

1.肺功能评估：评估患者的呼吸功能，有无肺部基础疾病，常规肺功能筛查；指导患者深呼吸及有效咳嗽；严格戒烟，发放呼吸功能训练器，责任护士进行一对一教学，确保患者完全掌握使用方法；告知呼吸功能训练的必要性，责任护士为患者制订呼吸功能训练计划，指导并督促患者有效完成。

2.心血管评估：对疑有心血管疾病的患者应对心脏行彩超检查；对高血压患者宜行24小时动态血压监测，对心律失常或心肌缺血患者应进行24小时动态心电图监测。

3.疼痛评估：评估患者术前疼痛部位、性质、持续时间，是否使用镇痛药物以及使用后的镇痛效果。

4.血糖评估：进行血糖异常的筛查和管理评估，建议将血糖监测纳入入院生命体征检查中。如果是糖尿病患者，应将入院前的长期治疗放在首位；如果随机血糖≥7.8 mmol/L，就已经进入了监控或者需要加强测试的人群中。在监测过程中，发现患者血糖只是偶尔偏高，比如血糖≥7.8 mmol/L只出现过一次，那么之后的24小时、48小时以后就可以不再继续监控。但是如果监测后发现，患者没有糖尿病，血糖值依然很高，建议对患者进行空腹和非空腹的持续监控。

5.营养评估：责任护士采用 NRS 2002评估表对患者进行营养风险筛查，≥3分提示存在营养风险。为患者制订营养计划，遵循以肠内营养为主、肠外营养为辅的原则。血清白蛋白水平较低的患者遵医嘱术前静脉补充人血白蛋白制剂，贫血患者排除血液相关疾病后积极静脉输注红细胞，纠正术前贫血状态，增强患者对手术的耐受力，加快术后恢复。

6.静脉血栓风险评估：评估患者BMI值，有无深静脉血栓/肺栓塞病史、血栓家族史，以及其他血栓高危因素。

7.自理能力评估：评估患者自我照顾行为的能力，如：进食、个人卫生、穿衣、如厕及排泄、移动等。

8.跌倒/坠床风险评估：入院后，责任护士进行跌倒坠床评分，对于高危患者，责任护士应告知家属跌倒坠床相关危险因素，拉起床档并确认其功能良好，悬挂“防跌倒”“防坠床”安全警示牌等；腕带粘贴“跌倒、坠床高风险”标识，必要时签署知情同意书、使用约束带，使用约束带时注意定时按摩受压处皮肤，并进行重点交接班及护理记录。洗手间放置“防跌倒”安全警示牌，卫生清洁时拖布不宜过湿。嘱患者勿突然坐起或站立，以防止体位性低血压。

9.压力性损伤风险评估：评估患者全身皮肤情况、肢体活动情况、肢体移动是否受限、营养是否足够、是否存在摩擦力/剪切力过大。

（二）心理护理

责任护士应了解患者的基本情况。术前患者多出现黄疸、腹痛、消化不良等症状，由于频繁的呕吐、腹胀及皮肤瘙痒，以及术前安置各类排黄管道，患者的情绪处于高度紧张状态，心理状态很差，自我感觉病情重，担心手术效果，对手术产生焦虑、紧张情绪，出现食欲下降、睡眠质量差。护理人员应多与患者沟通，鼓励患者说出感受，根据患者心理变化有针对性地解决其心理问题。可以为患者讲解手术治疗的重要性，介绍成功的病例以减少患者的恐惧心理，并根据患者的心理承受能力适当为患者讲解手术的危险性、可能发生的并发症以及术后恢复过程的注意事项，这样既可取得患者和家属的信任，同时也可使他们在术前了解手术前后的基本知识，消除其对手术的担忧，做好心理准备，主动配合术前各项检查，以最佳的心态接受手术。

（三）术前准备

1.指导患者练习床上排尿、排便，教会患者床上翻身、下床活动的方法，以适应术后体位的改变。

2.术前明确患者血型，常规备血，完善术前相关检查。

3.提倡禁饮2小时，术前2小时前可口服清水、糖水（糖尿病患者除外）、无渣果汁、碳酸类饮料、清茶及黑咖啡（不含奶），不包括含酒精类饮品。术前推荐口服含碳水化合物的饮品，通常是在术前10小时前予患者饮用12.5%的碳水化合物饮品800 mL，术前2小时前饮用≤400 mL。禁食6小时，术前6小时前可进食淀粉类固体食物（牛奶等乳制品的胃排空时间与固体食物相当），但油炸、脂肪及肉类食物则需要更长的禁食时间。

4.术晨更衣，做好个人清洁卫生，长发患者整理头发，可梳成马尾辫。

5.术前于左上肢选择较为粗直的大血管进行静脉留置针穿刺，遵医嘱行补液治疗。

6.胃管及胃肠减压装置带入手术室备用，必要时术中安置。

四、术中护理

1.准备并准确清点手术用物。

2.活动性义齿入手术室前全部摘除；松动的牙齿用缝线打手术结，留10 cm于面部，用3M胶贴粘于下颌处，松紧度适宜；无牙齿处垫无菌纱布保护。

3.手术体位的选择：患者采取仰卧位，双腿分开，形成“大”字形。术中以15°～20°头高脚低位以利于胰腺的暴露和手术医生操作。骶尾部超出手术床背板与腿板折叠处约5 cm，双下肢用棉被包裹并固定于腿板上，约束带松紧适宜。根据手术进程及医生要求及时倾斜手术床以调节体位，协助医生完成手术配合。严密观察患者下肢皮肤颜色变化，防止发生体位相关并发症。

4.麻醉成功后插入导尿管，并妥善固定，减少置管刺激。

5.液体管理：采用目标导向液体疗法限制性输液，尤其限制含钠盐的液体，保证器官、组织的有效灌注，一般液体量不超过1.2 mL/（kg·h），观察留置针是否粘贴完好无渗液。遵医嘱静脉滴注低分子右旋糖酐溶液，以改善微循环，降低血栓形成的可能性，维持血流动力学的平衡。

6.术中体温管理：提前30分钟预热手术间温度，保持手术室温度为20～25℃，相对湿度为50%～60%。静脉输液液体在恒温箱内保存37℃，输注时使用加温器；腹部冲洗采用38～40℃ 冲洗液；使用温毯仪，调节热风出口方向，避免烫伤皮肤；维持患者体温在36.5℃左右，避免出现低体温。除消毒区域暴露外，双下肢及肩颈部覆盖充气式加温毯。据手术要求暴露手术部位，尽可能减少暴露时间。

7.术中监测患者生命体征、手术进程及无菌、无瘤操作是否严格。

8.预防压力性损伤：在常规护理基础上，易受压部位如肩胛部、骶尾部、肘关节、脚跟部敷防护贴。

9.做好器械和物品使用登记，手术结束后再次清点手术的所有用物。

10.做好患者的转运交接工作。

（乐高慧　郝永丽　唐静楠）

五、术后护理

（一）一般护理

1.患者术后清醒后返回病房，取平卧位，予心电监护监测脉搏、血压、血氧饱和度、呼吸频率，一般监测至术后24小时。

2.给予鼻导管吸氧3 L/min，持续2～3天。

3.术后待生命体征平稳后即抬高床头45°，以减轻腹部伤口张力，利于咳痰和引流。

4.术后密切观察伤口敷料，如有渗血、渗液，及时通知主管医生观察及更换，保持伤口敷料干燥。

（二）心理护理

安抚患者，多与其进行沟通，日常治疗过程中关心患者；对患者及其家属所不了解的相关专业知识耐心解释；介绍相关疾病恢复较好的病例，增加患者战胜疾病的信心，让患者相信专业护理，更好地自我恢复。

（三）营养支持

1.随着肠道功能的恢复，逐渐从肠内营养联合肠外营养过渡到全胃肠内营养。

2.肠外营养：术后24小时内主要目标为恢复血容量，调整电解质。24小时后遵医嘱予患者高能量药物的输注，保证充足的能量摄入，如氨基酸、脂肪乳、注射用水溶性维生素等。

3.肠内营养：患者肠蠕动功能正常恢复后，指导患者流质饮食，忌辛辣、油腻食物，待患者能够正常消化后，逐步添加辅食，如高蛋白类食物鱼肉、鸡蛋等。指导患者少量多餐，正确饮食，保证满足其机体需要量。

（四）活动指导

1.早期下床活动，可促进肠蠕动，预防肠粘连、肺部感染，利于引流管引流，防止下肢静脉血栓，促进伤口愈合。

2.协助患者床上活动，下肢可抬高15°～30°并做肢体抬高运动，待各项生命体征平稳后，实施适当身体活动指导。

3.术后第1天，协助患者床上坐起，每次10～15分钟。

4.术后第2天，患者可在护理人员的帮助下适当下床活动，每次5～10分钟。

5.术后第3天，鼓励患者在病区内活动，每次10～15分钟。

6.术后第4天开始，可根据患者身体耐受情况，增加日活动量，循序渐进，不可操之过急。活动过程中护理人员要密切观察患者各项生命体征，若发现有呼吸急促、脸色苍白、心率加速、头晕、恶心等症状，应立即停止活动。

（五）呼吸功能锻炼

可通过吹气球的方法进行锻炼，吹之前，先深吸一口气，对着气球口缓慢吹气，每天训练3次，每次30分钟内吹起10个气球，以达到锻炼呼吸功能的效果。保持室内适宜的温度和湿度，咳嗽、咳痰时取合适体位，协助患者使用腹带保护伤口，避免腹部张力过大引起伤口疼痛。

（六）疼痛管理

指导患者使用自控镇痛泵（PCA），保持静脉泵入通畅，临床多采用硬膜外镇痛模式，应观察镇痛效果及不良反应。遵医嘱使用非甾体类抗炎药（NSAID），教会患者分散注意力的方法，如听音乐、看书、看报等。

（七）引流管护理

1.术后常规于胰肠吻合口上方、胰肠吻合口下方、胆肠吻合口各安置腹腔引流管1根，从腹壁戳口引出，这些引流管是观察出血、胰瘘的主要窗口，应做好标识，用胶布以“高举平台法”妥善固定。

2.保持管路通畅，防止打折、扭曲、牵拉，可从近端向远端定时挤压引流管。

3.严密观察引流液的量、颜色、性质并准确记录，同时做好患者及其家属的健康宣教。对于安置腹腔引流管的胰瘘低风险患者，术后提倡早期拔除引流管，能够减少腹腔感染、减少胰瘘的发生率、缩短住院时间和减少手术费用等，促进患者术后快速康复。

（八）伤口护理

定期更换伤口敷料，观察伤口敷料有无渗血、渗液，保持伤口清洁干燥，观察伤口愈合情况。发现伤口红肿或皮下积液等情况应尽早换药。局部理疗，给予红外线灯照射，加强营养，控制血糖，促进伤口愈合。

（九）术后并发症的观察及护理

1.胰瘘：胰瘘是胰十二指肠切除术后最危险、最常见的并发症，主要原因为胰肠吻合口愈合较差导致吻合口瘘，如有腹痛、腹胀、发热、腹腔引流管引出灰白色浑浊液体并带有少量坏死组织，引流量超过50 mL/d，且腹腔引流液淀粉酶测定值是机体正常血清淀粉酶测定值上限的3倍及以上，则考虑为胰瘘。护理措施：

（1）保持腹腔引流管通畅，充分引流，注意观察引流液的性状、颜色及量，准确记录。

（2）为减少胰液的分泌，术后应用生长抑素6 mg加入0.9%氯化钠注射液50 mL持续微量泵泵入24小时。

（3）保持水、电解质平衡，给予完全胃肠外营养支持，有效改善负氮平衡，促进蛋白质合成，减少胰液分泌，利于吻合口愈合及伤口愈合。

（4）动态监测引流液淀粉酶值，恢复正常后方可考虑拔管。

2.胆瘘：胆瘘发生率相对较少，多发生在术后5～7天，表现为腹痛、发热等症状。术后引流管引出胆汁样液或伤口有黄绿色胆汁样液渗出即考虑为胆瘘，护理措施：

（1）保持引流管引流通畅，注意观察引流液的性状、颜色及量，同时要注意保护伤口周围皮肤，防止胆汁渗出刺激伤口，导致伤口周边腐蚀和糜烂。

（2）长期胆汁丢失会影响脂肪消化吸收，应补充能量，同时遵医嘱给予抗生素。

3.腹腔内出血：腹腔内出血是胰十二指肠切除术后早期严重并发症。早期出血发生于术后24小时内。常见出血原因包括术前准备不充分、手术范围广、手术创面渗血、血管结扎不牢、脱落及胰瘘引起胰酶腐蚀血管等。临床主要表现为失血性休克及腹腔引流管排出大量鲜红色血性液体。护理措施：

（1）严密监测生命体征，如患者出现面色苍白、四肢湿冷、脉搏加快、呼吸急促、尿量减少、脉差缩小或血压下降等，提示休克早期的出现。

（2）应注意观察患者意识状况，加强巡视，必要时测定中心静脉压，及时发现异常，早期处理。

（3）保持引流管通畅，严密观察引流液颜色及量的变化。正常引流液为淡红色或暗红色陈旧性血性液，若引流液为不凝固的血液，应警惕腹腔内出血的可能。有时腹腔引流管可能被血凝块堵塞，造成假性引流量减少，要注意鉴别。若1小时内血性引流液多于100 mL，应及时报告主管医生，尽早处理。按医嘱给予止血药，输血，调整补液速度，并做好急诊手术止血的准备。

4.上消化道出血：上消化道出血有胃肠吻合口出血和应激性溃疡出血，术后胃管引出鲜红色胃液，无胃管者大量呕吐鲜血。可遵医嘱给予奥美拉唑80 mg静脉滴注或微量泵泵入，护理措施：

（1）保持胃管引流通畅，注意观察胃液的性状、颜色及量；无胃管者，观察呕血情况。

（2）严密观察患者意识及生命体征的变化。

（3）遵医嘱给予止血药、奥美拉唑等抑制胃酸分泌。

（4）保证补液量，出血多者，给予输血以补充血容量。

（5）记录24小时出入量，注意观察大便颜色，定期做大便隐血试验。

5.胃排空障碍：胃排空障碍是多因素共同作用的结果，包括手术刺激、消化道重建方式、胃肠道激素分泌不足等，正确治疗与护理是缩短病程，避免再次手术，顺利痊愈的关键。护理措施：

（1）患者发生胃排空障碍表现为进食后频繁呕吐胃内容物、上腹饱胀不适。予重新留置胃管，暂时禁食，遵医嘱使用药物减轻吻合口水肿，促进胃动力恢复，加强肠外营养，促进胃排空，辅以中医针灸、中药口服及灌肠治疗。

（2）患者胃肠功能恢复后拔除胃管，指导患者量化饮食，如第1天少量饮水，每次20 mL左右，每2小时1 次，无不适者，第2天可进食米汤，每次50～80 mL，第3天加量至100～200 mL，逐渐过渡至流质、半流质饮食，遵循循序渐进原则，少量多餐，饮食宜高蛋白、高维生素、易消化。

6.乳糜漏：又称淋巴漏，是由物理、炎症等因素导致淋巴管切断或损伤后漏出的乳糜样液体，其危害在于大量脂肪、蛋白质、水、电解质的丢失，可引起脱水、营养障碍。护理措施：

（1）严密观察患者腹腔引流管的颜色、性质及量，如有乳糜样乳白色引流液，应立即通知主管医生，对其引流液进行乳糜定性试验。

（2）引流：对于轻度乳糜漏患者，引流3～5天，引流量逐日减少，内部淋巴管可自动愈合。当日引流量小于100 mL时，医生根据临床经验及化验指标决定是否拔掉引流管让其自愈。

（3）局部加压包扎：局部加压包扎配合通畅引流可达到良好治疗效果。有些医生不让引流管外排积液，让积液留在体内，使乳糜漏在积液外压下有机会愈合。

（4）饮食控制：给予高能量、高蛋白、低钠、低脂肪饮食。食物中的甘油三酯应仅为中链甘油三酯，可直接经门静脉吸收，减少乳糜液量。严重的患者可禁饮食，改为静脉营养支持2～3周，保证凝血功能完好，利于淋巴管的创口愈合。

（5）使用生长抑素类似物：对于某些较严重的乳糜漏患者，如果静脉营养无效，联合使用生长抑素可取得明显治疗效果，一般使用奥曲肽（善宁）。

六、出院指导

1.伤口指导：首先保持伤口清洁干燥，每2～3天换药一次，直到伤口愈合。手术后10～14天拆线，拆线后5～7天可洗澡。伤口出现红、肿、热、痛需立即回医院复查。

2.活动指导：保持良好的精神状态，生活规律，适当活动如散步等，增加抵抗力。

3.饮食指导：饮食少量多餐，进高蛋白、高维生素、低脂饮食，补充脂溶性维生素（维生素A、D、E、K，深绿色蔬菜、植物油等），禁烟酒。

4.控制血糖指导

（1）确认控制血糖的目标，告知患者清晰的自我控制血糖的目标值，根据病情，针对性地设定适合其自身的血糖值控制范畴，比如：一般患者餐后血糖可控制在10 mmol/L以内，八九十岁的老年患者，餐后血糖可控制在13.1 mmol/L。

（2）指导口服药或胰岛素治疗，保证用药效果。

5.化学药物治疗（简称化疗）指导：按计划完成化疗，不能耐受者可更改为口服化疗，化疗期间，增强抵抗力，注意个人防护。

6.门诊随访，遵医嘱定期复查，出现发热、急性腹痛、呕吐、呕血等紧急情况，立即就医。

（任　坤　李红霞　唐静楠）

第四节　腹腔镜联合血管切除重建的胰十二指肠切除术围手术期护理

一、手术适应证

肠系膜上静脉/门静脉受累但动脉未受累，或血管闭塞但其近端、远端有合适的血管，能安全地切除重建。

二、手术禁忌证

1.任何腹腔镜胰十二指肠切除术的禁忌证。

2.肿瘤巨大，累及的血管过长，无法安全地行血管切除重建。

3.肿瘤侵犯肠系膜上动脉或肝总动脉超过180°或侵犯腹腔干、腹主动脉。

三、术前护理

（一）院前宣教

患者及其家属通过扫描二维码关注科室院前宣教微信公众号，科室院前宣教团队为患者及家属推送宣教内容，主要以文字、图片、动画、视频的方式。内容主要包括胰腺的功能、解剖位置，入院常规宣教，如环境介绍、安全知识的告知、医院感染知识宣教、各种检查流程及注意事项、各治疗时间安排等。提高患者及家属对疾病的认识，同时使其了解科室环境及住院期间相关流程，减轻患者心理负担。

（二）术前评估

1.一般评估：包括年龄、性别、婚姻、职业、BMI、饮食情况、睡眠情况、大小便情况，有无药物过敏史、血栓史、手术史、高血压病史、糖尿病史，有无吸烟史及长期大量饮酒史。

2.症状与体征：全面评估患者病情及生命体征；评估患者有无黄疸、上腹痛，有无恶心、呕吐、腹胀等症状；有无消瘦、乏力、贫血、低蛋白血症等。

3.术前各类风险评估：常规行日常生活自理能力评估、疼痛筛查、血栓风险评估。根据患者情况行跌倒/坠床风险评估、压力性损伤风险评估。老年患者严格进行心、肝、肺、肾功能评价，降低术后并发症发生率。

4.辅助检查：完善术前常规血液学检查，了解患者肝肾功能及凝血时间、凝血酶原时间、血小板计数等，必要时监测有关凝血因子。检查血清肿瘤标志物，特别是糖类抗原19–9（CA19–9）。目前尚无手段准确评估胰腺肿瘤是否侵犯血管及其侵犯范围。现使用最为广泛的影像学检查是腹部联合血管三维重建的增强CT，可通过肿块与邻近血管有无明显脂肪间隙，血管壁有无僵硬、变形，血管有无狭窄，血管是否被肿瘤包绕等征象判断血管是否受累。超声内镜相对其他影像学检查对于诊断胰腺癌的分级具有更高的准确度及敏感度，尤其在显示血管受侵情况方面具有比CT更高的准确度，结合细针穿刺技术还可获得组织学样本。超声内镜联合CT在评估肿瘤的可切除性方面有更高的准确度。

（三）心理护理

胰腺位于腹膜后，毗邻腹腔重要脏器及大血管，腹腔镜胰腺相关手术难度大，发展缓慢，患者对手术的复杂性、安全性、是否中转开腹以及手术的效果存在顾虑。胰腺癌恶性程度高，发病隐匿，但病情发展迅速，且缺乏特征性临床表现，患者往往就诊时肿瘤已经侵犯周围血管，早期发现困难，易产生恐惧、焦虑等心理问题。入院后，责任护士应评估患者心理状态，根据评估结果给予针对性的心理护理。向患者介绍疾病的诊疗及手术相关知识，讲解腹腔镜手术的优势，讲解实施术后快速康复（ERAS）措施可减轻患者术后疼痛，使患者术后下床活动早、胃肠道功能恢复快、术后住院时间缩短，以此减轻患者术前焦虑情绪，增强患者战胜疾病的信心。

（四）提高手术耐受力

1.患者的营养情况对术后病死率和并发症发生率都有影响。可采用NRS评估表（2002）对患者进行营养风险筛查，根据ERAS理念，严重营养不良者术前首选口服或肠内营养，不推荐肠外营养。对于符合以下任一条件的患者：6个月内体重下降>10%；患者进食量低于推荐摄入量的60%长达10天及以上；BMI<18.5；白蛋白<30 g/L，应联合营养师制订营养支持方案。如患者入院时血清白蛋白或前白蛋白明显偏低，入院开始即予以补充人血白蛋白，改善患者营养状况，提高其对手术的耐受性。

2.对于合并有糖尿病的患者，应监测血糖，必要时遵医嘱使用胰岛素，使血糖控制在理想范围。

3.术前减黄是比较有争议的一个措施，术前减黄不能降低胆道梗阻患者围手术期的死亡率，但有降低术后并发症发生率的趋势，而术前减黄的侵入性操作本身带来的并发症抵消了其可能带来的益处。根据ERAS理念，梗阻性黄疸患者不常规行术前减黄，但对梗阻性黄疸合并以下条件之一的患者：胆红素大于250 μmmol/L；需要行术前营养支持；合并胆道感染；需要行新辅助治疗；年龄大于70岁；肌酐清除率<60 mL/（min·1.73 m^2），术前行经皮肝穿刺胆道引流术（PTCD）或内镜逆行胰胆管造影术（ERCP），待胆红素<200 μmmol/L或原胆红素水平的50%以下可择期手术。有皮肤瘙痒等临床表现的患者，嘱其穿

纯棉衣物，涂抹炉甘石洗剂，禁抓挠皮肤。

4.对患者进行疼痛评估，合理使用镇痛药，保证患者良好的睡眠及休息。

5.围手术期吸烟、饮酒会增加术后并发症发生率，应指导患者戒烟戒酒，积极督促患者早期行肺功能锻炼，术前伴有肺部感染的患者可行雾化吸入，合理使用抗生素。

6.凡有水、电解质及酸碱平衡失调或贫血者，术前予以纠正。

（五）术前宣教

术前医生、麻醉师、护理人员根据患者及家属的接受能力，通过面对面、书面、多媒体等方式详细讲解疾病相关知识、ERAS的流程、手术的目的及意义、手术的配合及注意事项；讲解早期下床活动的意义，教会患者深呼吸及有效咳嗽的目的和方法，以及咳嗽时如何保护伤口；让患者了解手术及麻醉过程，减少术前的紧张及焦虑。应用健康宣教执行单记录宣教情况及患者掌握情况。

（六）术前准备

1.手术区皮肤准备：术前1日下午或晚上，清洁皮肤；手术区域若毛发影响手术操作应给予备皮，备皮范围上自乳头水平，下至耻骨联合，两侧至腋后线；腹腔镜手术对脐部的皮肤要求既要将污垢彻底清除干净，又要保持脐内皮肤完整，可先用液体石蜡棉球浸泡，待污垢软化后再清除。

2.指导患者在床上使用便盆，教会患者自行调整卧位和床上翻身、活动四肢。

3.遵医嘱做好血型鉴定和交叉配血试验，备好一定数量的浓缩红细胞或血浆，准备术前用药。

4.术前肠道准备：机械性肠道准备会增加患者心理压力及导致患者脱水和水、电解质的失衡，尤其是对高龄患者。有研究显示术前行机械性肠道准备反而会增加腹腔脓肿、吻合口瘘的发生率。根据ERAS理念，术前不常规行机械性肠道准备。

5.术前禁食禁饮：术前3天以易消化、清淡、低脂的半流质饮食为主。长时间禁食会导致患者术前饥渴、焦虑，术后胰岛素抵抗及不适。根据ERAS理念，术前禁食固体食物6小时、禁饮2小时，术前2小时口服糖水250 mL，糖尿病患者可口服温开水。

6.临床证据表明预防性使用胃肠减压不能改善临床结局，反而会增加肺炎、肺不张的发生，同时增加患者不适感，因此，术前不常规安置胃肠减压管。若患者胃胀气明显影响手术操作，术中为了充分暴露胰腺则需安置胃肠减压管。

7.术前抗生素的使用：研究证明术前预防性使用抗生素可降低外科手术感染风险。切皮前30～60分钟预防性给予单次剂量的抗生素；手术超过3小时或出血量大于1 000 mL追加使用一剂抗生素。

8.嘱患者修剪指甲，剃掉胡须，拭去指甲油、口红，取下活动性义齿、眼镜、发夹、手表、首饰等物品，更换病员服。

9.备好手术需要的病历、影像学资料，与手术室接诊人员仔细核对，做好交接。

10.患者接入手术室后铺好麻醉床，备好心电监护仪、吸氧装置等。

11.患者接入手术室行留置导尿。

四、术后护理

（一）一般护理

1.行全麻术后护理常规，保持呼吸道通畅，防止口腔分泌物及呕吐物的误吸，待患者清醒、生命体征平稳后可抬高床头30°～45°。

2.给予持续心电监护及低流量鼻塞吸氧，严密观察并记录患者神志、生命体征及血氧饱和度。

3.观察伤口敷料有无渗血、渗液，如有渗液及时更换敷料，有渗血时根据出血量做相应处理。

4.观察腹部体征，了解有无腹痛、腹胀及腹膜刺激征等；观察引流情况，准确记录24小时出入量。

5.术后肛门未排气导致腹胀明显的患者可使用床旁超声波治疗、开塞露塞肛、小茴香热敷及顺时针方向按摩腹部，促进肛门排气。

6.术后第一天尿潴留高危患者（前列腺肥大，尿潴留病史，年龄大于70岁，男性）给予盐酸坦索罗辛缓释胶囊一粒口服；常规术后第二天拔除导尿管，尿潴留高危患者或血流动力学不稳定患者需要观察尿量，直至临床状态稳定；尿潴留高危患者术后第三天拔除导尿管。

7.观察患者肛门排气、排便情况；加强基础护理，协助患者的生活起居，对患者饮食以及睡眠、运动等方面进行指导，尽可能地让患者在术后的护理中感到舒适。

8.给予抗生素预防感染，奥美拉唑、泮托拉唑、法莫替丁等抑酸（预防应激性溃疡，待进食后停用）、奥曲肽抑酶、皮下注射低分子肝素预防血栓（根据凝血指标调整剂量及是否加用祛聚药物）、营养支持及补液，监测患者血常规及肝功能。

（二）营养支持

1.若患者安置胃肠减压管，术后第1天予以拔除。患者术后第1天可饮用温开水，每次10～20 mL，每3～4小时一次。

2.术后第2天无不适可先进流质饮食，如藕粉、米汤等，若无恶心呕吐、腹胀、腹泻等症状，待肠功能恢复后，可循序渐进地进半流质饮食，逐渐过渡至普通饮食。

3.宜少量多餐，进低脂、优质蛋白、高能量、高维生素、无刺激、易消化的食物；术后早期避免饮用牛奶、豆浆、乳酸饮料，以免腹胀。

4.合并糖尿病的患者应严格控制摄入量，严密监测血糖变化，根据血糖水平调整胰岛素的用量及血糖监测时间。

5.术后3天内遵医嘱给予全胃肠外营养，静脉输入氨基酸、脂肪乳，静脉补充白蛋白，纠正酸碱平衡及水、电解质代谢紊乱。

（三）活动指导

鼓励患者早期下床活动，促进血液循环，促进肠道功能恢复，防止肠粘连、下肢静脉血栓和坠积性肺炎的发生。

1.术后第1天，生命体征平稳后即抬高床头45°，以减轻腹部张力，利于咳痰和引流，协助患者床上翻身每2小时1次，指导患者进行上、下肢屈伸各10遍/次，间隔2小时1次，协助床上坐起3次，每次10～20分钟。

2.术后第2天，协助下床活动3次，每次10～20分钟。下床时应遵循起床“三部曲”，以防止体位性低血压的发生。

3.术后第3天，协助患者于病区内活动3次，每次10～20分钟。

4.术后第4天，及以后患者根据身体情况可自主增加每日活动量。每次活动都应以患者不觉疲惫为宜，活动过程中严密监测生命体征变化，若出现头晕、出汗、面色苍白、心率加快、呼吸急促等现象，则立即停止活动。

（四）呼吸功能锻炼

1.指导患者有效咳嗽排痰：取坐位或半坐卧位，上身前倾，经鼻缓慢深吸气，屏气1～2秒后咳嗽，连续咳嗽数次使痰在咽部附近，再用力咳出。咳嗽时将双手交叉，手掌根部放在伤口两侧，向伤口方向按压，以保护伤口。

2.教会患者束腹胸式深呼吸：患者取坐位或立位，使用腹带缠绕患者腹部，松紧适宜，教患者闭口经鼻深吸气，在吸气末屏气1～2秒后缩唇缓慢呼气4～6秒（8次/分钟）。

3.为患者正确拍背：五指并拢成空杯状，利用腕力快速有节奏叩击背部，每次30～60秒，从下至上、从外至内，避开脊柱，宜在餐后2小时至下一餐前30分钟进行。

4.使用呼吸训练器或指导患者进行吹气球训练：一次吹气使气球直径为10～15 cm，每次半小时内吹起10个气球。

5.制订呼吸功能训练计划。术后第1天：深呼吸及咳嗽排痰训练3次；有效拍背、排痰每3小时一次；雾化吸入每天3次。术后第2～3天：吹气球训练3次，每次30分钟内吹起10个气球；有效拍背排痰每3小时一次；雾化吸入每天3次。之后根据患者自身情况逐渐增加训练量。

（五）疼痛管理

1.术后采用数字评分法（NRS）准确评估患者疼痛情况。采用多模式镇痛（包括：患者自控镇痛、硬膜外镇痛、口服药物镇痛、心理安慰等），结合超前镇痛的方式。

2.术后1～3日内，可持续使用自控镇痛泵进行镇痛。自控镇痛是指患者感觉疼痛时，通过按压计算机控制的微量泵按钮，向体内注射事先设定的药物剂量进行镇痛，给药途径以静脉、硬膜外最为常见，常用药物有吗啡、芬太尼、曲马多，也可合用非甾体抗炎药等。

3.严格按照WHO三阶梯镇痛原则给予镇痛药物治疗。选择非甾体类镇痛药或弱阿片类镇痛剂，遵循按时、按阶梯、个体化给药原则。注意观察用药后反应及效果，及时与医生沟通和反馈。镇痛药剂量根据患者疼痛程度由小到大，直至疼痛消失为止，不应对药物限制过严，导致用药不足。

4.为患者创造安全、舒适的环境，在治疗、护理及移动患者时应动作轻柔，减少疼痛的刺激。

（六）静脉血栓的预防与护理

血管重建常见的并发症是血管血栓形成和血管狭窄。肿瘤机体本身处于易栓状态，术中长时间血运阻断及动脉吻合后血流动力学改变、术后凝血药物的应用、活动量减少均可导致血栓的形成。

1.使用静脉血栓栓塞症风险评估表对患者进行深静脉血栓的危险评估，询问患者有无吸烟、饮酒等生活习惯，有无血栓病史，有无高血压、糖尿病、心血管疾病等基础疾病。通过综合评估，确定患者是否属于深静脉血栓的高危人群。

2.指导患者进低脂、高蛋白、高维生素、高纤维的清淡饮食，多饮水，禁食高胆固醇食物，防止血脂偏高，增加血液黏稠度。

3.保持大小便通畅，避免便秘，以免增加腹腔压力影响下肢静脉血流。

4.劝导患者戒烟，避免烟中的尼古丁刺激血管引起静脉收缩。

5.定期监测患者凝血常规、D-二聚体、纤维蛋白原、血小板等指标。

6.鼓励患者早期下床活动，卧床期间进行肢体的主动和被动运动。

7.行双下肢气压治疗，常规给予低分子肝素治疗，根据凝血指标调整剂量及决定是否加用祛聚药物，术后7天左右复查上腹部CTA、门静脉彩超评估血管情况。

8.观察下肢皮肤颜色、温度、末梢动脉搏动情况，测量腿围，如发现患者出现下肢肿胀、酸痛不适以及肤色、温度异常等情况，应考虑深静脉血栓的发生，及时告知医生进行早期诊断和治疗。

（七）腹腔引流管护理

1.术后常规在胆肠吻合口、胰肠吻合口上方、胰肠吻合口下方各放置1根腹腔引流管。应明确各引流管的安置部位、外露长度，引流管上需标注管道名称及安置时间。

2.向患者及家属介绍安置各引流管的目的及注意事项。

3.行非计划拔管风险评估，妥善固定，防止引流管滑脱。

4.保持引流通畅，避免引流管打折、受压、扭曲，引流袋的位置低于引流口平面，以免发生逆行感染，每周更换引流袋2次，更换时注意无菌操作。

5.从靠近腹壁端向外挤压引流管，每天3~5次，防止堵塞。

6.观察并记录引流液的颜色、量、性状。

7.术后第1、3、5、7天监测腹腔引流液淀粉酶水平。根据ERAS理念，术后胰瘘低风险患者应早期拔除腹腔引流管；若患者仅有A级胰瘘或无胰瘘，待肛门排气后，在术后第3~5天可早期拔管；如引流不畅，可挤压、转动，或由医生冲洗、抽吸、调整引流管位置后观察，术后第5天复查淀粉酶正常或为A级胰瘘可拔除引流管。

（八）人工血管排异与堵塞的护理

1.对于切除血管超过5 cm者，直接吻合张力较高，强行吻合可导致血管撕裂、血管吻合口狭窄，需选用移植物。常见的移植物包括自体血管、自体肝圆韧带和人工血管。

2.患者出现排异反应，应尽可能将患者调换入单间病房，严格无菌操作，仅限1名家属陪护，教会家属洗手时机及步骤，床旁备速干手消毒剂、一次性干手纸巾。采用空气消毒机定时消毒，做好口腔护理，执行无菌隔离与防护，注重心理护理。

3.人工血管置入需长期进行抗凝治疗以防止人工血管堵塞，但抗凝过度会增加出血的风险，应监测患者凝血情况。人工血管堵塞会导致门静脉压力增高，腹水量增加，患者主诉腹痛、腹胀明显，应监测患者腹围，记录24小时出入量。人工血管堵塞还可导致吻合口水肿，临床表现为腹胀、腹痛、血便，停止排便、排气等症状，应严密观察患者腹部情况，发现异常及时处理。

（九）术后并发症的观察及护理

1.腹腔内出血：少数患者床上翻身时引流管引出暗红色血性液体，急查血红蛋白较前下降，密切监测心率未见明显升高，血压未见明显下降，患者无明显腹痛症状，考虑陈旧性出血。若出现心率、脉率增加，血压、血红蛋白下降，手术伤口流出血性液体或引流管引出鲜红色血性液体，患者烦躁不安，有腹胀、腹痛等症状时，应高度警惕活动性出血，早发现、早治疗是术后出血治疗的关键。

（1）一旦发生出血，嘱患者保持平卧，尽量减少活动，立即建立静脉双通道并加快输液速度。

（2）严密观察患者神志及生命体征，注意有无面色苍白、心慌、四肢厥冷、血压下降及尿量减少等休克早期症状。

（3）监测凝血功能，纠正凝血功能紊乱；遵医嘱使用止血药物，必要时输血。

（4）记录出入量，严密观察出血情况，正确判断出血量，准确记录引流液颜色、性状和量。

（5）保持镇定，与患者及家属积极沟通，做好急诊手术止血的各项准备。

2.感染

（1）腹腔感染。腹腔感染和脓肿通常会延长患者住院时间，并导致病死率升高。如手术3天后患者出现畏寒、高热、腹胀、肠麻痹等，并持续24小时以上，实验室检查结果显示白细胞计数明显升高、伴或不伴低蛋白血症和贫血，同时影像学图像可见腹腔内液体积聚，基本可以诊断为腹腔感染，穿刺抽出液为脓性或液体中检出细菌可以确定诊断。

①对腹腔感染患者的引流液、感染组织或血液进行细菌培养，并进行药物敏感试验以指导抗菌治疗。

②在超声或CT引导下经皮穿刺置管引流。

③建立有效的静脉通道，维持水、电解质和酸碱平衡，纠正低蛋白血症，纠正贫血，加强营养支持，确保生命体征平稳。

④动态监测患者的体温、白细胞计数、降钙素原、C反应蛋白、胃肠道功能等指标。

（2）肺部感染。麻醉时行气管插管、手术创伤、术后伤口疼痛使患者惧怕咳嗽等易引起肺部感染。

①术后指导患者进行深呼吸锻炼，每天3次，每次15分钟。

②帮助患者拍背，指导其正确咳嗽。

③指导患者“吹气球”锻炼肺功能。

④遵医嘱给予抗生素及化痰药物，严密监测体温，行雾化吸入，每天3次。

⑤对病房内桌椅、物品、地面进行擦拭消毒，病房每日通风3次，每次30分钟。

（3）伤口感染。虽然腹腔镜手术伤口小，但术后患者低蛋白血症等易致组织愈合能力差，出现伤口感染。术后保持伤口敷料清洁干燥，密切观察伤口局部皮温有无升高，有无红、肿、热、痛等炎症表现，如有异常及时通知医生。

（4）尿路感染：术后导尿管一般留置1～3天，留置期间行保留导尿管护理每天2次，保持会阴部清洁干燥。术后长时间的导尿管留置会增加尿路感染的风险，应根据病情尽早拔除导尿管。

3.胰瘘：胰瘘是胰腺相关手术后最常见的并发症，如处理不当，胰瘘可能导致腹腔感染、出血及脓毒症等并发症，是导致术后患者死亡的主要原因。若腹腔引流管引流出灰白色浑浊并带有少量坏死组织的液体，术后任意量的引流液中淀粉酶浓度是正常血清淀粉酶浓度上限3倍以上≥3天，同时患者伴有腹痛、持续腹胀、发热、腹膜刺激症状，应考虑胰瘘，一经证实是胰瘘，应积极处理，多数胰瘘可在2～4周得到控制并自行愈合。

（1）遵医嘱术后常规使用生长抑素预防胰瘘的发生，注射生长抑素应使用微量泵经静脉持续泵入体内，以维持其血药浓度，护理人员应确保微量泵处于功能状态。

（2）根据胰瘘程度，采取禁食、持续胃肠减压、抗感染治疗等措施。

（3）术后应定期测定引流液及血清淀粉酶浓度。

（4）病情允许情况下取半卧位，保持引流通畅，观察并记录引流液颜色、性状及量。

（5）请营养科会诊，为患者提供足够的营养支持。控制血糖，纠正低蛋白血症和贫血，维持水、电解质平衡，促进吻合口愈合。

（6）保护腹壁瘘口周围皮肤，可用凡士林纱布覆盖，使用皮肤保护膜或外涂氧化锌软膏。

（7）对于B级胰瘘，在充分补液、维持内环境稳定、抗感染治疗的同时，可逐渐退管；C级胰瘘如经保守治疗后患者出现腹腔积液或脓肿形成、高热等症状，则需在超声或CT引导下穿刺引流，如发生假性动脉瘤出血等并发症及时行介入治疗。

4.胆瘘：胆瘘相对发生率低，多发生在术后5～7天，多与胆肠吻合口愈合不彻底有关。其临床症状因胆瘘的量、持续时间、是否合并感染、是否留置腹腔引流管的不同而不同。胆瘘漏出胆汁量小且短暂者，一般无明显症状；胆瘘漏出胆汁量大且无有效腹腔引流者，可出现局限性、弥散性腹膜炎症状和体征，如腹痛、腹胀、发热及腹部压痛、反跳痛、肌紧张等，严重者可导致休克。

（1）保持引流通畅，将漏出的胆汁充分引流至体外是治疗胆瘘的基础。

（2）如引流不通畅，需要在介入超声或CT引导下行穿刺引流，也可通过瘘管造影、ERCP、PTCD、内镜等微创手段引流。

（3）及时更换引流管周围被胆汁浸湿的敷料，保护伤口周围皮肤，防止胆汁渗出导致周边腐蚀和糜烂。

（4）维持水、电解质平衡，尽快减轻吻合口水肿，促进吻合口的愈合。

（5）长期胆汁丢失会影响脂肪的消化吸收，应补充能量和维生素，同时遵医嘱给予抗生素。

5.乳糜漏：术后从引流管、引流管口或伤口引出乳白色或黄白色黏稠液体≥3天，无论引流液量的大小，只要其甘油三酰浓度>1 100 mg/L（1.2 mmol/L）即可诊断为乳糜漏，与手术清扫腹主动脉周围淋巴结损伤乳糜池有关。

（1）明确乳糜漏的高危人群（女性，肿瘤侵犯后腹膜或主要血管、慢性胰腺炎、接受新辅助治疗等）是做好预防的关键。

（2）术后门静脉和肠系膜上静脉血栓形成可能诱发乳糜漏，因此，采用合理的预防性抗凝方案可能降低乳糜漏的发生风险。

（3）A级乳糜漏为自限性，不需特殊处理或仅需限制饮食；B级乳糜漏，需要限制长链脂肪酸的摄入联合全肠外营养和生长抑素的使用，并且密切观察患者腹部体征，待引流液逐渐减少后，可逐渐往外退管，如患者已拔除引流管，需在影像学引导下穿刺引流，保守治疗可有良好的效果；C级乳糜漏，如乳糜漏引流液较多，经保守治疗后无减少趋势或有严重感染的腹膜炎体征，需要在静脉补充丢失的水分和电解质的同时行手术探查：术中经鼻胃管注入牛奶，可找到淋巴漏的部位，采用淋巴管结扎、硬化剂注射或淋巴管栓塞等方式处理。

6.胃排空障碍：胃排空障碍多表现为上腹部饱胀、恶心、呕吐，查体可见上腹饱满，未见胃肠型，可闻及胃振水声，肠鸣音可减弱。胃排空障碍虽然不会增加死亡率，但可以延缓进食，延长住院时间，增加住院费用。其发生与术前合并消化道梗阻、腹部并发症、手术重建方式、术后营养方式等因素有关，目前尚没有充分的证据支持应用特殊手段以降低术后胃排空障碍的发生。

（1）禁食，持续有效胃肠减压，记录24小时胃液量，维持内环境稳定，维持水、电解质和酸碱平衡。

（2）给予全肠外营养支持，疏解患者情绪及鼓励患者下床活动。

（3）经胃管内注入促胃动力药多潘立酮片（吗丁啉），2～3次/天。

（4）给予中医治疗：针灸穴位足三里、耳穴胃区、手三里，均取双侧针灸。

（5）给予中药灌肠。

7.人工气腹并发症：由于腹腔镜手术需使用大量CO_2建立气腹，术后易发生相关并发症。CO_2集聚在膈下，会刺激膈下及肋间神经，导致肩背部酸痛，可采取膝胸卧位，使气体上升至盆腔，减轻对神经的刺激，缓解疼痛。大量CO_2弥散入血会引起高碳酸血症，密切观察呼吸情况，持续低流量吸氧促进患者体内残余的CO_2排出，必要时根据血气分析结果指导临床处理。

五、出院指导及随访

1.出院当日由科室专业随访团队为患者及家属讲解居家护理注意事项，建立随访档案。应用微信随访渠道，定期提醒患者进行相关检查，并将检查结果以微信形式发送给本科室。

2.嘱患者注意休息，保持积极乐观的心态、规律的饮食及生活习惯，避免重体力活动；加强营养，注意少食多餐，进食清淡、易消化、低脂、高维生素、富含膳食纤维的食物，监测血糖，根据监测结果调节饮食；戒烟酒，适当锻炼，增强自身的体质。

3.行人工血管置入的患者出院后需终身服用抗凝药物（阿司匹林）预防人工血管堵塞，教会患者有效自测血压，并告知其血压调控的重要性，降低出血风险，嘱患者出现腹胀、腹痛、血便、黄疸等症状时及时到医院就诊。

4.出院后一个月门诊复查生化、CA19–9、彩超；三个月复查CA19–9、癌胚抗原、彩超；六个月复查CT，以后每年复查一次，并视情况进行肿瘤的后续化疗。

（李红霞　李东馨雨）

第五节　腹腔镜保留十二指肠胰头切除术围手术期护理

一、手术适应证

1.胰头部肿块型慢性胰腺炎。

2.胰头部胰管结石。

3.胰头部良性肿瘤，尤其是与主胰管关系密切、无法局部切除的肿瘤。

4.部分未侵及十二指肠、壶腹区域，有完整包膜的胰头部交界性甚至低度恶性肿瘤。

5.胰腺分裂畸形。

6.胰腺外伤时（术中证实十二指肠及壶腹部无明显合并损伤）。

二、术前护理

（一）院前宣教

患者入院前关注科室院前宣教微信公众号，由科室专业院前宣教团队为患者及家属推送相关宣教内容，主要以文字、图片、动画、视频的方式。内容包括：

1.入院预约床位及入院手续办理流程。

2.医院住院患者管理要求及陪伴管理制度。

3.病房环境及床旁设施的使用。

4.病房优质护理相关介绍。

5.住院期间安全管理等。

（二）术前评估

1.一般评估：包括年龄、性别、婚姻、职业、BMI、饮食情况、睡眠情况、大小便情况，有无药物过敏史、手术史、糖尿病史、慢性胰腺炎病史，有无吸烟史及长期大量饮酒史。

2.症状与体征：全面评估患者病情及生命体征；评估患者有无黄疸、恶心、呕吐、腹胀等症状；有无腹痛，腹痛的部位及性质；有无急性胰腺炎发作；有无贫血、高脂血症、高钙血症、低蛋白血症等。

3.术前各类风险评估：常规行日常生活自理能力评估、静脉血栓风险评估、疼痛筛查、营养风险评估。根据患者情况行跌倒/坠床风险评估、压力性损伤风险评估。

4.辅助检查：完善术前常规血液学检查，了解患者血常规、凝血功能、淀粉酶、肝肾功能。年龄在70岁以上的老年患者，常规进行超声心动图及肺功能检测。检查血清肿瘤标记物包括AFP、CA19-9、CEA、CA125。行薄层三期增强CT，了解肿瘤大小及其与周围重要结构的毗邻关系，必要时行CT下血管三维重建。行MRI、超声内镜等相关检查，必要时行超声内镜下穿刺活检。

（三）心理护理

对患者进行早期心理干预、认知疗法、心理疏导和松弛训练，鼓励患者发泄不良的情绪，让患者积极乐观地面对病魔，以平和的心态接受治疗。根据患者掌握知识的程度讲解行腹腔镜保留十二指肠胰头切除术（LDPPHR）的手术步骤以及手术的相关注意事项，增强患者对手术的了解，消除对手术的紧张、恐惧心理。告知患者该术式可保留十二指肠、胆囊、胆总管等重要消化道器官,保留了消化道和胆道的完整性及连续性，亦保留了十二指肠及近端空肠的消化道激素分泌功能，明显降低了术后胰腺内外分泌功能障碍的发生率，可使患者术后远期的生存质量明显提高，使患者对治疗充满信心。应用成功的手术案例向患者讲解腹腔镜手术有创伤小、疼痛轻、恢复快等优势，调整患者心态。多与患者互动，了解患者真实感受，建立信任关系，促使患者积极配合治疗与护理。

（四）提高手术耐受力

1.对于肝功能损害患者，使用保肝药物。对于肾功能不全患者，避免使用肾脏毒性药物。

2.对术前白蛋白水平较低、营养状态差，影响吻合口愈合的患者，术前常规静脉补充人血白蛋白、行肠外营养，纠正低蛋白血症，改善患者营养状况，增强其对手术的耐受力。

3.合并有糖尿病和（或）高血压的患者，应监测血糖、血压，必要时遵医嘱使用降糖、降压药，使血糖、血压控制在理想范围。

4.对患者进行疼痛评估，合理使用镇痛药，保证患者良好的睡眠及休息。

5.指导患者戒烟、戒酒，积极督促患者早期行肺功能锻炼及爬楼梯训练，提高心肺功能。

（五）术前准备

1.行腹部皮肤准备，脐部可先使用无刺激的植物润肤油软化脐部污垢，再用温水洗净。

2.指导患者练习床上大小便及床上自行翻身、活动四肢。

3.常规备血，准备术前用药。

4.肠道准备：术前3天以易消化、清淡、低脂的半流质饮食为主，术前禁食固体食物6小时、禁饮2小时，术前2小时口服糖水250 mL，糖尿病患者可口服温开水。

5.嘱患者修剪指甲，剃掉胡须，拭去指甲油、口红，取下活动性义齿、眼镜、发夹、手表、首饰等物品，更换病员服。

6.备好手术需要的病历、影像学资料，与手术室接诊人员仔细核对，做好交接。

7.对于精神紧张者术前可予口服镇静药，保证术前睡眠质量。

8.患者接入手术室后铺好麻醉床，备好心电监护仪、吸氧装置等。

9.患者接入手术室后行留置导尿。

三、术后护理

（一）一般护理

1.行全麻术后护理常规，保持呼吸道通畅，防止口腔分泌物及呕吐物误吸，待患者清醒，生命体征平稳后可抬高床头30°～45°。

2.给予持续心电监护及低流量鼻塞吸氧，严密观察并记录患者神志、生命体征及血氧饱和度。

3.检查患者的静脉输液通路和引流管，并妥善固定。观察伤口敷料有无渗血、渗液，如有渗液及时更换敷料，有渗血时根据出血量做相应处理。

4.观察腹部体征，了解有无腹痛、腹胀及腹膜刺激征等；观察引流情况，准确记录引流液颜色、性状、量。

5.术后肛门未排气导致腹胀明显的患者可使用床旁超声波治疗、咀嚼口香糖、开塞露塞肛、小茴香热敷及顺时针方向按摩腹部等方法，促进肛门排气。

6.术后第一天拔除导尿管；观察患者肛门排气、排便情况。

7.术后预防性使用生长抑素类似物，抑制胰液分泌。一般认为，生长抑素类似物不能降低胰瘘的总体发生率，但对于存在胰瘘高危因素的患者，其可降低术后临床相关胰瘘的发生风险。

8.在未出现感染的情况下，术后三天常规应用二代头孢类抗生素。一旦术后出现感染，如无培养结果，选用广谱抗生素，如有培养结果，选用敏感抗生素。

9.做好基础护理，协助患者的生活起居，对患者饮食以及睡眠、运动等方面进行指导，尽可能地让患者在术后的护理中感到舒适。

（二）营养支持

1.患者术后第1天可饮用温开水，每次10～20 mL，每3～4小时1次。

2.次日无不适可先进流质饮食，如藕粉、米汤等，若无恶心呕吐、腹胀、腹泻等症状，待肠功能恢复后，可循序渐进地进半流质饮食，逐渐过渡至普通饮食。

3.宜少量多餐，进低脂、优质蛋白、高能量、高维生素、无刺激、易消化的食物，合并糖尿病的患者应严格控制摄入量。

4.术后早期避免饮用牛奶、豆浆、乳酸饮料，以免腹胀。

（三）活动指导

鼓励患者早期下床活动，促进血液循环，促进肠道功能恢复，防止肠粘连、下肢静脉血栓和坠积性肺炎的发生。

1.术后第1天，待患者生命体征平稳后即抬高床头45°，以减轻腹部张力，利于咳痰和引流，协助患者床上翻身，每2小时1次，指导患者进行上、下肢屈伸各10遍/次，间隔2小时1次，协助患者床上坐起3次，每次10～20分钟。

2.术后第2天，协助患者下床活动3次，每次10～20分钟。下床时应遵循起床“三部曲”，以防止体位性低血压的发生。

3.术后第3天，协助患者于病区内活动3次，每次10～20分钟。

4.术后第4天及以后，患者根据身体情况可自主增加每日活动量。每次活动都应以患者不觉疲惫为宜，活动过程中严密监测生命体征变化，若出现头晕、出汗、面色苍白、心率加快、呼吸急促等现象，则立即停止活动。

（四）疼痛管理

1.术后疼痛会影响患者身心健康，若不在疼痛的初始阶段进行有效控制，可能会发展为难以控制的慢性疼痛，因此，有效的术后镇痛非常重要，同时有效的术后镇痛可缩短住院时间，体现快速康复（ERAS）理念。

2.采用疼痛数字分级法（NRS），准确评估患者疼痛情况，给予个体化疼痛管理。

3.采用多模式镇痛结合超前镇痛的方式，严格按照WHO三阶梯镇痛原则给予镇痛药物，同时注意观察用药后反应及效果，及时与医生沟通和反馈。

4.为患者创造安全、舒适的环境，在治疗、护理及移动患者时应动作轻柔，减少疼痛的刺激。

（五）肺部感染的预防及护理

1. 严密监测患者体温，每日监测患者血氧饱和度，观察患者皮肤、口唇、指甲颜色，评估有无发绀等缺氧症状，如有异常，及时复查血气分析。

2.病情允许的条件下患者取半卧位，并尽早下床活动。协助患者翻身、拍背、咳痰，并观察患者咳嗽、咳痰及呼吸情况；指导患者进行深呼吸、吹气球训练或使用呼吸功能训练器进行肺功能锻炼，避免肺不张和低氧血症发生。

3.保持室内适宜的温度、湿度，术后每天用浓度为1 000 mg /L的含氯消毒制剂对病房内桌椅、物品、地面进行擦拭消毒，病房每日通风3次，每次30分钟。

4.遵医嘱应用化痰药物如盐酸氨溴索注射液、行雾化吸入、使用抗生素。

（六）深静脉血栓的预防

1.使用静脉血栓栓塞症风险评估表对患者进行深静脉血栓的危险评估，询问患者有无吸烟、饮酒等生活习惯，有无血栓病史，有无高血压、糖尿病、心血管疾病等基础疾病。血液黏稠度较高、感染较重、血糖较高等均为血栓危险因素，术前应尽早干预。

2.指导患者进低脂、高蛋白、高维生素、高纤维的清淡饮食，多饮水，禁食高胆固醇食物，防止血脂偏高增加血液黏稠度。

3.保持大小便通畅，避免便秘，以免增加腹腔压力影响下肢静脉血流。

4.劝导患者戒烟，避免烟中的尼古丁刺激血管引起静脉收缩。

5.术后当日如病情允许应尽早开始床上活动，为患者制订每日活动计划并监督完成，患者卧床期间需鼓励患者活动双下肢，尽早使用医疗压力带（弹力袜），或联合使用梯度压力治疗仪，必要时遵医嘱使用抗凝药物。

6.关注化验指标，定期复查，重视病情观察，如发现患者出现下肢肿胀、酸痛不适以及肤色、温度异常等情况，应考虑深静脉血栓的发生，及时告知医生进行早期诊断和治疗。

（七）腹腔引流管护理

常规在胰肠吻合口附近安置1～2根引流管，引流管上需标注管道名称及安置时间。

1.解释：向患者及家属介绍安置各引流管的目的及注意事项。

2.妥善固定：行非计划拔管风险评估，妥善固定，防止引流管滑脱，胶布粘贴位置合适，长度适宜。

3.保持引流通畅：避免引流管打折、受压、扭曲，从靠近腹壁端向外挤压引流管，每天3～5次，防止堵塞。

4.避免感染：引流袋的位置低于引流口平面，以免发生逆行感染，每周更换引流袋2次，更换时注意无菌操作。

5.观察：观察并记录引流液的颜色、量、性状。术后第3天行血清淀粉酶浓度及腹腔引流液淀粉酶浓度检测，术后第7天行腹部CT平扫了解腹腔积液情况。对于无显著腹腔积液、胰瘘、胆瘘者给予拔除引流管。

（八）术后并发症的观察及护理

1.术后出血：由于手术范围包含腹腔内的主要血管，如门静脉、下腔静脉、肠系膜上静脉等，吻合口多，如胰肠吻合口、空肠吻合口等，术后容易出现腹腔出血。术后出血分为早期出血和迟发性出血。早期腹腔大量出血多发生在术后24小时内，往往由术中止血不彻底引起；在该手术中不会常规清扫肝十二指肠韧带淋巴结，也不会过分游离后腹膜，因此术后由胰瘘导致的迟发性出血较为少见。

（1）严密观察患者神志及生命体征，注意有无面色苍白、心慌、脉细、四肢厥冷、血压下降及尿量减少等休克早期症状。

（2）一旦发生出血，嘱患者保持平卧，尽量减少活动，立即建立静脉双通道并加快输液速度，监测凝血功能，纠正凝血功能紊乱，遵医嘱使用止血药物，必要时输血，严密观察出血情况，正确判断出血量，准确记录引流液颜色、性状和量，积极做好急诊手术止血的各项准备。

（3）监护仪报警音量调至适中，缓解患者紧张情绪，保证睡眠质量，避免血压波动较大导致应激性溃疡出血。

2.胰瘘：胰瘘是LDPPHR主要的并发症， 可能发生于十二指肠侧残留胰腺组织和胰肠吻合口，吻合口所漏出的胰液在接触肠液后被激活，可造成严重的腹膜后感染、脓肿形成和出血。

（1）根据胰瘘程度，采取禁食、持续胃肠减压、静脉泵入生长抑素、抑酸、抗感染治疗等措施。

（2）术后应定期检测引流液及血清淀粉酶浓度。

（3）取半卧位，保持引流通畅，观察并记录引流液颜色、性状及量。必要时予双套管持续冲洗和负压吸引，并予抗感染、抑酶等治疗。

（4）给予营养支持，控制血糖，纠正低蛋白血症和贫血，维持水、电解质平衡，促进吻合口愈合。

（5）漏出的引流液对引流管周围皮肤有较强的腐蚀作用，为防止胰液积存腐蚀皮肤，护理上应注意保护瘘口周围皮肤清洁、无菌和干燥，可用凡士林纱布覆盖，亦可在瘘口周围皮肤涂氧化锌软膏保护皮肤。

（6）定期复查CT，对包裹性积液及时行CT/超声引导下穿刺引流。

3.胆瘘：术后胆瘘常源于术中胆管及壶腹部的隐性损伤。应保持引流通畅，必要时行ERCP。

4.胃排空障碍：主要由手术操作导致胃肠道炎症水肿、胰瘘引流不畅而局部积聚等原因所致，会显著延长患者住院时间，（其处理主要为禁食、胃肠减压、维持水、电解质平衡、应用促胃肠动力药、早期下床活动）营养支持及中医治疗，一般可顺利康复。符合以下三个标准之一即可诊断。

（1）术后胃管放置时间超过3天。

（2）拔管后，由于呕吐等原因再次置管。

（3）手术后7天后不能进食固体食物。

四、出院指导及随访

1.嘱患者劳逸结合，保持良好的心情、规律的饮食及生活习惯；注意少食多餐，进食清淡、易消化、低脂、高维生素、富含膳食纤维的食物；戒烟酒，适当锻炼，增强自身的体质；定期到医院复查，如有腹痛、发热、腹泻、皮肤发黄等异常情况时应及时就诊。

2.出院当日由科室专业随访团队为患者及家属讲解居家护理注意事项，建立随访档案。应用微信随访渠道，定期提醒患者进行相关检查，并将检查结果以微信形式发送给本科室。

3.患者出院后1个月进行护理随访，询问患者饮食、睡眠、伤口愈合等情况，给予针对性的疾病指导。

4.常规情况建议患者术后3个月进行门诊复查，随后每 6～12 个月门诊复查一次。

（李红霞　东爱华　李东馨雨）

第六节　腹腔镜胰腺中段切除术围手术期护理

一、手术适应证

1.位于胰腺颈、体部的良性或低度恶性肿瘤。

2.胰腺转移瘤。

3.非肿瘤性囊性病变。

4.慢性胰腺炎。

5.局灶性炎性肿块。

二、手术禁忌证

1.恶性肿瘤尤其是导管腺癌。

2.肿瘤较大，残留的远端胰腺＜5 cm或萎缩。

3.胰体尾血供单独来自胰横动脉（胰背动脉左支），切除中段胰腺，胰体尾有缺血可能。

三、术前护理

（一）术前评估

1.一般评估：包括年龄、性别、婚姻、职业、BMI、饮食情况、睡眠情况、大小便情况，有无药物过敏史、手术史、糖尿病史，有无吸烟史及长期大量饮酒史。

2.症状与体征：全面评估患者病情及生命体征；评估患者有无黄疸、上腹痛，有无恶心、呕吐、腹胀等症状；有无消瘦、乏力、贫血、低蛋白血症等。

3.术前各类风险评估：常规行日常生活自理能力评估、疼痛筛查、血栓风险评估。根据患者情况行跌倒/坠床风险评估、压力性损伤风险评估。老年患者严格进行心、肝、肺、肾功能评估，降低术后并发症发生率。

4.辅助检查：完善术前常规血液学检查，了解患者血常规、凝血功能、肝肾功能。检查血清肿瘤标志物，特别是CA19-9。术前行CT、MRI、超声内镜、ERCP等检查，对疾病的性质、位置，以及病变周围血管的走形和变异进行精确评估。

（二）心理护理

由于患者缺乏胰腺疾病相关知识，认为胰腺疾病极其严重，情绪受到较大影响，从而对疾病的治疗效果产生顾虑。医务人员可告知患者该手术的优势，增强患者的信心，讲解该术式作为一种胰腺节段性切除手术，可最大限度地保留正常胰腺组织和术后胰腺内、外分泌功能，同时保留了胃肠道、胆道、脾脏的正常生理结构和功能，免除实施胆肠和胃肠吻合，降低了术后感染、免疫力低下、凝血功能障碍等异常风险，其预后良好，利于提高患者术后长期生活质量，以取得患者的积极配合。

（三）术前宣教

1.责任护士根据患者及其家属的接受能力，通过面对面、书面、多媒体等方式详细讲解疾病相关知识、手术的目的及意义、手术的配合及注意事项。

2.讲解早期下床活动的意义，指导患者戒烟戒酒，积极督促患者早期行肺功能锻炼，教会患者深呼吸及有效咳嗽的目的和方法，以及咳嗽时如何保护伤口。

3.应用健康宣教执行单记录宣教情况及患者掌握情况。

（四）术前准备

1.行腹部皮肤准备，腹腔镜手术对脐部的皮肤要求既要将污垢彻底清除干净，又要保持脐内皮肤完整，可先用液体石蜡棉球浸泡，待污垢软化后再清除。

2.指导患者练习床上大小便，学会自行床上翻身、活动四肢。

3.常规抽血检查血型，备血，准备术前用药。

4.肠道准备：术前3天以易消化、清淡、低脂的半流质饮食为主，术前禁食固体食物6小时、禁饮2小时，术前2小时口服糖水250 mL，糖尿病患者可口服温开水。

5.嘱患者修剪指甲，剃掉胡须，拭去指甲油、口红，取下活动性义齿、眼镜、发夹、手表、首饰等物品，更换病员服。

6.备好手术需要的病历、影像学资料，与手术室接诊人员仔细核对，做好交接。

7.患者接入手术室后铺好麻醉床，备好心电监护仪、吸氧装置等。

8.患者接入手术室后行留置导尿。

四、术后护理

（一）一般护理

1.行全麻术后护理常规，保持呼吸道通畅，防止口腔分泌物及呕吐物误吸，待患者清醒、生命体征平稳后可抬高床头30°～45°。

2.给予持续心电监护及低流量鼻塞吸氧，严密观察并记录患者神志、生命体征及血氧饱和度。

3.观察伤口敷料有无渗血、渗液，如有渗液及时更换敷料，有渗血时根据出血量做相应处理。

4.观察腹部体征，了解有无腹痛、腹胀及腹膜刺激征等；观察引流情况，准确记录24小时出入量。

5.观察患者肛门排气、排便情况；加强基础护理，协助患者的生活起居，对患者饮食以及睡眠、运动等方面进行指导，尽可能地让患者在术后的护理中感到舒适。

6.术后肛门未排气导致腹胀明显的患者可使用床旁超声波治疗、开塞露塞肛、小茴香热敷及顺时针方向按摩腹部等方法，促进肛门排气。

（二）营养支持

1.患者术后第1天可饮用温开水，每次10～20 mL，每3～4小时一次。次日无不适可进流质饮食，若患者无恶心、呕吐、腹胀、腹泻等症状，待肠功能恢复后，可循序渐进地进半流质饮食，但为了减少胰液分泌，促进胰腺残端愈合，术后5～7天才可恢复正常饮食。

2.宜少量多餐，进低脂、优质蛋白、高能量、高维生素、无刺激、易消化的食物；术后早期避免饮用牛奶、豆浆、乳酸饮料，易致腹胀。

3.术后3天内遵医嘱给予全胃肠外营养，静脉输入氨基酸、脂肪乳，静脉补充白蛋白，纠正酸碱平衡及水、电解质代谢紊乱。

（三）呼吸功能锻炼

1.指导患者有效咳嗽排痰的方法：上身前倾，经鼻缓慢深吸气，屏气1～2秒后咳嗽，连续咳嗽数次使痰在咽部附近，再用力咳出，咳嗽时双手按压伤口以保护伤口，减轻疼痛。

2.教会患者束腹胸式深呼吸：坐位或立位，使用腹带缠绕患者腹部，松紧适宜，教患者闭口经鼻深吸气，在吸气末屏气1～2秒后缩唇缓慢呼气4～6秒（8 次/分钟）。

3.为患者正确拍背排痰：五指并拢成空杯状，利用腕力快速、有节奏地叩击背部，每次30～60秒，从下至上、从外至内，避开脊柱，宜在餐后2小时至下一餐前30分钟进行。

4.指导患者吹气球训练：一次吹起气球直径为10～15 cm，每次半小时内吹起10个气球。

5.制订呼吸功能训练计划，术后第1天：深呼吸及咳嗽训练3次；有效拍背排痰每3小时一次；雾化吸入每天3次。术后第2～3天：吹气球训练3次，每次30分钟内吹起10个气球；有效拍背排痰每3小时一次；雾化吸入每天3次。之后根据患者自身情况逐渐增加训练量。

（四）疼痛管理

1.患者术后深呼吸、咳嗽、活动时可引起术后活动性疼痛，疼痛剧烈会影响各器官正常生理功能及患者休息，因此有效的术后镇痛非常重要。

2.准确评估患者疼痛情况，教会患者正确使用自控镇痛泵。

3.护理人员除观察疼痛部位、性质、持续时间外，应为患者提供安静、舒适的环境。鼓励患者分散注意力以减轻机体对疼痛的敏感性。在治疗、护理及移动患者时应动作轻柔，减少疼痛刺激。

（五）血栓的预防

1.使用静脉血栓栓塞症风险评估表对患者进行深静脉血栓的危险评估，询问患者有无吸烟、饮酒等生活习惯，有无血栓病史，有无高血压、糖尿病、心血管疾病等基础疾病。通过综合评估，确定患者是否属于深静脉血栓的高危人群。

2.指导患者进低脂、高蛋白、高维生素、高纤维的清淡饮食，多饮水，禁食高胆固醇食物，防止血脂偏高增加血液黏稠度。

3.保持大小便通畅，避免便秘，以免增加腹腔压力影响下肢静脉血流。

4.劝导患者戒烟，避免烟中的尼古丁刺激血管引起静脉收缩。

5.行双下肢气压治疗，必要时遵医嘱使用抗凝药物。

6.重视病情观察，如发现患者出现下肢肿胀、酸痛不适以及肤色、温度异常等情况，应考虑深静脉血栓的发生，及时告知医生进行早期诊断和治疗。

（六）腹腔引流管护理

1.腹腔引流管通常放置在胰腺断面和胰肠吻合口附近。应明确各引流管的安置部位、外露长度，引流管上需标注管道名称及安置时间。

2.向患者及家属介绍安置各引流管的目的及注意事项。

3.行非计划拔管风险评估，妥善固定，防止引流管滑脱。

4.保持引流通畅，避免引流管打折、受压、扭曲，引流袋的位置低于引流口平面，以免发生逆行感染，每周更换引流袋2次，更换时注意无菌操作。

5.从靠近腹壁端向外挤压引流管，每天3～5次，防止堵塞。

6.观察并记录引流液的颜色、量、性状。连续监测引流液淀粉酶浓度指标。胰肠（胰胃）吻合口的引流液如连续3天淀粉酶浓度处于正常值，则予以拔除引流管。胰腺残端可能发生迟发性胰瘘，故该处引流管常在患者恢复正常饮食后2～3天拔除（通常为术后7～9天）。

（七）术后并发症的观察及护理

1.腹腔内出血：若手术伤口流出血性液体或腹腔引流量短期内明显增多，且颜色鲜红，触之有温度，则高度怀疑腹腔内出血。

（1）保持引流通畅，妥善固定，少数患者床上翻身时引流管引出暗红色血性液体，急检血红蛋白较前下降，密切监测心率未见明显升高、血压未见明显下降，眼睑颜色无变化，患者无明显腹痛症状，考虑陈旧性出血。若出现心率、脉率增加，血压、血红蛋白下降，引流管引出鲜红色血性液体，眼睑变白，烦躁不安，腹胀、腹痛等症状时应高度警惕活动性出血，早发现、早治疗是术后出血治疗的关键。

（2）确诊或高度怀疑术后出血时应保证静脉通路通畅，遵医嘱使用扩容、升压、促凝血、生长抑素等药物支持治疗，嘱患者制动，必要时遵医嘱夹闭引流管以促进凝血。做好二次手术前准备，对患者进行解释及心理支持，增强其战胜疾病的信心。

2.胰瘘：腹腔镜胰腺中段切除术后会留下2个胰腺断面，胰瘘发生率可高达30.2%，如处理不当，胰瘘可能导致腹腔感染、出血及脓毒症等并发症，是术后患者死亡的主要原因。胰瘘发生主要与吻合技术、胰腺质地、胰管大小以及全身营养状况等诸多原因有关。若腹腔引流管引流出灰白色浑浊并带有少量坏死组织的液体，术后任意量的引流液中淀粉酶浓度为正常血清淀粉酶浓度上限3倍以上≥3天，同时患者伴有腹痛、持续腹胀、发热、腹膜刺激征，应考虑胰瘘，一经证实是胰瘘，应积极处理，多数胰瘘可在2～4周得到控制并自行愈合。

（1）根据胰瘘程度，采取禁食、持续胃肠减压、静脉泵入生长抑素、抗感染治疗等措施。

（2）观察并记录引流液颜色、性状及量。保持引流通畅，必要时进行腹腔冲洗，引流管旋转或适当退引流管1～2 cm。

（3）给予营养支持，控制血糖，纠正低蛋白血症和贫血，维持水、电解质平衡，促进吻合口愈合。

（4）保护腹壁瘘口周围皮肤，可用凡士林纱布覆盖、使用皮肤保护膜或外涂氧化锌软膏。

（5）定期B超或CT观察局部有无残腔、积液，周围动脉有无假性动脉瘤。

（6）定期测定引流液及血清淀粉酶浓度的变化。待引流液淀粉酶浓度恢复正常，性状清亮，影像学检查局部无残腔和积液，胰肠（胰胃）引流管造影未见异常后，夹管2～3天，观察患者无异常后再予拔除引流管。

3.胰周感染：胰周感染发生的因素有胰瘘、肺部感染等，且常是以革兰氏阴性杆菌为主的混合感染。引流不畅导致胰周积液、积血,使细菌停留，也可以引起胰周感染。局限于胰腺周围的腹腔感染, 表现为引流液细菌培养阳性、局部压痛、CT提示胰腺周围积液等，伴或不伴发热、白细胞增高等。术后应保持腹腔引流通畅，必要时进行引流管冲洗，严格无菌操作；监测体温变化,合理使用抗生素，加强营养，早期下床活动。

4.人工气腹并发症：由于腹腔镜手术需使用大量CO_2建立气腹，术后易发生相关并发症。CO_2集聚在膈下，会刺激膈下及肋间神经，导致肩背部酸痛，可采取膝胸卧位，使气体上升至盆腔，减轻对神经的刺激，缓解疼痛。大量CO_2弥散入血会引起高碳酸血症，密切观察呼吸情况，持续低流量吸氧促进患者体内残余的CO_2排出，必要时根据血气分析结果指导临床处理。

五、出院指导及随访

1.出院当日由科室专业随访团队为患者及家属讲解居家护理注意事

项，建立随访档案。应用微信随访渠道，定期提醒患者进行相关检查，并将检查结果以微信形式发送给本科室。

2.嘱患者注意休息，保持良好的心情、规律的饮食及生活习惯，避免重体力活动；加强营养，注意少食多餐，进食清淡易消化、低脂、高维生素、富含膳食纤维的食物，监测血糖，根据监测结果调节饮食；戒烟酒，适当锻炼，增强自身的体质；严密观察自身情况，如有腹痛、发热、皮肤发黄等异常情况时应及时就诊。

3.出院后一个月门诊复查生化彩超；三个月复查CA19-9、癌胚抗原、彩超；六个月复查CT，以后每年复查一次，并视情况进行肿瘤的后续化疗。

（李红霞　于　娜）

第七节　腹腔镜胰体尾癌根治术围手术期护理

一、手术适应证

腹腔镜胰体尾癌根治术适用于胰体尾部的恶性肿瘤，包括胰腺导管腺癌、胰腺囊腺癌和胰腺神经内分泌癌等。

考虑到腹腔镜技术的一些局限性，腹腔镜胰体尾癌根治手术应当有选择性地实施，根据术者的腹腔镜技术熟练程度不同，开展的范围亦有差别。也有学者根据研究提出了腹腔镜胰体尾癌根治术的Yonsei标准：

1.肿瘤局限于胰腺内。

2.胰体尾和左肾及肾上腺之间有完整的筋膜层。

3.肿瘤距离腹腔干至少1 cm。

二、术前护理

（一）院前宣教

1.针对不同患者，采用卡片、多媒体、展板等形式重点介绍麻醉、手术、术后处理等围手术期诊疗过程，缓解其焦虑、恐惧及紧张情绪，使患者知晓自己在此计划中所发挥的重要作用，获得患者及其家属的理解、配合，包括术后早期进食、早期下床活动等。

2.详细了解患者基本情况、身体状况、病情，综合各项检查结果实施护理风险综合评估，制订合理护理计划，完善术前准备。

（二）术前评估

1.心理评估：评估患者心理状况，包括其对自我疾病的认知能力、对手术的期待值。患者可能存在悲观情绪，担心手术效果及预后，容易产生不安、焦虑、恐惧等各种负面情绪，护理人员可将手术治疗成功案例同患者分享，以增加其手术治疗的信心，缓解心理压力、保持心情平和，避免产生不良生理反应影响手术顺利进行。鼓励患者表达感受，倾听其诉说，给予安慰，消除顾虑。

2.肺功能评估：评估患者的呼吸功能，有无肺部基础疾病。对合并肺部疾病的，应进行肺功能和血气分析检查；嘱患者戒烟、戒酒，术前指导吹气球训练技巧和呼吸功能训练器的使用，促使患者肺功能处于最佳状态；指导患者学习深呼吸及有效咳嗽、床上翻身和下床活动等技巧，以及向其讲解术后早期下床活动的意义。

3.心血管评估：对疑有心血管疾病的患者应行心脏彩超检查；对高血压病患者宜行24小时动态血压监测，对心律失常或心肌缺血患者应进行24小时心电图检查。

4.疼痛评估：评估患者术前疼痛部位、性质、持续时间，是否使用镇痛药物，使用后的镇痛效果及持续时间。

5.血糖评估：患者在围手术期要进行血糖异常的筛查和管理评估，建议将血糖监测纳入入院生命体征检查中。如果是糖尿病患者，应将入院前的长期治疗放在首位；如果是随机血糖≥7.8 mmol/L，就已经属于需要监测或者需要加强测试的人群。在监测过程中，如发现患者血糖只是偶尔偏高，比如血糖≥7.8 mmol/L只出现过一次，那么24小时或48小时以后就可以不再继续监测。但是如果监测后发现患者没有糖尿病，血糖值依然很高，建议对患者进行空腹和非空腹血糖的持续监控。

6.营养评估：使用营养评估表，评估患者有无营养不良，鼓励患者进食高能量、高蛋白、高维生素、易消化饮食，改善患者的营养以增强患者的机体抵抗力，增强患者对手术的耐受，加快术后恢复。对于术前存在低蛋白血症、贫血的患者，可根据患者情况静脉输注白蛋白、血浆或红细胞。

7.静脉血栓风险评估：评估患者BMI值，有无深静脉血栓/肺栓塞病史、血栓家族史，以及其他血栓高危因素。

8.自理能力评估：评估患者自我照顾行为的能力，如进食、个人卫生、穿衣、如厕、移动等。

9.跌倒/坠床风险评估：评估患者是否有跌倒/坠床史，是否有眼部疾病，是否存在定向障碍、行动不便、肢体瘫痪、神志改变等情况；是否服用镇痛、降压、降糖、精神类等药物，以及目前的心理、精神状态。

10.压力性损伤风险评估：评估患者全身皮肤情况及肢体活动情况，是否肢体移动受限，营养是否足够，是否存在摩擦力/剪切力过大。

（三）术前准备

1.术前给予高蛋白、高能量、高维生素、低脂肪、易消化饮食，使患者机体保持最佳状态。

2.指导患者学会深呼吸、有效咳嗽、咳痰的技巧；练习床上排尿排便，教会患者床上翻身、下床活动的方法，以适应术后体位的改变。

3.术前明确患者血型，常规备血；完善术前相关检查。

4.目前提倡禁饮时间延后至术前2小时，之前可口服清饮料，包括清水、糖水（糖尿病患者除外）、无渣果汁、碳酸类饮料、清茶及黑咖啡（不含奶），不包括含酒精类饮品；禁食时间延后至术前6小时，之前可进食淀粉类固体食物（牛奶等乳制品的胃排空时间与固体食物相当），但油炸类、脂肪及肉类食物则需要更长的禁食时间。术前推荐口服含碳水化合物的饮品，通常是在术前10小时予患者饮用12.5%的碳水化合物饮品800 mL，术前2小时饮用≤400 mL。

5.术晨更衣，做好个人清洁卫生。

6.术前常规安置静脉留置针，一般选择的静脉部位要便于医生操作和护理人员观察，要考虑手术部位、手术体位等因素的影响，避免在关节部位、易受压肢体或伴有静脉曲张、静脉炎及皮肤感染的静脉进行，选择弹性好、粗、直的血管进行穿刺，遵医嘱补液治疗。

7.胃管及胃肠减压装置带入手术室备用，必要时术中安置。

三、术后护理

（一）一般护理

全身麻醉清醒后回病房，予平卧位，遵医嘱安置心电监护及氧气吸入，嘱患者恶心、呕吐时头偏向一侧。待生命体征平稳，予15°～30° 低半卧位休息，以利于呼吸及减少伤口的疼痛；密切观察并记录患者的生命体征。术后注意口腔护理、生活护理；鼓励患者早期床上活动，清醒后可适当活动四肢、抬臀，并协助患者进行床上翻身活动。

（二）心理护理

术后回病房，医生及护理人员及时查看患者，告知其手术顺利，术后状况平稳；术后机体生理功能被破坏，会给患者心理上带来巨大的创伤，应密切关注患者的思想和心态，并主动关心和安慰，鼓励他们勇敢地面对现实，适应生活，消除心理负担，争取早日康复出院，以积极的态度对待人生。

（三）饮食指导

1.患者术后常规行禁饮禁食护理，择期腹部手术术后尽早恢复经口进食、饮水，以保证机体的正常代谢，纠正负氮平衡。一旦患者恢复通气可由流质饮食转为半流质饮食，摄入量根据胃肠耐受量逐渐增加。当经口能量摄入少于正常量的60%时，应鼓励添加口服肠内营养辅助制剂，出院后可继续口服辅助营养物。

2.如有胃肠减压，且胃液引流正常、无腹胀者，于术后第1天拔除，按需进食流质饮食。

3.早期肠内营养支持可改善肠黏膜屏障功能，促进胃肠功能恢复，有助于维护肠黏膜功能，防止菌群失调和异位，加速康复，降低术后感染发生率及缩短术后住院时间。

（四）活动指导

早期下床活动，可促进肠蠕动，预防肠粘连、肺部感染，利于引流管引流，防止下肢静脉血栓，促进伤口愈合。患者卧床每1～2小时进行翻身，协助患者于床上活动，下肢可抬高15°～30° 并做肢体抬高运动；待各项生命体征平稳后，实施适当身体活动指导：

1.术后第1天，协助患者自床上坐起，每次10～15分钟。

2.术后第2天，患者可在护理人员的帮助下适当下床活动，每次5～10分钟。

3.术后第3天，鼓励患者在病区内活动，每次10～15分钟。

4.术后第4天开始，可根据患者身体耐受情况，增加每日活动量，循序渐进，不可操之过急。

5.活动过程中护理人员要密切观察患者各项生命体征，若发现有呼吸急促、脸色苍白、心率加速、头晕、恶心等症状，应立即停止活动。

（五）呼吸功能锻炼

1.鼓励患者多深呼吸，进行有效咳嗽咳痰训练，予雾化吸入每天2次，医用电动排痰每天2次，若痰液黏稠不易咳出，可适当增加雾化吸入的次数。

2.进行吹气球训练，防止肺不张，避免术后发生肺部感染。

3.保持室内适宜的温湿度，咳嗽咳痰时取合适体位，协助患者使用腹带保护伤口，避免腹部张力过大引起伤口疼痛。

（六）疼痛管理

1.术后疼痛管理推荐采用多模式镇痛方案。

（1）有效的运动痛控制［视觉模拟评分法（VAS）≤3分］。

（2）降低镇痛相关不良反应发生率。

（3）加速患者术后早期的肠功能恢复，确保术后早期经口摄食及早期下床活动。

2.在控制伤口疼痛方面，推荐连续中胸段硬膜外镇痛，术后保持静脉输液通畅，观察镇痛效果及不良反应。遵医嘱使用非甾体抗炎药，教会患者分散注意力的方法，如听音乐、看书、看报等。

（七）引流管护理

1.胃肠减压管妥善固定，保持持续负压吸引，及时更换，观察引流液的颜色、性状、量。

2.胰体断面及膈下各留腹腔引流管1根，分别从腹壁右侧和左侧于戳口引出，是观察出血、胰瘘的主要窗口，做好标识，用胶布以高举平台法妥善固定。

3.保持管路通畅，防止打折、扭曲、牵拉，可从近端向远端定时挤压引流管。

4.严密观察引流液的量、颜色、性质并准确记录，同时做好患者及家属的健康宣教。

5.对于腹腔引流管淀粉酶<5 000 U/L的胰瘘低风险患者，术后提倡早期拔除引流管，能够减少腹腔感染、减少胰瘘的发生率、缩短住院时间和减少手术费用等，促进患者术后快速康复。

（八）伤口护理

观察伤口敷料有无渗血、渗液，定期更换伤口敷料，观察伤口愈合情况，加强营养，控制血糖，促进伤口愈合。

（九）术后并发症的观察及护理

1.腹腔出血

（1）胰腺组织较为脆弱，解剖位置较深。后方有下腔静脉、胆总管、肝门静脉、腹主动脉等重要结构，血供丰富，一旦出血不易止血。

（2）术后腹腔出血分为早期和晚期出血，早期出血为术后24小时内，应尽早行二次腹腔镜或剖腹探查止血；晚期出血应先采用反射介入明确出血部位，尽可能栓塞或置入支架止血，上述方法无效时，应积极手术探查止血，确保患者安全。

（3）术后密切观察患者的生命体征，监测其心率有无代偿性的增快，血压有无下降，观察患者的意识、末梢循环情况以及尿量，认真听取患者的主诉；观察腹腔引流管引流液的颜色、性质、量。一旦短时间出现大量鲜红色血性液体，或出现血压下降、心率加速等异常生命体征，及时通知医生紧急处理。

2.胰瘘

（1）胰瘘是胰体尾切除术最常见、最凶险的并发症之一，可引起其他严重的并发症，如出血、腹腔内脓肿、多器官功能衰竭甚至死亡。

（2）患者多具有腹痛、腹胀、发热等临床表现，且术后任意量的引流液中淀粉酶浓度高于正常血清淀粉酶浓度的3倍≥3天，可诊断为胰瘘。

（3）术后应密切观察患者的腹部体征以及保持胰断面引流管通畅，观察颜色、性质及量，记录24小时引流量，观察有无腹痛、腹胀，观察引流管内有无灰白色或透明液体引出，是否混有坏死组织，术后第2天监测胰断面引流液淀粉酶浓度，正常含量小于64 U/L。

（4）胰瘘发生后，应当保证引流通畅，同时采用生长抑素及其类似物，有助于胰瘘的控制。即将出院且存在胰瘘的患者可带管出院，直至胰瘘好转。

3.腹腔感染：大多数与胰瘘有关，严重者可形成腹腔脓肿。密切观察患者腹部体征，可行CT或超声检查，明确感染灶部位，进行感染灶的穿刺引流，同时联合抗生素治疗；鼓励患者早期下床活动，早期进食，排除胰瘘后早期拔管等均可降低术后感染的发生率。

4.血糖异常：胰腺的内分泌功能来源于胰岛，胰岛主要分布于胰尾，又由于手术后胰岛素拮抗激素分泌增加，糖异生增加，胰岛素分泌相对不足，以及术后禁食、禁水引起血液浓缩，易发生酮症酸中毒、高渗性脱水、昏迷等。密切监测患者血糖，血糖高者，给予胰岛素治疗，血糖控制不佳者，应当及时请内分泌科就诊，给予相应治疗。

5.皮下气肿：由气腹压力过高导致CO_2气体向皮下软组织扩散引起，一般吸氧1~3天可自行消除。

6.肩部酸痛：由CO_2气体残留于胸腹部疏松组织刺激膈肌引起。应予以吸氧、协助患者胸膝卧位，使气体上升向盆腔聚集，以减少对膈肌的刺激，1～2天症状多可消失。

7.高碳酸血症：既可降低心肌收缩力、血管舒张力，也可增加交感神经的活性，引起心律失常。

（1）应当时刻保持呼吸道的通畅，积极清除患者上呼吸道的分泌物以及异物。

（2）行有效的拮抗治疗。

（3）结合高碳酸血症患者的临床表现以及客观的监测指标，可进行气管插管或是辅助机械通气治疗，及时处理才能稳定患者的病情，降低本病带来的危害。

四、出院指导

1.伤口指导：在院期间如果伤口已拆线且愈合结痂，出院后可不再进行换药；如果需要换药者，提倡术后3～4天进行换药，术后8～10天进行拆线；感染伤口、术后愈合不良伤口应每天换药，行二次手术患者、肥胖患者、糖尿病患者、恶病体质患者、严重营养不良患者应推迟拆线时间，具体视伤口情况及病情而定；如伤口已拆线且痂壳稳定，可进行清水淋浴，但时间不宜过长。

2.活动指导：注意劳逸结合，适当锻炼，提高机体免疫力。加强日常活动，增加肠蠕动，预防肠粘连、肠梗阻等术后并发症，术后1个半月内避免剧烈运动，防止术后伤口愈合不良及腹腔出血。

3.饮食指导：忌辛辣、油腻食物，忌大量食补，饮食宜清淡、宜易消化，避免进食产气食物，如牛奶、洋葱、甜食等。

4.血糖指导

（1）确认控制血糖的目标，告知患者清晰的自我控制血糖的目标值，根据病情，针对性地设定适合自身血糖值的控制范畴，比如一般患者餐后血糖可控制在10 mmol/L以下，八九十岁及以上的老年患者，餐后血糖可控制在13.1 mmol/L以下。

（2）进行口服药或胰岛素治疗的指导，以保证用药效果。

5.化疗指导：按计划完成化疗，不能耐受者可更改为口服化疗，化疗期间，增强抵抗力，注意个人防护。

6.门诊随访，遵医嘱定期复查，出现发热（体温≥38℃）、急性腹痛、呕吐、呕血等紧急情况，立即就医。

（钟　莹　李红霞）

第八节　腹腔镜保留脾脏的胰体尾切除术围手术期护理

一、手术适应证

原则上，腹腔镜保留脾脏的胰体尾切除术的适应证与开腹手术一致，具体包括：

1.胰体尾部良性占位性病变。

2.胰体尾部各种交界性肿瘤，如黏液性囊腺瘤、导管内乳头状黏液性肿瘤等。

3.胰体尾部低度恶性肿瘤，如实性假乳头状肿瘤。

4.其他，如胰体尾部异位脾脏、炎性假瘤、局灶性胰腺炎（病变主要集中在左半胰腺且症状明显的慢性胰腺炎）、胰腺损伤，胰腺假性囊肿直径>6 cm，病程超过3个月，伴有临床症状或出现并发症等。

二、手术禁忌证

1.胰腺恶性肿瘤。

2.肿瘤侵犯腹腔主要血管或恶性肿瘤邻近器官转移。

3.肿瘤距离脾门较近或与脾门发生粘连者，无法安全保留脾脏血供。

4.急性胰腺炎发作期。

5.心肺等重要脏器功能障碍，不能耐受手术治疗。

三、术前护理

（一）院前宣教

1.针对不同患者，采用卡片、多媒体、展板等形式重点介绍麻醉、手术、术后处理等围手术期诊疗过程，缓解其焦虑、恐惧及紧张情绪，使患者知晓自己在此计划中所发挥的重要作用，获得患者及其家属的理解、配合，包括术后早期进食、早期下床活动等。

2.详细了解患者基本情况、身体状况、病情情况，综合各项检查结果实施护理风险综合评估，制订合理护理计划，完善术前准备。

（二）术前评估

1.心理评估：评估患者心理状况，包括其对自我疾病的认知能力。腹腔镜保留脾脏的胰体尾切除术是一种新兴的微创手术，大部分患者对该技术了解不足，应向患者介绍该手术方式的优势，如创伤小、疼痛轻、住院时间短、恢复快以及并发症少等，同时对患者及患者家属进行集体系统健康教育，讲解进行过此手术的患者的恢复状况，帮助患者建立积极的心态接受治疗，树立对该手术的信心，减轻患者思想负担。根据患者的文化程度和病情不同，进行针对性心理疏导和教育。

2.肺功能评估：评估患者的呼吸功能，有无肺部基础疾病，对合并肺部疾病的患者，应进行肺功能和血气分析检查；嘱患者戒烟、戒酒，术前指导吹气球训练技巧和呼吸功能训练器的使用，促使患者肺功能处于最佳状态；教会患者深呼吸及有效咳嗽、床上翻身和下床活动等的技巧，以及向其讲解术后早期下床活动的意义。

3.心血管评估：对疑有心血管疾病的患者应行心脏彩超检查；对高血压病患者宜行24小时动态血压监测，对心律失常或心肌缺血患者应进行24小时心电图检查。

4.疼痛评估：评估患者术前疼痛部位、性质、持续时间，是否使用镇痛药物，使用后的镇痛效果及持续时间。

5.血糖评估：患者在围手术期要进行血糖异常的筛查和管理评估，建议将血糖监测纳入入院生命体征检查中。如果是糖尿病患者，应将入院前的长期治疗放在首位。

6.营养评估：使用营养评估表，评估患者的营养不良状况，鼓励患者进食高能量、高蛋白、高维生素、易消化饮食，改善患者的营养以增强患者的机体抵抗力，增强患者对手术的耐受力，加快术后恢复。

7.静脉血栓风险评估：评估患者BMI值，有无深静脉血栓/肺栓塞病史、血栓家族史，以及其他血栓高危因素。

8.自理能力评估：评估患者自我照顾行为的能力，如进食、个人卫生、穿衣、如厕、移动等。

9.跌倒/坠床风险评估：评估患者是否有跌倒/坠床史，是否有眼部疾病，是否存在定向障碍、行动不便、肢体瘫痪、神志改变等情况，是否服用镇痛、降压、降糖、精神类等药物，以及目前的心理、精神状态。

10.压力性损伤风险评估：评估患者全身皮肤情况及肢体活动情况，是否肢体移动受限，营养是否足够，是否存在摩擦力/剪切力过大。

（三）术前准备

1.术前给予高蛋白、高能量、高维生素、低脂肪、易消化饮食，使患者机体保持最佳状态。

2.指导患者学会深呼吸、有效咳嗽、咳痰的技巧；练习床上排尿排便，教会患者床上翻身、下床活动的方法，以适应术后体位的改变。

3.术前明确患者血型，常规备血；完善术前相关检查。

4.目前提倡禁饮时间延后至术前2小时，之前可口服清饮料，包括清水、糖水（糖尿病患者除外）、无渣果汁、碳酸类饮料、清茶及黑咖啡（不含奶），不包括含酒精类饮品；禁食时间延后至术前6小时，之前可进食淀粉类固体食物（牛奶等乳制品的胃排空时间与固体食物相当），但油炸类、脂肪及肉类食物则需要更长的禁食时间。术前推荐口服含碳水化合物的饮品，通常是在术前10小时予患者饮用12.5%的碳水化合物饮品800 mL，术前2小时饮用≤400 mL。

5.术晨更衣，做好个人清洁卫生。

6.术前常规安置静脉留置针，一般选择的静脉部位要便于医生操作和护理人员观察，要考虑手术部位、手术体位等因素的影响，避免在关节部位、易受压肢体或伴有静脉曲张、静脉炎及皮肤感染的静脉进行，选择弹性好、粗、直的血管进行穿刺，遵医嘱补液治疗。

7.胃管及胃肠减压带入手术室备用，必要时术中安置。

四、术后护理

（一）一般护理

1.全身麻醉未清醒状态患者取去枕平卧位，头部偏向一侧。

2.安置心电监护，监测生命体征，给予低流量氧气吸入。

3.注意患者伤口疼痛情况。

4.为促进腹部引流管引流，减少膈下积液，术后6小时将患者调整为半卧位。

5.做好患者生活护理，保持床单元清洁、平整、干燥，禁食期间给予口腔护理，定时协助患者翻身、拍背，鼓励其深呼吸及有效咳嗽，监测体温及血常规变化，对体温过高的患者做好高热护理。

（二）心理护理

术后回病房，医生及护理人员及时查看患者，告知其手术顺利，术后状况平稳；术后机体生理功能被破坏，会给患者心理上带来巨大的创伤，应密切关注患者的思想动态，并主动关心和安慰患者，鼓励他们勇敢地面对现实，适应生活，消除心理负担，争取早日康复出院，以积极的态度对待人生。

（三）饮食指导

1.患者术后常规行禁饮禁食护理，择期腹部手术术后尽早恢复经口进食、饮水，以保证机体的正常代谢，纠正负氮平衡。一旦患者恢复通气可由流质饮食转为半流质饮食，摄入量根据胃肠耐受量逐渐增加。当经口能量摄入少于正常量的60%时，应鼓励添加口服肠内营养辅助制剂，出院后可继续口服辅助营养物。

2.若经外周静脉输注肠外营养，应警惕静脉炎的发生；如有胃肠减压，且胃液引流正常、无腹胀者，于术后第1天拔除胃肠减压管，按需进食流质饮食。

3.早期肠内营养支持可改善肠黏膜屏障功能，促进胃肠功能恢复，有助于维护肠黏膜功能，防止菌群失调和异位，加速康复，降低术后感染发生率及缩短术后住院时间。

（四）活动指导

1.鼓励患者恢复自理能力，早期下床活动可促进肠蠕动，预防肠粘连、肺部感染，利于引流管引流。

2.为防止患者出现下肢静脉血栓，应使用下肢气压治疗仪。

3.如术后患者生命体征平稳，协助其床边坐立；床旁站立如无不适，可在室内绕床行走，注意首次下床易产生体位性低血压，观察其有无头晕和心悸，循序渐进，逐渐延长时间和次数。

（五）呼吸功能锻炼

鼓励患者多深呼吸，进行有效咳嗽咳痰训练，予雾化吸入每天2次，使用振动排痰仪排痰每天2次，若痰液黏稠不易咳出，可适当增加雾化吸入的次数；进行吹气球训练，防止肺不张，避免术后发生肺部感染。

（六）疼痛护理

1.术后疼痛管理推荐采用多模式镇痛方案。

（1）有效的运动痛控制［视觉模拟评分法（VAS）≤3分］。

（2）降低镇痛相关不良反应发生率。

（3）加速患者术后早期的肠功能恢复，确保术后早期经口摄食及早期下床活动。

2.在控制伤口疼痛方面，推荐连续中胸段硬膜外镇痛，术后保持静脉输液通畅，观察镇痛效果及不良反应。遵医嘱使用非甾体抗炎药，教会患者分散注意力的方法，如听音乐，使用手机，看书、看报等。

（七）用药护理（生长抑素的使用）

术后为预防胰腺炎（也预防胰瘘）的发生，常规给患者使用生长抑素，使用50 mL生理盐水和6 mg生长抑素，以2.1 mL/h静脉微量泵泵入，1次/天，同时注意观察患者输液部位有无渗液及红肿发生。4～5天后，皮下注射0.3 mg奥曲肽，3次/天。观察患者注射部位有无出血、红肿及疼痛症状，定期更换注射部位。

（八）腹腔引流管护理

1.引流管固定：采取“高举平台法”固定腹腔引流管，注意避免管道受压、牵拉、折叠、扭曲，保证引流管畅通。

2.观察引流量：随时观察腹腔引流液的颜色、性质及量，教会患者及家属正确识别引流液。

3.拔管：术后提倡早期拔除引流管，能够减少腹腔感染、减少胰瘘的发生率、缩短住院时间和减少手术费用等，促进患者术后快速康复。

（九）伤口护理

查看患者伤口敷料，观察渗出液的颜色、性质、量等，若发生渗血、渗液应及时换药。定期换药，观察伤口情况，比如伤口有无红肿，有无其他分泌物，有无特殊气味，患者有无自诉伤口周围的异常疼痛等。

（十）术后并发症的观察及护理

1.出血

（1）包括术后早期出血和术后晚期继发出血，前者主要是术中离断结扎的血管发生出血，后者主要是继发于胰瘘基础上的出血。两者主要与术中操作有关。

（2）需注意患者腹腔引流管和伤口敷料是否出现渗血，并观察引出液的颜色、性质、量，若引出液为血性液体且引流量>100 mL，应考虑是否出血。

（3）如果出血量不大，一般采取保守治疗，若出血量较大，患者生命体征不平稳，应积极行动脉栓塞止血或手术探查止血。尽早发现、早处理、早治疗。

2.胰瘘

（1）胰瘘是最常见、最凶险的并发症之一，发生率为10%～27%，可导致腹腔出血、腹腔感染，增加患者痛苦，影响生命质量。

（2）术后应密切观察患者的腹部体征以及引流液的颜色、性质、量，术后第2天监测胰腺断面引流液淀粉酶浓度。

（3）术后如证实有胰瘘发生，通常大部分患者通过常规治疗即可治愈，包括营养支持、持续冲洗腹腔、使用生长抑素、保持电解质平衡以及抗生素治疗；对于迁延不愈的胰瘘患者可择期手术治疗，同时警惕继发性腹腔出血和感染的发生。

3.脾梗死

（1）脾梗死是胰体尾切除术后出现较少但较为严重的并发症，腹腔镜下保留脾脏的胰体尾切除术是否成功，关键在于保持脾脏的血运，进而不损伤脾脏的生理功能。

（2）患者术后若出现持续发热、血小板明显增高、左上腹反复疼痛、脾脏密度降低以及出现楔形缺血区，护理人员应及时向医生报告，警惕脾梗死的可能，尽早通过多普勒超声检查确诊。

（3）早期发现的局灶性脾梗死，一般使用抗生素进行早期保守治疗即可治愈。严重的脾梗死则可能导致脾脓肿，则需进行第2次手术，切除脾脏。

4.皮下气肿：由气腹压力过高导致CO_2气体向皮下软组织扩散引起，一般吸氧1~3天可自行消除。

5.肩部酸痛：由CO_2气体残留于胸腹部疏松组织刺激膈肌引起。应予以吸氧、协助患者胸膝卧位，使气体上升向盆腔聚集，以减少对膈肌的刺激，1~2天症状多可消失。

6.高碳酸血症：既可降低心肌收缩力、血管舒张力，也可增加交感神经的活性，引起心律失常。

（1）应当时刻保持呼吸道的通畅，积极清除患者上呼吸道的分泌物以及异物。

（2）行有效的拮抗治疗。

（3）结合高碳酸血症患者的临床表现以及客观的监测指标，可进行气管插管或是辅助机械通气治疗，及时处理才能稳定患者的病情，降低疾病带来的危害。

五、出院指导

1.伤口指导：在院期间如果伤口已拆线且愈合结痂，出院后可不再进行换药；如果需要换药者，提倡术后3～4天进行换药，术后8～10天进行拆线；感染伤口、术后愈合不良伤口应每天换药，行二次手术患者、肥胖患者、糖尿病患者、恶病体质患者、严重营养不良患者应推迟拆线时间，具体视伤口情况及病情而定；如伤口已拆线且痂壳稳定，可进行清水淋浴，但时间不宜过长。

2活动指导：注意劳逸结合，切忌进行剧烈运动，适当锻炼，提高机体免疫力。加强日常活动，增加肠蠕动，注意腹部体征变化，预防肠粘连、肠梗阻等术后并发症，术后1个半月内避免剧烈运动，防止术后伤口愈合不良及腹腔出血。

3.饮食指导：嘱咐患者在出院后数周内注意饮食，忌辛辣、油腻食物，忌大量食补，饮食宜清淡、宜易消化，避免进食产气食物，如牛奶、洋葱、甜食等。

4.血糖指导

（1）确认控制血糖的目标，告知患者清晰的自我控制血糖的目标值，根据病情，针对性地定适合自身血糖值的控制范畴，比如：一般患者餐后血糖可控制在10 mmol/L以下，八九十岁的老人，餐后血糖可控制在13.1 mmol/L以下。

（2）进行口服药或胰岛素治疗的指导，以保证用药效果。

5.门诊随访，遵医嘱定期复查，出现发热、急性腹痛、呕吐、呕血等紧急情况，立即就医。

（钟　莹　李红霞）

第九节 腹腔镜全胰切除术围手术期护理

一、手术适应证

腹腔镜全胰切除术的适应证包括以下几个大类。

1.慢性胰腺炎。

2.家族性胰腺癌。

3.部分进展期或转移性神经内分泌瘤。

4.弥漫型胰腺导管内黏液性乳头状瘤。

二、术前护理

（一）院前宣教

患者及家属通过扫描二维码关注科室微信公众号，科室院前宣教团队为患者及家属推送宣教内容，患者可以应用微信公众号对上传内容进行浏览学习，方便快捷。内容主要包括胰腺疾病相关知识、入院常规宣教等。主要以文字、图片、动画、视频的方式，简单易懂。对腹腔镜全胰切除患者进行科普培训，提高其对疾病的认识，同时使其了解科室环境及住院期间相关流程，减轻患者焦虑。

（二）术前评估

1.一般评估：包括年龄、性别、婚姻、职业、BMI、饮食情况、睡眠情况、大小便情况，有无药物过敏史、手术史、高血压病史、糖尿病史、胰腺癌家族史，有无吸烟史及长期大量饮酒史。

2.症状与体征：全面评估患者病情及生命体征；评估患者有无黄

疸、上腹痛，有无恶心、呕吐、腹胀等症状，有无急性胰腺炎发作，有无消瘦、乏力、贫血、低蛋白血症等。

3.术前各类风险评估：常规行日常生活自理能力评估、静脉血栓风险评估。根据患者情况行跌倒/坠床风险评估、压力性损伤风险评估。胰腺切除手术创伤大，术后并发症发生率高，特别是老年患者，术后易发生心、肺并发症，因此，术前应严格进行心、肝、肺、肾功能评估，降低全胰切除术后并发症发生率。

4.辅助检查：完善术前常规血液学检查，了解患者血常规、凝血功能、肝肾功能。行尿、大便常规以及心电图检查。检查血清肿瘤标记物，特别是CA19-9。行薄层三期增强CT检查，评估占位大小、位置、血供、是否有侵犯，同时评估肿瘤与周围重要结构的关系，判断是否可通过全胰切除达到R0切除。对于术前CT难以诊断的胰腺囊性或实性占位，可行超声引导下细针穿刺活检。

（三）心理护理

胰腺担负身体消化代谢和血糖调节等重要功能，若全部切除，患者往往无充分思想准备，大多数患者在术前会出现不同程度的紧张、焦虑，甚至恐惧或悲观等负面情绪，影响手术顺利进行及术后康复。护理人员需耐心向患者及家属介绍围手术期治疗的相关知识，说明手术的必要性以及术后出现糖代谢和消化功能障碍的治疗、护理方法，使患者树立战胜疾病的信心，以积极乐观的心态配合治疗，促进术后快速康复。

（四）提高手术耐受力

1.胰腺疾病患者常伴有食欲减退、消瘦等症状，存在不同程度的营养不良。生化检查提示血清白蛋白低于30 g/L、血清转铁蛋白低于1.5 mg/L、体重1个月内下降5%者，存在营养不良。

2.营养不良患者常伴低蛋白血症，可引起组织水肿，影响伤口愈合，同时营养不良会造成抵抗力低下，易并发感染，术前可经肠内和（或）肠外营养途径改善患者营养状况，利于术后组织修复和创口愈合，提高机体抵抗力。

2.监测患者血糖情况，必要时遵医嘱使用胰岛素，使血糖控制在理想范围内。

3.对黄疸患者做好皮肤清洁，必要时遵医嘱使用药物止痒，如炉甘石洗剂，避免抓破皮肤而引起感染。

4.对患者进行疼痛评估，合理使用镇痛药，保证患者良好的睡眠及休息。

5.指导患者戒烟，积极督促患者早期行肺功能锻炼，练习半卧位咳嗽、咳痰。

（五）术前准备

1.行腹部皮肤准备，脐部可先使用无刺激的植物润肤油软化脐部污垢，再用温水洗净。

2.指导患者练习床上大小便，教会患者自行床上翻身、活动四肢。

3.常规抽血检查血型，合血，准备术前用药。

4.肠道准备：术前3天以易消化、清淡、低脂的半流质饮食为主，术前禁食固体食物6小时、禁饮2小时，术前2小时口服糖水250 mL，糖尿病患者可口服温开水。

5.嘱患者修剪指甲，剃掉胡须，拭去指甲油、口红，取下活动性义齿、眼镜、发夹、手表、首饰等物品，更换病员服。

6.备好手术需要的病历、影像学资料，与手术室接诊人员仔细核对，做好交接。

7.患者接入手术室后铺好麻醉床，备好心电监护仪、吸氧装置等。

8.患者接入手术室后行留置导尿。

三、术后护理

（一）一般护理

1.行全麻术后常规护理，保持呼吸道通畅，防止口腔分泌物及呕吐物被误吸，待患者全身麻醉清醒、生命体征平稳后可抬高床头30°～45°。

2.给予持续心电监护及低流量鼻塞吸氧，严密观察并记录患者神志、生命体征及血氧饱和度情况。

3.观察伤口敷料有无渗血、渗液，如有渗液及时更换敷料，有渗血时根据出血量做相应处理。

4.观察腹部体征，了解有无腹痛、腹胀及腹膜刺激征等；观察引流情况，准确记录24小时出入量。

5.观察患者肛门排气、排便情况；协助患者的生活起居，对患者饮食以及睡眠、运动等方面进行指导，尽可能地让患者在术后的护理中感到舒适。

6.术后肛门未排气导致腹胀明显的患者可使用床旁超声波治疗、开塞露塞肛、小茴香热敷及顺时针方向按摩腹部等方法，促进肛门排气。

7.预防性使用抗生素有助于降低手术的感染相关死亡率。在没有出现感染的情况下，术后72小时内停止使用抗生素。如术后出现感染，应根据感染部位常见感染源或培养结果来选用抗生素。

（二）心理护理

全胰切除使胰腺内外分泌功能丧失，患者需终身使用胰岛素和胰酶制剂替代治疗，患者对器官功能的丧失常常会产生焦虑、抑郁等心理问题，尤其对于术前无糖尿病的患者，将严重影响患者的术后生活质量。护理人员可运用焦虑自评量表（SAS）评估患者心理状态，根据评估结果给予针对性的心理护理，包括健康宣教、认知疗法、心理疏导，配合放松训练等。多与患者互动，了解患者真实感受，建立信任关系，促进患者积极配合治疗与护理。教会患者及家属胰腺功能替代治疗的方法，改善患者心理状态，树立患者康复的信心，积极提高患者术后生活质量。

（三）活动指导

鼓励患者早期下床活动，促进血液循环，促进肠道功能恢复，防止肠粘连、下肢静脉血栓和坠积性肺炎的发生。

1.术后第1天，生命体征平稳后即抬高床头45°，以减轻腹部张力，利于咳痰和引流，协助患者床上翻身2小时1次，指导患者进行上、下肢屈伸各10遍/次，间隔2小时1次，协助其床上坐起3次，每次10～20分钟。

2.术后第2天协助患者下床活动3次，每次10～20分钟。下床时应遵循起床“三部曲”，以防止体位性低血压的发生。

3.术后第3天协助患者于病区内活动3次，每次10～20分钟。

4.术后第4天及以后根据身体情况患者可自主增加每日活动量。每次活动都应以患者不觉疲惫为宜，活动过程中严密监测生命体征变化，若出现头晕、出汗、面色苍白、心率加快、呼吸急促等现象，则立即停止活动。

（四）呼吸功能锻炼

1.指导患者学习有效咳嗽排痰的方法：上身前倾，经鼻缓慢深吸气，屏气1～2秒后咳嗽，连续咳痰数次使痰在咽部附近，再用力咳出，咳嗽时双手按压伤口以保护伤口，减轻疼痛。

2.教会患者束腹胸式深呼吸训练：坐位或立位，使用腹带缠绕患者腹部，松紧适宜，教患者闭口经鼻深吸气，使胸部隆起，在吸气末屏气1～2秒后缩唇缓慢呼气4～6秒（8次/分钟）。

3.为患者正确拍背：五指并拢成空杯状，利用腕力快速有节奏地叩击背部，每次30～60秒，从下至上、从外至内，避开脊柱，宜在餐后2小时至下一餐前30分钟进行。

4.指导患者吹气球训练：一次吹起直径10～15 cm，每次半小时内吹起10个气球。

5.制订呼吸功能训练计划，术后第1天：深呼吸及咳嗽训练3次；有效拍背、排痰每3小时一次；雾化吸入每天3次。术后第2～3天：吹气球训练3次，每次30分钟内吹起10个气球；有效拍背、排痰每3小时一次；雾化吸入每天3次。之后根据患者自身情况逐渐增加训练量。

（五）深静脉血栓的预防

1.使用静脉血栓栓塞症风险评估表（Caprini）对患者进行深静脉血栓的危险评估，询问患者有无吸烟、饮酒等生活习惯，有无血栓病史，有无高血压、糖尿病、心血管疾病等基础疾病。通过综合评估，确定患者是否属于深静脉血栓的高危人群。

2.指导患者进低脂、高蛋白、高维生素、高纤维的清淡饮食，多饮水，禁食高胆固醇食物，防止血脂偏高增加血液黏稠度。

3.保持大小便通畅，避免便秘，以免增加腹腔压力影响下肢静脉血流。

4.劝导患者戒烟，避免烟中的尼古丁刺激血管引起静脉收缩。

5.鼓励患者早期下床活动，卧床期间进行肢体的主动和被动运动。

6.行双下肢气压治疗，必要时遵医嘱使用抗凝药物。

7.重视病情观察，如发现患者出现下肢肿胀、酸痛不适以及肤色温度异常等情况，应考虑深静脉血栓的发生，及时告知医生进行早期诊断和治疗。

（六）腹腔引流管护理

1.术后常规于胆肠吻合口、十二指肠空肠吻合口以及肝肾隐窝处放置3根腹腔引流管，应明确各引流管的安置部位、外露长度，引流管上须标注管道名称及安置时间。

2.向患者及家属介绍各引流管的目的及注意事项。

3.行非计划拔管风险评估，妥善固定，防止引流管滑脱。

4.保持引流通畅，避免引流管打折、受压、扭曲，引流袋的位置应低于引流口平面，以免发生逆行感染，每周更换引流袋2次，更换时注意无菌操作。

5.从靠近腹壁端向外挤压引流管，每天3～5次，防止堵塞。

6.观察并记录引流液的颜色、量、性状。

（七）胰腺内分泌功能的丧失与相关护理

全胰切除后，胰岛细胞消失，机体同时失去内源性胰岛素和胰高血糖素调控，极易出现以糖代谢紊乱为中心的低血糖和酮症酸中毒，术后适当的糖摄入量、规范使用胰岛素及定时监测血糖尤为重要。

1.术后禁食阶段，每4～6小时监测血糖一次，将胰岛素依照比例加入肠外营养液中，滴注时保持速度均匀平稳，切忌过快或过慢，避免血糖忽高忽低。应用胰岛素的目的主要是防止酮症酸中毒，而不一定将血糖完全控制在正常水平。严格控制糖的摄入量和胰岛素应用量之间的关系，使血糖尽量维持在8～10 mmol/L较为合适。

2.患者术后早期恢复饮食后，改为测空腹及三餐后2小时血糖，制订饮食计划，三餐前予以速效/中效胰岛素，睡前予以长效胰岛素，根据血糖水平规范每餐的食量及胰岛素使用剂量，空腹血糖控制在7～10 mmol/L，餐后2小时血糖控制在10～13 mmol/L。

3.做好患者及家属的宣教工作，告知低血糖及高血糖的表现，一旦患者出现冷汗、心慌、饥饿感等低血糖表现时立即口服备好的糖块；若患者自觉口渴且多尿，应警惕高血糖。

4.埋置胰岛素泵皮下输注，这是目前最接近生理分泌情况的方法，能更快、更有效地降低血糖，减少低血糖的发生，从而改善患者生活质量。

（八）胰腺外分泌功能的丧失与相关护理

全胰切除术后，胰腺外分泌功能丧失，缺乏各种胰酶和蛋白分解酶，同时，上消化道切除和自主神经的切断，可导致严重的腹泻（多为脂肪性腹泻）和消化、吸收障碍，它不仅造成营养障碍、体液丢失、电解质紊乱，还可诱发低血糖。

1.术后给予静脉高营养来补充各种营养及电解质，向患者讲解肠外营养支持的必要性，监测体温，严格控制胰岛素的用量，仔细观察患者有无存在代谢并发症。

2.患者进食后，给予低脂、低糖、易消化的饮食，饮食中补充适量的奶、鱼肉及瘦肉、豆制品等含蛋白质丰富的食物，禁食含糖食物。严格控制主食的量，少量多餐，进食时宜细嚼慢咽，使食物与消化液充分混合，促进消化和吸收。

3.给予充足消化酶制剂，如多酶片、胰酶肠溶胶囊（得每通）等，初始剂量通常为40 000 ~ 50 000 U/d，以大便中脂肪排泄量为指标，来调整消化酶制剂给药量。消化酶制剂应在进餐过程中分多次服用，以便与食物充分混合，更好地发挥药效。

4.注意观察患者大便的次数、性状、量及有无腹胀、腹痛等不适，必要时给予止泻药及助消化药。

（九）术后并发症的观察及护理

1.出血

（1）腹腔内出血：若手术伤口流出血性液体或腹腔引流量短期内明显增多，且颜色鲜红，触之有温度，则高度怀疑腹腔内出血可能。

①严密观察患者神志及生命体征，注意有无面色苍白、心慌、四肢厥冷、血压下降及尿量减少等休克早期症状。

②一旦发生出血，嘱患者保持平卧，尽量减少活动，立即建立静脉双通道并加快输液速度。

③监测凝血功能，纠正凝血功能紊乱；遵医嘱使用止血药物，必要时输血。

④记录出入量，严密观察出血情况，正确判断出血量，准确记录引流液颜色、性状和量。

⑤保持镇定，与患者及家属积极沟通，做好急诊手术止血的各项准备。

（2）消化道出血：消化道内出血来自十二指肠空肠吻合口或应激性溃疡所致的出血，表现为呕血、黑便或血便。术后常规应用质子泵抑制剂来预防消化道出血。

①快速建立静脉通道，遵医嘱补液、输血，记录出入量。

②患者禁食禁饮，安置胃肠减压管，观察引流液的颜色及出血量。

③给予质子泵受体阻滞剂。

④可给予冰盐水250 mL+去甲肾上腺素12 mg，与云南白药4 g交替经鼻胃管注入，注药前将胃内容物抽净，注药后夹管1～2小时，每2～4小时再注药一次。

⑤出血量大者需急诊行手术或介入治疗。

2.电解质紊乱

全胰切除术后患者易出现低钾血症，低血钾症的主要原因是患者术后高血糖导致的高渗利尿作用、高渗扩容作用和胰岛素作用使得大量细胞外钾离子向细胞内转移。全胰切除术后胰腺外分泌功能的丧失导致患者发生腹泻，也是低钾血症的诱因。

（1）术后应注意患者血钾的监测和调节，控制血糖在8～10 mmol/L。

（2）对于腹泻患者应予口服胰酶肠溶胶囊等消化酶制剂控制

脂肪泻。

（3）观察患者有无头晕、躁动、乏力、恶心、呕吐、腹胀、神志淡漠及心功能异常等低钾血症的表现。

3.感染

（1）腹腔感染：腹腔感染和脓肿通常会延长患者住院时间，并导致病死率升高。手术3天后患者出现畏寒、高热、腹胀、肠麻痹等，并持续24小时以上，实验室检查结果显示白细胞计数明显升高、伴或不伴低蛋白血症和贫血，同时影像学图像可见腹腔内液体积聚，可以基本诊断为腹腔感染，穿刺抽出液为脓性或液体中检出细菌可以确定诊断。

①对腹腔感染患者的引流液、感染组织或血液进行细菌培养，并进行药物敏感试验以指导抗菌治疗。

②采用超声或CT引导下经皮穿刺置管引流。

③建立有效的静脉通道，维持水、电解质和酸碱平衡，纠正低蛋白血症，纠正贫血，加强营养支持，确保生命体征平稳。

④动态监测患者的体温、白细胞计数、降钙素原、C反应蛋白、胃肠道功能等指标。

（2）肺部感染：由于麻醉行气管插管、手术创伤、术后伤口疼痛等，患者惧怕咳嗽，易引起肺部感染。

①术后指导患者进行深呼吸锻炼每天3次，每次15分钟。

②帮助患者拍背，指导其正确咳嗽。

③指导患者行吹气球训练以锻炼肺功能。

④遵医嘱给予抗生素及化痰药物，行雾化吸入每天3次。

（3）伤口感染：虽然腹腔镜手术伤口小，但术后患者低蛋白血症等易致组织愈合能力差，出现伤口感染。术后保持伤口敷料清洁干燥，密切观察伤口局部皮温有无升高，有无红、肿、热、痛等炎症表现，如有异常及时通知医生。

（4）尿路感染：术后导尿管一般留置1～3天，留置期间行保留导尿管护理每天2次，保持会阴部清洁干燥，根据病情尽早拔除导尿管。

4.胆瘘：胆瘘发生率相对低，多发生在术后5～7天，多与胆肠吻合口愈合不彻底有关。其临床症状因胆瘘的量、持续时间、是否合并感染、是否留置腹腔引流管的不同而不同。胆瘘量小且短暂者，一般无明显症状；胆瘘量大且无有效腹腔引流者，可出现局限性、弥散性腹膜炎症状和体征，如腹痛、腹胀、发热及腹部压痛、反跳痛、肌紧张等，甚至休克。

（1）保持引流通畅，将漏出的胆汁充分引流至体外是治疗胆瘘的基础。

（2）如引流不通畅，需要在介入超声或CT引导下行穿刺引流，也可通过瘘管造影、ERCP、PTCD、内镜等微创手段引流。

（3）及时更换引流管周围被胆汁浸湿的敷料，保护伤口周围皮肤，防止胆汁渗出导致周边腐蚀和糜烂。

（4）维持水、电解质平衡，尽快减轻吻合口水肿，促进吻合口的愈合。

（5）长期胆汁丢失影响脂肪消化吸收，应补充能量和维生素，同时遵医嘱给予抗生素。

5.肠瘘：腹腔引流管引出绿色浑浊液体，则提示肠瘘。

（1）保持引流通畅，观察引流液相关情况及腹部体征。

（2）按医嘱使用抗生素，术后感染以预防为主。

（3）确保病房环境整洁通风，保持床单位清洁，严格执行无菌操作。

（4）及时更换敷料，保护伤口周围皮肤。

（5）可进行腹腔持续负压吸引。

6.胃排空障碍：胃排空障碍多表现为上腹部饱胀、恶心、呕吐，查体可见上腹饱满，未见胃肠型，可闻及胃振水声，肠鸣音可减弱。胃排空障碍虽然不会增加死亡率，但可以延缓进食，延长住院时间，增加住院费用。目前尚没有充分的证据支持应用特殊手段以降低术后胃排空障碍的发生。

（1）禁食，持续有效胃肠减压，记录24小时胃液量，维持水、电解质和酸碱平衡。

（2）给予全肠外营养支持，疏解患者情绪及鼓励患者早期下床活动。

（3）经胃管内注入促进胃动力药多潘三酮片，2～3次/天。

（4）给予中医治疗：针灸穴位足三里、耳穴胃区、手三里，均取双侧针灸。

（5）给予中药灌肠。

7.人工气腹相关并发症

（1）肩背部疼痛：人工气腹产生的碳酸刺激膈肌以及气腹产生的张力牵拉膈肌纤维，均可导致肩背部疼痛。

①可延长吸氧时间，通过肢体运动、按摩、热敷等促进血液循环，加快血流速度，加速组织新陈代谢。

②疼痛时可嘱咐患者取膝胸卧位，让CO_2气体上升向盆腔聚集，减少对膈肌的刺激。

③嘱咐患者多翻身，鼓励其早日下床活动。

（2）高碳酸血症和低氧血症：由于腹膜具有一定的吸收功能，制造气腹的CO_2会被吸收入血形成高碳酸血症，可使心率、呼吸加快，血压升高，如机体无法代偿，还可形成酸中毒，严重时还可导致低氧血症。

①密切监测呼吸频率和深度，术后常规给予持续中流量吸氧，以提高血氧分压，促进CO_2排出。

②麻醉清醒后鼓励患者做深呼吸，保持患者呼吸道通畅，协助患者翻身、叩背，改善患者的肺泡通气量。

③必要时抽血检测血气分析，了解$PaCO_2$值的变化，及时配合医生纠正酸碱平衡失调。

（3）皮下气肿：本症是腹腔镜特有的并发症，临床较为常见，与气腹针穿刺未进入腹腔、腹腔内压力过高、手术时间过长、CO_2气体向皮下软组织扩散、反复抽插套管针等有关，尤其是高龄或肥胖患者皮下组织松驰，CO_2更易弥散产生气肿。腹腔镜胰腺手术皮下气肿形成部位以腰腹部为主，可波及下肢、阴囊等部位,有握雪感、皮下捻发音等。在鼓励患者多翻身，给予患者被动运动，采取舒适体位，并尽早下床活动，增加血液循环，促进气体吸收。

四、出院指导及随访

1.嘱患者保持积极乐观的心态和规律的生活习惯，戒烟酒，适当锻炼，增强自身的体质，如有腹痛、发热、腹泻、皮肤发黄等异常情况应及时就诊。

2.出院当日由科室专业随访团队为患者及家属讲解居家护理注意事项，建立随访档案。应用微信随访渠道，定期提醒患者进行相关检查，并将检查结果以微信形式发送给本科室，询问患者饮食、睡眠、伤口愈合等情况，给予针对性的疾病指导，利于疾病转归。

3.胰岛素的使用：患者在严格控制饮食和规律生活的基础上，必须终身使用胰岛素治疗。出院时应教会患者胰岛素注射的正确手法、注射部位、无菌技术以及胰岛素正确的保存方法。告知使用胰岛素的注意事项。

（1）胰岛素使用前应冷藏于2～8℃冰箱中，使用中的胰岛素可常温保存（温度不超过25℃），常规保存28天，放于包装盒内，避光保存，现取现用，避免剧烈摇动胰岛素瓶。

（2）注射短效胰岛素后必须进食。

（3）经常更换注射部位，可选择上臂三角肌下缘、大腿的外侧和前侧、腹部、腰部等部位的皮下组织。

（4）胰岛素剂量必须精确。

（5）定期在内分泌科进行随访并监测糖化血红蛋白水平，调整胰岛素用量。

4.自我监测：患者出院后1个月进行护理随访，嘱患者多服用营养丰富、容易消化、脂肪含量较低的食物，少食多餐，调节血糖在正常范围内。教会患者自测血糖，每天测血糖4次，空腹及三餐后2小时测，根据血糖的高低来调节胰岛素用量。夜间患者最易发生低血糖，也不易观察到，教会患者掌握低血糖表现，日常生活中身边常备糖块或含糖食物。若出现恶心、心悸、大汗淋漓、神志淡漠等严重低血糖症状应及时就诊。

5.用药指导：患者出院后要终身口服消化酶制剂，如多酶片、胰酶肠溶胶囊、米曲菌胰酶片等。消化酶制剂应在进餐过程中分次服用，以便与食物充分混合，更好地发挥药效。

（李红霞）

第三章

腹腔镜肠道手术围手术期护理

第一节　概　述

一、肠道解剖

肠道是人体重要的消化器官。肠指的是从胃幽门至肛门的消化管，是消化管中最长的一段，也是功能最重要的一段。肠包括小肠、大肠和直肠三大段。小肠分为：十二指肠、空肠及回肠。大肠分为：盲肠（包括阑尾）、升结肠、结肠右曲、横结肠、结肠左曲、降结肠、乙状结肠，下接直肠。

小肠起自胃幽门十二指肠球部，止于回盲瓣，分为十二指肠、空肠和回肠三部分。十二指肠起自胃幽门，止于十二指肠空肠曲，是小肠中管腔最粗且位置最为固定的部分。空肠和回肠盘曲于横结肠系膜下区的腹腔内，两者间并无明确的解剖标志，但通常认为小肠上段2/5为空肠，下段3/5为回肠。回肠末端接续盲肠。

盲肠以回盲瓣为界与回肠相连接。回盲瓣具有单向括约功能，能控制小肠内容物流入大肠的速度，又可防止盲肠内容物逆流回小肠。在回盲瓣远侧约2 cm处，有阑尾的开口。

阑尾起于盲肠末端，附于三条结肠带的会合点。阑尾体表投影约在脐与右髂前上棘连线中外1/3交界处，称为麦氏点（McBurney点）。绝大多数阑尾属腹膜内位器官，其位置随盲肠的位置而变化，一般在右下腹部，但也可高到肝下方，低至盆腔内，甚而越过中线至左侧。此位置决定了患者临床症状及压痛部位的不同。

结肠包括升结肠、横结肠、降结肠和乙状结肠。成人结肠全长平均约150 cm（120～200 cm）。结肠有三个解剖标志，即结肠袋、肠脂垂和结肠带。升结肠与横结肠延续段称为结肠肝曲,横结肠与降结肠延续段称为结肠脾曲，肝曲和脾曲是结肠相对固定的部位。横结肠和乙状结肠为腹膜内位器官，完全为腹膜包裹，是结肠活动度较大的部分，乙状结肠若系膜过长易发生扭转或排便困难。结肠的肠壁分为浆膜层、肌层、黏膜下层和黏膜层。

直肠位于盆腔的后部，平第三骶椎处上接乙状结肠，沿骶骨、尾骨前面下行,至尾骨平面穿过盆膈移行于肛管。上部直肠与乙状结肠粗细相同，下部扩大成直肠壶腹，是暂存粪便的部位。直肠长度为12～15 cm，以腹膜返折为界分为上段直肠和下段直肠。上段直肠的前面和两侧有腹膜覆盖，前面的腹膜返折形成直肠膀胱陷凹或直肠子宫陷凹。如有炎性液体或腹腔肿瘤在该陷凹种植转移时，直肠指诊可以帮助诊断；部分盆腔脓肿可在此凹陷处穿刺或切开直肠前壁进行引流。下段直肠全部位于腹膜外。男性直肠下段的前方借直肠膀胱隔与膀胱底输导尿管盆段、输精管壶腹、精囊腺及前列腺相邻。女性直肠下段借直肠阴道隔与阴道后壁相邻。

肛管上至齿状线，下至肛门缘，长1.5～2 cm。肛管为肛管内、外括约肌所环绕，平时呈环状收缩封闭肛门。齿状线是直肠与肛管的交界线，是重要的解剖学标志。

二、肠道生理功能

（一）小肠的生理功能

1.小肠是食物消化和吸收的主要部位，除食物外，小肠还吸收水、电解质、各种维生素以及脱落的消化道上皮细胞所构成的大量内源性物质。

2.小肠是一个重要的内分泌器官,可以分泌大量的胃肠激素，已知的有生长抑素、促胃液素、缩胆囊素、胰液素、胃动素、抑胃多肽、神经降压素、胰高血糖素等，它们对消化腺及小肠的上皮、内分泌功能及运动功能具有重要的调节作用。

3.小肠具有重要的屏障功能。生理情况下，肠道内有很多细菌，肠屏障能够阻止肠道内细菌及毒素移位至肠道外；但在肠梗阻缺血或炎症时，屏障功能可被破坏，导致细菌和毒素乃至肠内容物移位进入血液循环或腹腔。

（二）阑尾的生理功能

1.阑尾壁组织结构与结肠相似，阑尾黏膜上皮细胞能分泌少量黏液。

2.阑尾是一个淋巴器官，具有一定的免疫功能，参与B淋巴细胞的产生和成熟。

3.阑尾壁内有丰富的淋巴组织，其被认为与回肠末端Peyer淋巴滤泡一起可产生淋巴细胞和抗体，对防止病毒等感染有一定的作用。

（三）结肠的生理功能

1.结肠的主要功能是吸收水分,储存和转运粪便,也能吸收葡萄糖、电解质和部分胆汁酸。

2.结肠能分泌碱性黏液以润滑黏膜，也分泌数种胃肠激素。

（四）直肠的生理功能

1.直肠有排便、吸收和分泌功能，可吸收少量的水、盐、葡萄糖和一部分药物。

2.能分泌黏液参与排便反射。

（五）肛管生理功能

肛管的主要功能是排泄粪便。排便过程有着非常复杂的神经反射。直肠下端是排便反射的主要发生部位，而排便反射是排便功能中的重要环节。

二、病因及临床表现

（一）腹股沟疝

1.病因：腹股沟疝的病因包括先天性和后天性两种。

（1）先天性解剖异常：婴儿出生后不久，若鞘突不闭锁或闭锁不完全，就成为先天性腹股沟斜疝的疝囊，当婴儿啼哭、排便等导致腹内压力增加时，肠管、大网膜等即可进入该鞘突形成疝。右侧睾丸下降比左侧略晚，鞘突闭锁也较迟，故右侧腹股沟疝较多。

（2）后天性腹壁薄弱或缺损：任何腹外疝，都存在腹横筋膜不同程度的薄弱或缺损。此外，腹横肌和腹内斜肌发育不全对发病也起着重要作用。

2.临床表现

（1）腹股沟斜疝

①易复性斜疝：腹股沟区有肿块，偶有胀痛，无其他症状。肿块常在站立、行走时，咳嗽或劳动时出现，可降至阴囊或大阴唇。患者平卧时用手将肿块向腹腔推送，肿块可向腹腔回纳而消失。

②难复性斜疝：胀痛较明显，且疝块不能完全回纳。

③嵌顿性斜疝：多发生于重体力劳动时或用力排便导致腹内压骤增时。主要表现为疝块突然增大，并有明显胀痛，平卧时或用手推送时不能将疝块回纳。疝一旦发生嵌顿，自行回纳的机会较少，多数患者的症状加重，如不及时处理，将发展为绞窄性疝。

④绞窄性斜疝：临床症状较重，时间较长者，由于疝内容物发生感染，侵及周围组织，引起疝外被盖组织的急性炎症，严重者可发生急性腹膜炎及脓毒症。

（2）腹股沟直疝。常见于年老体弱者，其主要临床表现是当患者直立时，在腹股沟内侧、耻骨结节上外方出现一半球形肿块，不伴有疼痛或其他症状，平躺时疝块能自行回纳，极少发生嵌顿。直疝不会进入阴囊，疝内容物常为小肠或大网膜。

（二）肠梗阻

1.病因

机械性肠梗阻临床上最常见，是由肠内、肠壁和肠外各种不同机械性因素引起的肠内容物通过障碍。可分为：肠腔内堵塞、肠管外受压、肠壁病变。

2.临床表现

腹痛、呕吐、腹胀、便秘和肛门停止排便、排气。

（三）阑尾炎

1.病因

（1）阑尾管腔阻塞：是急性阑尾炎最常见的病因。阑尾管腔阻塞的最常见原因是淋巴滤泡的明显增生。肠石也是阻塞的原因之一。异物、食物残渣、炎性狭窄、蛔虫、肿瘤等则是较少见的原因。

（2）细菌入侵：阑尾管腔阻塞后，细菌繁殖并分泌内毒素和外毒素，损伤黏膜上皮，形成溃疡，细菌经溃疡面进入阑尾肌层。阑尾壁间质压力升高，影响动脉血流，造成阑尾缺血，甚至梗死和坏疽。

（3）其他：阑尾先天畸形。

2.临床表现

（1）症状

①腹痛：典型的腹痛发作始于上腹部，逐渐移向脐部，数小时（6～8小时）后疼痛转移并局限于右下腹。

②胃肠道症状：早期可能有厌食、恶心、呕吐，呕吐多为反射性，程度较轻。晚期并发弥漫性腹膜炎时，可出现持续性呕吐、腹胀和排气、排便减少。部分患者可发生腹泻、里急后重等症状。

③全身表现：早期有乏力。炎症重时出现全身中毒症状，可表现为心率增快，体温升高达38℃左右。阑尾穿孔形成腹膜炎者，可出现寒战、体温达39～40℃、反应迟钝或烦躁不安。若发生门静脉炎则可出现寒战、高热及轻度黄疸。

（2）体征

①右下腹压痛：是急性阑尾炎的重要体征，压痛点可随阑尾位置变化而改变，但始终固定在一个位置，通常位于麦氏点。

②腹膜刺激征象：包括压痛、反跳痛（Blumberg征）及腹肌紧张，肠鸣音减弱或消失等。如有渗出、化脓、坏疽或穿孔等病理改变，则提示阑尾炎症加重。

③右下腹包块：阑尾炎性肿块或阑尾周围脓肿形成时，右下腹可扪及压痛性包块，边界不清，固定。

④可作为辅助检查的特殊体征：结肠充气试验（Rovsing征）、腰大肌试验（Psoas征）、闭孔内肌试验（Obturator征）、经肛门直肠指诊。

（四）结直肠癌

1.病因：结直肠癌的病因尚未明确，可能与以下因素有关。

（1）饮食习惯：高脂肪、高蛋白和低纤维饮食，过多摄入腌制和油炸食品，可能会增加结直肠癌的发病危险。

（2）疾病相关：溃疡性结肠炎、结直肠息肉、克罗恩病、血吸虫病等。

（3）家族史：林奇综合征、家族性腺瘤性息肉病、色素沉着息肉综合征等。

2.临床表现：早期结直肠癌可无明显症状，病情发展到一定程度可出现下列症状。

（1）结肠癌

①排便习惯改变和粪便性状改变（变细、血便、黏液便等）常为最早出现的症状，多表现为排便次数增多，腹泻，便秘，排血性、脓性或黏液性粪便。

②腹痛或腹部不适：定位不确切的持续性隐痛、腹部不适，也是常见的早期症状。

③出现腹部肿块，较硬。

④肠梗阻相关症状：一般出现于慢性、低位、不完全性肠梗阻。也可出现完全性肠梗阻，一般属于晚期症状。

⑤贫血及全身症状：如消瘦，乏力，低热，贫血，水、电解质紊乱，营养不良，恶病质等。

（2）右半结肠癌和左半结肠癌的区别

①右半结肠癌：肠腔大，多为肿块型或溃疡型，以全身症状为主，贫血、消瘦、腹部包块，肠梗阻少见。

②左半结肠癌：肠腔小，多为浸润型，以肠梗阻、便秘、腹泻、便血为主要症状。

（3）直肠癌

①直肠刺激症状：排便习惯改变，便前常有肛门下坠、里急后重和排便不尽感；晚期可出现下腹痛。

②癌肿破溃症状：黏液血便最常见；严重者出现脓血便。

③肠腔狭窄症状：梗阻症状，粪便变细和排便困难。

④癌肿侵犯周围组织或发生转移引起相应症状：侵犯前列腺、膀胱可出现尿频、尿病、血尿；骶前神经可出现骶尾部持续性疼痛；阴道可出现阴道分泌物异常。

⑤全身症状。

（唐静楠）

第二节　腹腔镜腹股沟疝修补术围手术期护理

一、手术适应证

1.双侧腹股沟疝：腹股沟疝是临床上最常见的腹外疝类型，双侧腹股沟疝和单侧腹股沟疝严重程度是一样的，如果能及时进行腹腔镜疝修补术，可以有效地缓解病情，避免出现肠管嵌顿、绞窄以及坏死等严重情况。

2.传统前入路修补术术后的复发疝：传统疝修补术包括前入路和后入路修补，如果做的是前入路修补术，又复发了，就需要做腹腔镜疝修补术。如患者不知道是不是做的前入路修补手术，可以由专业的医生来判断。

3.希望术后恢复更快：如果患者希望术后尽快恢复正常的生活，可以做腹腔镜疝修补术。此手术操作较为简单，通过应用补片修补的方式代替传统的手术组织重叠缝合，不增加周围组织张力，患者术后疼痛感降低，同时可减轻牵扯感，避免局部隆起。该手术术后患者局部感觉更为舒适。且补片钉发生移动性的可能性小，术中谨慎操作可避免对局部神经造成损伤，此外，补片钉具有良好的组织相溶性，具有一定的抗感染能力。

4.其他部位的腹壁疝：除了腹股沟疝以外，其他部位的腹壁疝也可以应用腹腔镜疝修补术来治疗，比如伤口疝、脐疝、造口旁疝等。

二、手术禁忌证

1.年龄比较大，有心肺疾病不能耐受全身麻醉的患者。

2.有腹部手术病史、粘连比较严重也是相对的禁忌证。

3.做过前列腺手术或者盆腔大手术者，因为这些患者手术后，会出现腹膜前的间隙粘连，所以在腹腔镜下间隙很难游离出来，难以放入补片。

4.嵌顿性疝合并肠梗阻的患者，因为腹腔里的空间比较小，被扩张的肠管占据，所以不适用于腹腔镜下的操作。

三、术前护理

（一）术前评估

1.健康史：了解患者的年龄、性别、职业等；了解患者的发病相关因素，如有无慢性咳嗽、排尿困难、严重便秘、腹水等腹内压增高的情况，或合并糖尿病，有无其他慢性病史，有无阿司匹林、华法林等药物服用史，有无腹部外伤、手术、术后伤口感染等病史。

2.症状与体征：评估疝的部位、大小、质地、能否回纳，用手压住腹股沟管深环疝块有无脱出；有无腹部压痛、反跳痛、腹肌紧张等腹膜刺激征的表现；有无腹痛、恶心呕吐、肛门停止排便排气等肠梗阻的症状。

3.辅助检查：了解血常规、大便隐血试验、腹部X线检查结果；老年患者心、肺、肾功能和血糖情况。典型的腹股沟疝可依据病史、症状和体格检查确诊；诊断不明或有困难时可辅以超声、MRI或CT等影像学检查，帮助建立诊断。

4.鉴别诊断：腹股沟区存在包块时需要鉴别的疾病包括肿大的淋巴结、动（静）脉瘤、软组织肿瘤、脓肿、异位睾丸、圆韧带囊肿、子宫内膜异位症，在妊娠期要注意圆韧带静脉曲张等。腹股沟区有疼痛等不适症状时需要鉴别的疾病包括内收肌肌腱炎、耻骨骨膜炎、髋关节炎、髂耻滑囊炎、辐射性腰痛、子宫内膜异位症等。

（二）心理护理

大多数患者畏惧手术风险的同时又对微创手术的疗效非常期待，如术前过度紧张或恐惧会调动机体的应激反应，引起神经内分泌的改变，因此术前做好健康宣教减轻患者的心理负担极为重要。要启发和引导患者正确对待疾病，保持良好的情绪，家属要支持配合；合理安排好患者的休息、睡眠、饮食、营养，良好的环境和舒适的感觉有利于患者保持最佳的心理状态。医生向患者及家属进行专业科普教育，说明手术原理、措施，是否使用修补材料及材料种类，获得知情同意。

（三）术前准备

1.冬季指导患者注意保暖，预防呼吸道感染，养成良好的排便习惯，多饮水，多吃蔬菜、水果等粗纤维食物，保持大便通畅。

2.服用抗凝药物者，术前遵医嘱停药。

3.术前2周戒烟，年老体弱、腹壁肌肉薄弱或复发疝的患者，术前加强腹壁肌肉锻炼，练习床上排便和使用便器。

4.术前一晚，对于入睡困难的患者可给予镇静药物以保证睡眠。

5.对于快速康复患者术前禁食6小时，术前2小时口服碳水化合物液体250～500 mL，术后控制性补液，补液总量控制在500～1 000 mL。

6.ERAS理念强调术前无须清洁肠道准备，以利于患者术后早期下床活动，便秘者，术前口服乳果糖。术前不常规导尿，年龄≥65岁者或有前列腺增生的患者，入院时即给予坦索罗辛口服。

7.注意观察患者的病情变化，若出现腹痛、疝块脱出不能回纳入腹腔、疝块触痛明显，应警惕嵌顿性疝发生的可能，应立即报告医生，并配合处理。若疝发生嵌顿、绞窄，引起肠梗阻的情况，应予禁食、胃肠减压，纠正水、电解质失衡，抗感染等治疗，必要时做好急诊手术的准备。

四、术中护理

1.患者入手术室前需排空膀胱。确保手术室安静整洁、温度适宜。

2.麻醉前给予患者适当鼓励，树立其战胜疾病的信心，提高患者在手术过程的配合程度，保证手术顺利进行。

3.协助患者摆放手术体位：患者仰卧位，头低足高10°～20°，身体向左侧或右侧倾斜10°～15°，术前在患者两肩胛部各放一肩托固定肩部，防止头低时患者身体向下滑落，膝关节下垫一小枕头并用约束带固定。手术结束改变体位时，使患者头偏向一侧，备好吸痰用具，防止误吸。

4.术中严密观察患者生命体征、血氧饱和度、面色和末梢循环等，以便及时发现问题，配合麻醉医生进行处理。

5.控制性补液：手术日静脉补液总量控制在1 000 mL左右。

6.不常规导尿，年龄≥65岁或有前列腺增生的患者入院即给予坦索罗辛口服，麻醉后导尿，术毕尽早拔除导尿管。对于术中膀胱充盈者，给予一次性导尿。

7.术中保温常规进行，做好保暖，术中使用输液加温器加温液体，控制输液量与速度。注意调控室内温湿度，保持患者正常体温，避免受凉。

8.术毕伤口局部浸润罗哌卡因等长效局麻药物。清点手术物品。

9.将患者平稳送回病房，与病房护理人员认真交接病情，嘱咐家属注意事项。

（唐静楠　冯　璐　乐高慧）

五、术后护理

（一）一般护理

患者返回麻醉复苏室，予去枕平卧位，头偏向一侧，以防术后恶心、呕吐引起误吸或窒息，返回病房后给予患者平卧位，密切监测生命体征，同时给予低流量吸氧。术后2小时可将患者体位调整至半卧位以减轻腹壁张力，缓解疼痛。协助患者做好翻身/拍背及皮肤护理等，预防相关并发症的发生。

（二）心理护理

加强巡视，建立良好的护患关系，鼓励患者说出自身想法，理解患者心理状态，给予适当的解释与安慰，减轻患者的心理焦虑。提供术后康复、疾病相关的知识，帮助患者建立疾病康复的信心，告知其配合治疗与护理的要点，鼓励患者加强生活自理能力。

（三）饮食指导

经腹腔镜疝修补术者术后6～12小时，予少量饮水或进流质饮食，待肛门排气后合理调整饮食结构，逐渐恢复到软食或普食。快速康复患者术后麻醉复苏后即给予流质饮食，逐步恢复正常饮食。早期肠内营养可促进患者机体功能恢复，注意少食多餐、补充富含纤维素及蛋白质的食物，以达到营养均衡。避免食用豆类或其他易引起腹胀的食物。

（四）活动指导

强化术后康复内容，通过早期下床活动促进机体恢复，减少术后并发症。腹腔镜疝修补术后的患者一般术后当日床上翻身、活动，术后第一天可下床活动，下床活动时应注意循序渐进，避免体位性低血压的发生。年老体弱、复发性疝、绞窄性疝患者可适当推迟首次下床活动时间。

（五）疼痛管理

术后不常规应用镇痛药物，对于轻度疼痛的患者可通过分散注意力、听轻音乐的方式等减轻患者的疼痛和不适。如果腹腔镜腹股沟疝患者术后患侧腹会阴区出现针刺样或烧灼样疼痛，是由手术对组织的损伤、神经水肿等引起的，遵医嘱给予理疗、止痛、消肿治疗后，一般在1周内疼痛感会逐渐消失。术后注意保暖，防止受凉，指导患者咳嗽时注意用手按压伤口，以减轻伤口疼痛。目前普遍提倡的多模式镇痛法包括口服镇痛药、局部神经阻滞、切口浸润麻醉、冰敷镇痛等，是ERAS理念下有效可行的术后镇痛模式。

（六）伤口护理

保持伤口敷料清洁干燥，注意观察伤口有无红肿、疼痛，阴囊部有无出血、血肿。伤口一般不需要沙袋压迫，有伤口血肿时应适当加压。绞窄性疝行肠切除、肠吻合术后，易发生伤口感染，需合理应用抗生素。

（七）其他

注意保持排便通畅，避免用力排便，便秘者给予开塞露或通便药物。注意预防阴囊水肿，因阴囊比较松弛、位置低，渗血、渗液容易聚集于此，术后可用丁字带托起阴囊，并密切观察。

（八）术后并发症的观察及护理

1.术后血肿及积液：是术后常见的并发症，与术后组织渗液有关，一般给予抬高阴囊等处理可自行吸收缓解。如积液过多可在B超引导下穿刺抽液，愈后一般较好。

2.伤口感染：表现为伤口的红、肿、痛或局部化脓，也可表现为广泛炎症的侵犯。一般增加换药次数可治愈。

3.睾丸缺血或睾丸萎缩：主要是术中损伤精索所致，这是腹股沟疝术后一个可能发生但并不常见的并发症。精索主要由睾丸动静脉、淋巴管及被覆的筋膜等组织组成，是睾丸、附睾及输精管血液供应和回流的重要通道，术中在剥离疝囊和加强腹股沟后壁游离精索时均有可能对精索中的血管造成损伤，导致睾丸血供障碍或静脉淤血而引起缺血性睾丸炎。如果睾丸缺血时间较短，没有引起睾丸坏死，可以通过手法复位的方法将睾丸放回正常位置；如果已经出现坏死且不能保留，此时需进行睾丸切除手术。

4.复发：腹股沟疝术后复发一方面是手术的原因，另一方面是患者的原因，比如患者自身合并有导致腹内压增高的疾病，比如慢性阻塞性肺疾病、长期便秘、前列腺增生等。术后复发的患者，只能再次手术，主要采用腹腔镜的方法进行修补。

六、出院指导

1.伤口护理：保持伤口清洁干燥，如发现伤口红、肿、热、痛，有分泌物流出，有异味或渗血，及时到医院就诊。

2.活动指导：出院后逐渐增加活动量，3个月内应避免重体力劳动或提重物。

3.饮食指导：进食清淡易消化饮食，调整不良生活习惯，保持排便通畅。

4.防止复发：避免剧烈咳嗽、用力排便等，避免诱发腹外疝。

5.定期随访：定期随访，若复发，及时就诊。

（王　娟　唐静楠　李红霞）

第三节　腹腔镜肠粘连松解术围手术期护理

一、手术适应证

1.机械性完全性肠梗阻。

2.各种类型的绞窄性肠梗阻。

3.急性肠梗阻保守治疗24～48小时不缓解。

4.轻中度的肠粘连。

二、手术禁忌证

1.不可逆的休克状态（休克难治期）。

2.重度肠粘连。

三、术前护理

（一）术前评估

1.一般情况：年龄、性别、发病前的饮食及活动。

2.既往史：了解有无腹部手术及外伤史、有无各种急慢性肠道疾病病史。

3.家族史：了解家族中有无各种急慢性肠道疾病患者。

4.症状与体征：注意观察患者神志、精神状态、生命体征、呕吐、排气、排便、腹痛、腹胀、腹膜刺激征及肠蠕动情况，观察期间慎用或禁用镇痛药，以免掩盖病情。评估患者有无脱水症状，如眼窝凹陷、皮肤弹性降低等；有无休克征象。

5.辅助检查：了解实验室检查是否有水、电解质及酸碱平衡失调、腹部X线检查有无异常。

（二）一般护理

1.休息和体位：患者卧床休息，生命体征稳定者给予半卧位，以减轻腹胀对呼吸循环系统的影响，增加患者的舒适度。

2.肠梗阻患者：禁食、胃肠减压（适用于高位性肠梗阻及完全性肠梗阻）。患者禁食禁饮后，若梗阻缓解，肠功能恢复,可逐步进流质饮食，忌食产气的食物，如萝卜、豆类和牛奶等；胃肠减压期间，观察记录胃液的颜色、性质和量。

3.维持体液平衡：遵医嘱静脉输液，准确记录出入量。根据血常规、生化结果，合理安排药液的输入，维持患者体内水、电解质和酸碱平衡。

4.呕吐的护理：呕吐时嘱患者坐起或头侧向一边，以免误吸引起吸入性肺炎或窒息；及时清除口腔内呕吐物，保持口腔清洁，并观察记录呕吐物的颜色、性状和量。

5.用药护理：遵医嘱应用抗生素，控制感染，减少肠毒素产生，用药期间应注意观察用药效果和副作用。给予解痉剂，确定无肠绞窄后，可应用阿托品、山莨菪碱（654–2）等抗胆碱类药物治疗，解除胃肠道平滑肌痉挛，抑制腺体分泌，缓解腹痛。

6.中医治疗：针灸双侧足三里，缓解腹痛和腹胀。

（三）心理护理

在与患者和家属建立良好沟通的基础上，做好解释安慰工作，稳定患者的情绪，减轻其焦虑。向患者和家属介绍有关肠梗阻的知识，认真讲解手术的必要性和重要性。为患者及家属讲解腹腔镜手术的优点，如：微创，手术伤口小，疼痛感轻；避免了开腹手术对肠管的翻动、牵拉；降低开腹手术中可能进入腹腔的异物污染，从而减少肠粘连的复发。探查范围广，可对腹腔进行全面探查，准确定位。可降低术后伤口脂肪液化及感染的危险性。提高患者对疾病、手术及手术方式的认识，缓解不必要的紧张和担忧，使其积极配合治疗和护理。

（四）病情观察及护理

出现下列情况应及时手术：

1.病情发展迅速，早期出现休克，抗休克治疗后改善不显著。

2.腹痛发作急骤，起始即为持续性剧烈疼痛，或在阵发性加重期间仍有持续性疼痛。呕吐出现早、剧烈而频繁。

3.有明显腹膜刺激征，体温上升，脉率增快，白细胞计数增高。

4.腹胀不均匀，腹部局部隆起或触及有压痛的肿块（胀大的肠袢）。

5.呕吐物、胃肠减压引流液、肛门排出物为血性，或腹腔穿刺抽出血性液体。

6.腹部X线检查见孤立、突出、胀大的肠袢，不因时间而改变位置，或有假肿瘤状阴影，或肠间隙增宽，提示有腹腔积液。

四、术后护理

（一）一般护理

1.体位：手术后患者取平卧位，全麻未清醒患者头偏向一侧，保持呼吸道通畅，麻醉清醒、生命体征平稳后取半卧位。

2.病情观察：注意观察患者神志、精神恢复情况，监测生命体征，准确记录24小时出入量；观察腹部体征，如有无腹胀、腹痛；观察肛门是否排气、排便以及粪便性质等情况。

（二）心理护理

了解患者术后的心理状况，为患者制订针对性的护理模式，如解释术后恢复过程、安放各种引流管的意义以及积极配合治疗和护理对康复的意义，从而提高患者术后护理的配合度，缩短术后康复时间，提升患者的舒适度及对治疗的满意度。

（三）饮食指导

术后暂禁食，禁食期间注意维持体内水、电解质及酸碱平衡，禁食时间长者应予以肠外营养。待肠蠕动恢复、肛门排气或安置胃肠减压的患者拔除胃管后，可进食少量流质饮食，若无不适过渡至半流质饮食，如米粥或面条汤等。恢复期内注意控制饮食，应以清淡、易消化、无渣、稀软、高能量、高蛋白食物为宜，少量多餐。合并糖尿病的患者应监控血糖水平。

（四）活动指导

鼓励患者早期下床活动，可以增强心肺功能，防止肺炎、肺不张，促进肠蠕动恢复，减轻腹胀，防止术后粘连性肠梗阻发生。

1.术后第1天，抬高床头30°～45°坐起；双手握拳，双手肘、双膝做关节屈伸运动；术后6小时，在家属及护理人员协助下可在床旁站立并活动四肢。

2.术后第2天，独立完成洗漱；在家属及护理人员的帮助下床旁适量活动。

3.术后第3天，自行在床旁活动，在家属及护理人员的帮助下在病房走廊活动。之后根据患者自身情况逐渐增加活动量。

（五）呼吸功能锻炼

指导患者进行深呼吸训练，如指导其咳嗽时用手压住伤口，以减轻伤口张力，指导患者吹气球训练、深呼吸训练、有效咳嗽排痰。

1.吹气球训练：一次性吹起直径10～15 cm，每次半小时内吹起10个气球，每天3次。

2.深呼吸训练：采取坐位或立位，使用腹带缠绕患者腹部，松紧适宜，指导患者闭口经鼻吸气，在吸气末屏气1～2秒后缩唇缓慢呼气4～6秒（8次/分钟）。

3.有效咳嗽排痰：上身前倾，经鼻缓慢深吸气，屏气1～2秒后咳嗽，连续咳痰数次使痰在咽部，再用胸部力气咳出，咳嗽时手压腹部，收缩腹肌。

4.正确拍背的方法：五指并拢呈空杯状，利用腕力快速有节奏叩击背部，每次30～60秒，从下至上，从外至内，避开脊柱，宜在餐后2小时进行。

（六）疼痛管理

正确进行疼痛评估。在进行各项护理操作时动作要轻柔，防止加重患者疼痛，如治疗、护理时必须移动患者，应事先向患者说明其必要性，取得患者配合，必要时遵医嘱应用镇痛药。研究表明，疼痛不仅影响患者早期下床活动，还会增加患者的康复时间，所以对于患者术后疼痛应该给予及时的处理。

（七）引流管护理

1.胃管：一般不安置胃管，胃管应在术后24小时内尽早拔除。留置胃管前，应进行有效沟通，让患者及家属理解留置胃管的必要性及重要性，避免患者产生抵触心理。留置胃管期间，应每日至少用清洁棉球进行2次口腔护理；观察鼻腔黏膜，干燥者可用油膏涂拭鼻腔黏膜，观察胃管固定部位皮肤是否出现压力性损伤；普通胃管应每周更换。术后第1天可拔除胃管，拔胃管时动作宜轻柔、迅速，以免引起患者恶心，操作者应用手捏紧并反折胃管末端，防止管内液体流入气管，引起患者呛咳不适。

2.腹腔引流管：妥善固定并保持引流通畅，观察并记录腹腔引流液的颜色、性状及量，发现异常及时报告；指导家属从上至下间断挤压引流管3～5次/天。术后患者如无特殊应早期拔除各引流管。

3.导尿管：留置导尿管期间，应每日清洁外阴部，以保持尿道口清洁，防止尿路感染；保持导尿管引流通畅，妥善固定，避免导尿管牵拉、受压、堵塞；嘱患者切勿自行拔除导尿管，以免引起尿道黏膜损伤及出血；患者术后1天可拔除导尿管。

（八）伤口护理

观察手术伤口有无红、肿、热、痛，观察伤口敷料是否清洁干燥，如被引流液浸湿应及时换药。

（九）用药护理

禁食期间给予静脉补液、补充营养，合理安排输液顺序，遵医嘱应用抗生素。

（十）术后并发症的观察及护理

1.感染：若出现腹部胀痛、持续发热、白细胞计数增高，应警惕腹腔内感染或伤口感染，应及时报告医生，并协助处理，如快速建立静脉通道，遵医嘱应用抗生素，避免出现感染性休克；严密监测患者生命体征，尤其是体温的变化，若出现高热，应遵医嘱使用退热药物，避免患者因高热引起惊厥、抽搐等临床症状；必要时再次手术，清除腹腔内或伤口周围脓液。

2.肠瘘：若患者出现腹痛、发热、腹腔引流管周围流出较多带有粪臭味的液体时，应考虑出现肠瘘，应立即通知医生，并协助医生及时处理，如建立静脉通道，遵医嘱应用药物；保持引流管通畅；观察引流液的颜色、性状、气味及量；引流液若从伤口渗出，应及时清除，保持伤口周围皮肤清洁干燥，避免瘘液外渗侵蚀周围皮肤；必要时再次手术，重新吻合肠道。

3.高碳酸血症：是由于腹腔镜手术需由CO_2形成气腹造成，术前应严格评估患者肺功能，术后给予持续低流量氧气吸入。

4.出血：多是由于术中止血不当或术后肠道分泌黏液腐蚀手术伤口引起。术后应严密观察患者腹部体征，伤口有无渗血、渗液以及引流液颜色、性状、量，如有异常应及时处理。如引流管内流出血性液或伤口渗出血性液，应立即通知医生，并且快速建立静脉通道，应用止血药；立即安置心电监护，监测患者生命体征，尤其是心率及血压的变化，若心率增快、血压持续下降应及时应用升压药，建立多通道快速扩充血容量；遵医嘱输入新鲜血或代血浆；积极完善术前准备，必要时应行急诊手术。

5.再次粘连：肠粘连松解术后患者再次发生粘连的可能性较大，术后应早期鼓励患者下床活动，促进肠蠕动，预防肠粘连。

五、出院指导

1.饮食指导：注意饮食卫生，预防肠道感染；进食易消化食物，保持排便通畅，忌暴饮暴食及生冷饮食。

2.注意保暖，避免腹部受凉和饭后剧烈运动，防止发生肠扭转。

3.出院后若有腹胀、腹痛等不适，应及时到医院检查。

（王春华　唐静楠　李红霞）

第四节　腹腔镜阑尾切除术围手术期护理

一、手术适应证

腹腔镜阑尾切除术适用于急性单纯性阑尾炎、慢性阑尾炎、急性化脓性阑尾炎，尤其适用于小儿、老年人、育龄妇女、糖尿病、肥胖者。

二、手术禁忌证

1.腹腔有严重粘连或感染者。

2.心肺功能差，难以耐受全麻及气腹者。

3.膈疝患者。

4.妊娠 6 个月以上的妇女。

5.阑尾周围脓肿、合并严重腹膜炎及严重全身感染的急性阑尾炎患者。

三、术前护理

（一）术前评估

1.一般评估：包括患者的年龄、性别、婚姻状况、职业、BMI、饮食情况、睡眠情况、大小便情况，有无烟酒嗜好，有无药物过敏史、手术史、高血压史、糖尿病史。

2.症状与体征

（1）观察患者腹部症状、生命体征及精神状态等相关情况，并对患者体温变化进行密切监测。

（2）如果患者出现高热或腹膜刺激症状，需要及时告知医生。

（3）在急性阑尾炎发作过程中，需要叮嘱患者采取半卧位，注意卧床休息，严格禁食，并做好术前准备工作。

①严禁使用哌替啶、吗啡等镇痛剂，不予灌肠或服用泻药。

②按照医嘱合理应用抗生素，积极控制感染，并实施静脉补液治疗。

3.术前护理风险评估：行日常生活自理能力评估、疼痛筛查、静脉血栓栓塞症风险评估。根据患者情况行跌倒/坠床风险评估、压力性损伤风险评估。年老体弱者严格进行心、肺、肝、肾功能评估，降低术后并发症发生率。

4.辅助检查：评估患者血白细胞计数和中性粒细胞比值；影像学检查有无异常。

（二）心理护理

阑尾炎起病急、腹痛剧烈，病情发展快且多变，应向患者及其家属详细介绍疾病发生、发展、转归，讲解围手术期可能出现的情况及处理措施。告知ERAS理念及流程，对产生恐惧、焦虑心理的患者及时进行针对性的疏导，缓解其不良情绪，取得患者及家属的配合。

（三）饮食指导

1.术前1天以流质饮食为主，禁食易产气类食物，如牛奶、豆类，以防胃肠胀气，影响手术野暴露及术后胃肠功能恢复。

2.术前6小时禁食，术前2小时给予10%注射用葡萄糖200～400 mL口服，之后禁饮；糖尿病患者建议术前6小时禁食，2小时禁饮或口服清水200 mL后禁饮。

3.根据ERAS理念，患者麻醉前可口服碳水化合物，优势在于既可降低术后机体分解代谢，改善血糖水平，使患者减轻饥饿感，又可减少术前胃液分泌，避免增加麻醉中呕吐、误吸的风险。患者不进行肠道准备。

（四）皮肤准备

择期手术开始前需对患者下腹部进行备皮（手术区域若毛发细小，可不必剃毛；若毛发影响手术操作，术前需予以剃除，其范围包括切口周围至少15 cm的区域）。尤其注意清洁脐孔部位，对脐窝污垢积存和深浅情况进行检查，使用肥皂液予以清洁处理，避免损伤患者皮肤。

（五）其他准备

1.适应性训练：指导患者床上使用便盆；教会患者床上翻身和调整卧位的方法。

2.呼吸道准备：术前戒烟，防止呼吸道分泌物过多引起窒息；指导患者进行胸式呼吸训练，具体做法是先用鼻深吸气，使胸部隆起，略微停顿，然后由口呼气；对于已有呼吸道感染者，术前给予相应治疗。

（六）术日晨准备与护理

1.检查各项术前准备工作的落实情况。

2.取下活动性义齿、眼镜、发夹、手表、首饰及其他贵重物品；拭去指甲油、口红等化妆品；修剪指甲。

3.建立有效的静脉通道，遵医嘱予以术前用药。

4.指导患者术前半小时排尿，不留置导尿管可以减轻应激反应，同时减少尿路感染的机会。对确需放置导尿管的患者，于入手术室前半小时或在手术室安置，尽量缩短置管时间。不留置胃管。

5.备好病历、影像学资料、特殊用药及物品，随患者带入手术室。

6.与手术室护理人员仔细核查患者身份信息、手术部位及名称等，完成交接。

7.准备麻醉床，备好床旁用物，如吸氧装置、心电监护仪等。

四、术中护理

1.物品准备：术前准备好腹腔镜下阑尾切除术所需器械、物品，检查仪器性能，确保仪器正常，手术前20分钟在手术室门口等待患者，核对患者的腕带信息，信息无误后带领患者进入手术室。

2.体位：患者采取平卧位，术中调整为头低足高位，手术台向左倾斜10°～15°。

3.术中保温措施：保持手术室安静，温度保持在26～28℃，湿度控制在60%，在不影响手术正常开展的情况下，指导患者取舒适体位。手术开始前将麻醉剂、输入液及冲洗液等放入恒温箱进行恒温保存，减少术中不必要的裸露。使用医用加热毯，静脉输入液体时使用加温器，温度维持在37～40℃。

4.限制性补液：术中根据患者生命体征，适当控制液体入量，可减轻心肺负荷，减少水钠潴留造成的肠壁水肿，促进术后胃肠功能恢复。

5.术中采用罗哌卡因局部浸润麻醉手术伤口。

6.管道管理：术中除感染严重、穿孔并发弥漫性腹膜炎者须放置腹腔引流管外，其余均不放置腹腔引流管。若放置引流管，则根据患者情况尽早拔除。

7.密切监测患者生命体征和体温变化，出现异常及时报告手术医生进行处理；严格执行无菌操作。

8.术后清点手术仪器、物品。

9.待患者完全清醒后送至病房，与病房护理人员做好交接工作。

（乐高慧　唐静楠）

五、术后护理

（一）一般护理

1.交接：认真做好患者术后回病房的交接工作。通过与手术室护理人员（或麻醉师）交班，了解术中情况，检查各管道是否通畅，检查患者皮肤完整性。

2.行全麻术后护理常规，保持呼吸道通畅，术后尚未清醒者除非有禁忌，应取平卧位，头偏向一侧；病情稳定，清醒后，可改半卧位，以利于呼吸和引流，减少腹部伤口处张力，减轻术后疼痛及相关不适感。

3.病情观察：密切观察患者生命体征，定时监测体温、血压、脉搏、呼吸及疼痛情况，并准确记录。加强巡视，注意倾听患者主诉，观察腹部体征的变化，及时发现异常，通知医生并配合治疗。对阑尾炎并发腹膜炎者，应注意大便情况，有无盆腔脓肿发生，术后继续抗感染治疗。

4.吸氧：遵医嘱吸氧，氧流量一般为2～3 L/min，持续8小时，可促进CO_2排出及纠正CO_2人工气腹所引起的高碳酸血症和呼吸性酸中毒。

5.注意保暖，术后给患者加盖被褥，减少不必要的暴露。加强基础护理，协助患者的生活起居，对患者饮食、睡眠、活动等方面进行指导，增强患者舒适度。

（二）心理护理

积极与患者交流，找出患者担心和困惑的问题并耐心解释，指导患者及家属通过各种途径了解疾病诊疗相关的新进展。以鼓励性的行为和语言引导患者，使患者树立起战胜疾病的信心。通过认知行为疗法培养患者一定的心理应对策略和行为训练技巧，改变患者在治疗和康复中对疾病的消极认识。

（三）饮食指导

1.恶心呕吐症状护理：腹腔镜阑尾切除术后患者早期发生恶心的原因复杂，包括麻醉用药、手术操作、人工气腹等因素。一般无须特殊处理，需对患者说明情况，减轻患者焦虑情绪。必要时应用止吐药，有助于患者尽早恢复饮食。呕吐时头偏向一侧，以防止呕吐物引起窒息。

2.患者麻醉完全清醒6小时后可给予无糖或木糖醇口香糖2粒咀嚼15～30 分钟，每天3～4次直至肛门完全排气。

（1）术后早期咀嚼口香糖可以反射性地引起胃、胰、肝和胆囊的活动，促进消化液的分泌，增强肠蠕动。

（2）唾液中的溶菌酶有杀菌和抑菌的作用，可消除口干、口臭，使患者心理感觉良好。

（3）咀嚼口香糖没有食物进入胃肠道，不会加重胃肠道的负担。

（4）注意在麻醉未完全清醒和清醒后的6小时内不可咀嚼口香糖，以免引起误食。另外，肠道过早蠕动与排气容易引起腹部疼痛。

3.ERAS理念认为，术后如无胃肠道梗阻表现且条件允许，早期进食可刺激胃肠蠕动，促进胃肠功能恢复，减少术后肠道菌群移位及肠粘连等并发症的发生。

（1）早期可给予易消化流质饮食，如患者在麻醉完全清醒后6小时可以少量饮水，以湿润口腔和咽喉，一般每小时不超过50 mL。

（2）术后如无恶心、呕吐、腹胀等不适，待第一次肛门排气或排便后逐步过渡至普通饮食。

（3）禁辛辣刺激食物，遵循少食多餐、低脂、低糖、清淡饮食原则，叮嘱患者多食蔬菜和水果等，禁食豆浆、牛奶等胀气食物。

（四）活动指导

1.早期下床活动能促进胃肠功能的恢复，预防术后肠胀气、粘连等并发症的发生，同时有利于肺的扩张和分泌物的排出。能促进全身血液循环、减少下肢静脉血栓的风险、减少尿潴留发生率。

2.术后6小时可鼓励患者早期活动，最好选择在输液前后进行，每天 2～3 次，每次 15～30 分钟。下床时应遵循起床“三部曲”，即床上坐起1分钟；双腿下垂，床边坐起1分钟；床旁站立1分钟，可防止体位性低血压的发生。活动遵循循序渐进原则。

3.指导患者床边排尿。

4.患者活动过程中出现呼吸急促、面色苍白、眩晕等不适则立即停止，并通知医生。

（五）呼吸功能锻炼

1.嘱患者进行胸式呼吸运动，胸式呼吸只是肋骨上下运动及胸部微微扩张，具体做法是先用鼻深吸气，使胸部隆起，略微停顿，然后由口呼气。

2.进行深呼吸训练，具体方法是采取坐位或立位，闭口经鼻深吸气，在吸气末屏气1～2秒后缩唇缓慢吸气4～6秒，这样可以防止CO_2在膈下积聚导致反射性肩痛的发生。

（六）疼痛管理

腹腔镜阑尾切除术患者术后伤口疼痛一般在1～2天内即可减轻。术后需指导患者取半卧位，以减轻腹部张力，还可通过播放音乐、热敷及按摩等多种措施分散患者注意力，减轻疼痛感。对疼痛难忍及耐受性差的患者，指导其正确使用自控镇痛泵，根据疼痛评分情况使用非甾体抗炎药，改善患者舒适度。

（七）引流管护理

对于坏疽性阑尾炎、化脓性阑尾炎等腹腔内感染较重的患者，术中需放置引流管。

1.观察引流液颜色、性状和量。

2.从近心端至远心端挤压引流管，3～5次/天，防止血块或脓液堵塞。引流不畅时，认真检查引流管有无扭曲、堵塞，确保引流通畅。

3.引流管要妥善固定在床边，且留有翻身余地，以防翻身或活动时牵拉移位。

4.下床活动时妥善固定引流管，保持引流管低于引流口平面，防止管道脱出，防止引流液逆流。

5.一般情况下，放置引流管者如24小时引流液为2～10 mL或无引流液，1～2天即可拔除。

（八）伤口护理

1.对伤口局部是否存在波动感、压痛及红肿症状进行观察。手术结束后48小时内，严密观察患者腹部体征，如果出现异常情况需要及时告知医生。

2.密切观察伤口是否有渗血及渗液情况，换药过程中严格执行无菌操作原则。

3.腹腔镜手术患者腹部伤口很小，采用创可贴或者小型敷贴粘贴，一般3～5天或出院当天换药 1次即可。对于出现伤口感染、脂肪液化的伤口需要根据情况增加换药频次，必要时请伤口会诊，制订针对性的伤口治疗方案。

（九）术后并发症的观察及护理

1.伤口感染：是腹腔镜阑尾切除术后最常见的并发症。因手术污染、伤口存有血肿、异物、引流不畅所致。腹腔镜阑尾切除术穿刺孔极小，即使感染，范围也很局限，易处理。

（1）年龄、病程、合并基础疾病、术前是否使用抗生素、手术耗时以及手术方式等均为急性化脓性阑尾炎穿孔患者术后伤口感染的影响因素。因此，需要医护人员术前指导患者严格控制血压、血糖，监测营养状况，及时补充营养；术中严格遵循无菌操作。

（2）伤口感染的临床表现包括，术后2～3日体温升高、伤口胀痛或跳痛、局部红肿、压痛等。

（3）处理原则：可先行试穿抽出脓液，或于波动处拆除缝线排出脓液，定期换药，使伤口处敷料保持干燥、清洁。遵医嘱合理使用抗生素，密切观察伤口恢复情况。

2.粘连性肠梗阻：也是腹腔镜阑尾切除术后的较常见并发症，与局部炎症重、手术损伤、伤口异物、术后长时间卧床等多种因素相关。

（1）一旦诊断为急性阑尾炎，应尽早手术。术后清醒者，取半卧位,可减轻腹部伤口疼痛，防止积液聚集；协助并鼓励患者经常变换体位、翻身；早期离床活动可适当预防此并发症；为患者适当地按摩，加快肠蠕动。

（2）告知患者在肠道正常排气前禁食奶制品、豆制品等易引起胀气或消化不良的食物，不进食刺激性食物。

（3）若患者出现肛门停止排便、排气、腹痛、腹胀及呕吐等相关并发症，需要及时汇报医生，并嘱患者禁食，给予抗炎、补液、营养支持和胃肠减压治疗，从而可有效恢复患者肠蠕动功能。粘连性肠梗阻病情重者须再次手术治疗。

3.出血

（1）发生出血主要和阑尾系膜结扎线脱落有关。若出现阑尾残端大出血，主要表现为下消化道出血，患者可出现血压下降、出冷汗、脉搏加快、腹胀、腹痛及面色苍白、失血性休克等相关症状。一旦发生，血液可直接流入肠腔，而腹部并无任何体征，是临床患者死亡的主要原因。

（2）需严密监测患者的生命体征，嘱患者早期开展运动时需把握运动强度，避免用力过猛导致腹压增高而引发再次出血。

（3）若患者出现出血现象，需采取平卧位，给予镇静、吸氧治疗，积极寻找出血的原因，进行静脉补液、输血。

4.排尿障碍

（1）腹腔镜阑尾切除术术后尿潴留是由于手术麻醉对会阴部、盆腔骶神经都产生作用，阻断了患者的排尿反射，加之腹部伤口疼痛、排尿姿势的改变使患者感到不适，不敢主动排尿，以致膀胱过度充盈，尿液潴留。

（2）术前给予患者心理护理，告知其术后可能会出现的排尿困难等情况是正常的，并指导患者进行排尿训练，使其习惯床上排尿，嘱患者在排尿时按压伤口，以免疼痛。

（3）必要时热敷膀胱，促进排尿。

5.皮下气肿

（1）皮下气肿常发生于年龄大、手术时间长、气腹压力高的手术患者。多发生在胸腹部、阴囊等处，局部表现为皮下扪及捻发音和握雪感。

（2）需告知患者轻度皮下气肿无须特殊处理，24 小时后机体会自行吸收，1周左右可自愈。严重的皮下气肿发生概率极小，可能对呼吸及心血管系统造成严重影响，可用粗针头在气肿明显处穿刺排气。

6.肠瘘

很少见。

（1）术后发生肠瘘的原因有很多，常见的是阑尾根部坏疽穿孔，回盲部肿瘤或结核，阑尾残端结扎线松垮、被切割或脱落。

（2）肠瘘发生时如已局限化，不致发生弥漫性腹膜炎，类似阑尾周围脓肿的临床表现。多数患者在控制炎症、加强支持治疗后瘘口自行愈合。

（3）如为非结核或肿瘤病变等，一般经非手术治疗肠瘘可闭合自愈。

（4）术后应观察伤口有无渗液，患者面色，有无腹痛、腹胀、腹膜刺激征，一旦发生，及时通知医生。

7.阑尾残株炎

一般极少发生。

（1）阑尾残端保留过长、超过1 cm或者肠石残留，则术后残株易复发炎症，其表现为阑尾炎的症状。也偶见术中未能切除病变阑尾，而将其遗留所致术后炎症复发。

（2）应行钡剂灌肠透视检查以明确诊断。症状较重时应再次手术切除阑尾残株。

七、出院指导

1.术后2～3天，若无并发症，即可出院。

2.养成良好的生活习惯和卫生习惯。保持腹部伤口清洁，结痂前禁止盆浴。1个月内避免从事重体力劳动或过量活动，不做剧烈运动，特别是跑步、跳跃等。保持心情舒畅及充足睡眠，劳逸结合。

3.术后摄入易消化食物，不能进食刺激性食物，少食多餐。

4.按时进行门诊随访，如果出现发热、呕吐、恶心、腹胀、腹痛、伤口红肿、化脓等症状，需要及时来院接受相关检查或治疗。

（唐静楠　杨　凡）

第五节　腹腔镜结直肠癌根治术围手术期护理

一、手术适应证

1.术前诊断分期为Ⅰ、Ⅱ、Ⅲ期结直肠癌。

2.Ⅳ期结直肠癌局部根治性手术。

二、手术禁忌证

1.肿瘤广泛浸润周围组织、结直肠癌急症手术（如急性梗阻、穿孔等），为相对手术禁忌证。

2.全身情况不良，经术前治疗不能纠正；存在严重心、肺、肝、肾疾病，不能耐受手术。

3.妊娠期。

4.不能耐受CO_2人工气腹。

三、手术种类

1.腹腔镜右半结肠切除术。

2.腹腔镜横结肠切除术。

3.腹腔镜左半结肠切除术。

4.腹腔镜乙状结肠切除术。

5.腹腔镜直肠前切除术。

6.腹腔镜腹会阴联合切除术。

7.腹腔镜全结肠切除术等。

四、术前护理

（一）术前评估

1.健康史

（1）一般情况：做好入院评估，了解患者的年龄、性别、婚姻状况、饮食习惯，有无烟酒嗜好。了解患者有无心脏病、高血压、糖尿病、出血性疾病、免疫功能缺陷、慢性呼吸道疾病及肺功能不全、过敏史等。如需行肠造口还要了解患者的职业、视力及手的灵活性，是否有皮肤过敏史。及时发现异常情况及合并症，并制订行之有效的护理措施。

①高血压：应加强对降压药物疗效的观察，每日监测血压，并做好记录，协助患者合理调节饮食，戒烟戒酒，保证充足的体力，控制血压在正常或适当范围。

②糖尿病：应进行糖尿病知识宣教。根据患者血糖水平和体质量计算一天的摄入总量，并将早、中、晚三餐摄入能量比重控制在

1∶2∶2；按时口服或注射降糖药物；餐后60～90分钟适当活动。严密监测血糖、尿糖。一般情况下，口服降糖药者需服药至术前1日晚上，如果服用长效降糖药，应在术前2～3天停用；注射胰岛素者，术前应维持正常糖代谢，于术日晨停用胰岛素。

③慢性呼吸道疾病及肺功能不全：术前应戒烟2周，对痰多而黏稠的患者可予祛痰药物或行超声雾化吸入，以利痰液排出；教会患者做胸式深呼吸，指导其正确的咳嗽、咳痰方法；必要时给予低流量吸氧；合理应用抗生素，控制呼吸道炎症，改善肺功能。

④凝血功能障碍：如确定有凝血功能障碍，需遵医嘱做相应处理，如输注血小板或使用抗凝药物。对于使用抗凝药物者需注意监测凝血功能；术前7天停用阿司匹林，术前2～3天停用非甾体类药物，术前10天停用抗血小板药，术前4～7天停用华法林（血栓栓塞症风险高危和小手术除外）。

（2）家族史：了解家族成员中有无家族性肠息肉病、遗传性非息肉病性结直肠癌、大肠癌或其他肿瘤患者。

2.症状与体征

（1）评估患者排便习惯和粪便性状有无改变，是否出现腹泻、便秘、腹痛、腹胀、呕吐、肛门停止排气排便等症状。

（2）有无贫血、消瘦、乏力、低热、肝大、腹水、黄疸等全身症状。

（3）腹部触诊和直肠指诊有无扪及肿块以及肿块大小、部位、硬度、活动度、有无局部压痛等。

3.术前风险评估：行日常生活自理能力评估、入院疼痛筛查评估、静脉血栓栓塞症风险评估。根据患者当前情况行跌倒/坠床风险评估、压力性损伤风险评估。年老体弱者严格进行心、肺、肝、肾功能评估，降低术后并发症发生率和护理风险。

4.辅助检查

（1）完善术前常规实验室检查，行血常规检查，了解有无贫血；

行生化、电解质、凝血、输血前传染病检查等。

（2）行尿常规检查，观察有无血尿，结合泌尿系影像学检查了解肿瘤是否侵犯泌尿系统。

（3）行粪便常规检查，注意有无红细胞、白细胞；行粪便隐血试验，其结果对消化道少量出血的诊断有重要价值。

（4）肿瘤标志物测定：癌胚抗原（CEA）、CA19-9，主要用于预测结直肠癌的预后和监测复发；有肝转移患者建议检测甲胎蛋白（AFP）；疑有腹膜、卵巢转移患者建议检测CA125。

（5）行内镜检查，观察病灶的部位、大小、形态、局部浸润范围；取组织活检是诊断结直肠癌有效、可靠的方法。

（6）影像学检查：钡剂灌肠检查；超声和CT检查；磁共振检查；经直肠腔内超声检查；PET-CT。

（二）心理护理

向患者介绍手术成功病例，并详细说明常规腹腔镜结直肠癌手术过程、麻醉方法、手术前后注意事项等，让患者能够清楚手术治疗可达到的疗效及存在的风险，增强其安全感和信任感。需行肠造口者，术前可通过图片、模型及视频等向患者讲解造口相关知识和术后可能出现的情况及处理方法；耐心告知患者肠造口术只是将正常的排便渠道由肛门移至腹部，对消化功能影响不大，消除其不安心理。

（三）一般准备与护理

1.休息：创造安静舒适的睡眠环境，消除引起不良睡眠的诱因。病情允许的患者适当增加白天活动量，必要时遵医嘱使用镇静安眠药。

2.适应性训练：指导患者床上使用便器；教会患者床上翻身和调整卧位的方法。

3.合血：遵医嘱做好血型鉴定和交叉配血试验，提前备好浓缩红细胞和血浆。

4.预防性抗生素的使用：术前遵医嘱合理使用抗生素。

（四）营养支持

1.应用营养风险评估（NRS-2002）对患者进行营养筛查，对于血清白蛋白低于30g/L、血清转铁蛋白低于1.5 mg/L、1个月内体重下降5%或营养风险评分≥3分的患者加强营养支持，提高机体抵抗力。

（1）术前早期补充高蛋白、高能量、高维生素、易消化、营养丰富的少渣饮食，如鱼肉、瘦肉、乳制品。

（2）若患者存在贫血或低蛋白血症，必要时可输血或白蛋白予以纠正。

（3）若患者出现明显脱水及急性肠梗阻，需尽早纠正水、电解质及酸碱平衡失调，以提高手术耐受性。

（4）对于全身情况较差的患者应力求在短期内给予改善，对于体质弱、消瘦、营养不良、饮食不佳的患者可给予静脉输注脂肪乳剂及氨基酸，同时适当补充葡萄糖、胰岛素及复合维生素制剂。

2.术前肠内营养（EN）的应用：一般术前3天起口服全营养制剂，每日4～6次，至术前12小时。

（1）结直肠癌患者往往体质较差，术前限制饮食，又会造成能量和各种营养素的缺乏，从而影响患者对手术的耐受性和术后恢复；同时，机体的饥饿状态易损害患者肠黏膜屏障功能，肠道细菌移位感染的概率将会增加。

（2）EN方案对胃肠道刺激及损伤小，术后肠道功能恢复快速，能够改善患者营养状况，符合ERAS理念。

（3）肠内营养制剂营养均衡，食用后肠道内无残渣，不仅能保证良好的肠道清洁度，便于手术，而且能给患者提供足够的能量和各种营养素，改善营养状况，增强手术耐受性，提高手术成功率。

3.术前饮食准备

近年来，在ERAS理念的指导下，术前不再提倡长时间的禁食。目前多在术前1天进食易消化饮食，术前晚餐口服肠内营养乳剂，术前6小时禁食，2小时口服5%碳水化合物500 mL（糖尿病患者口服200 mL清水）之后禁食禁饮。这样既可以使患者的肠道清洁达到优良状态，又可降低术后胰岛素抵抗，缓解术前口渴、饥饿和焦虑等，提高患者舒适度和耐受性。

（五）肠道准备

1.术前晚口服聚乙二醇电解质散剂+2 000 mL温开水。研究表明用复方聚乙二醇电解质散剂清洁肠道，不仅肠道准备效果好，清肠快速（3～4小时内即可完成），而且不良反应少，不影响机体的水、电解质平衡，对肿瘤组织刺激性小，患者依从性高，易于接受。同时，它既不含糖也不含多元酸，可用于糖尿病患者或需要无乳糖饮食患者的肠道准备。过程中，护理人员应详细指导并观察患者有无上腹饱胀感、恶心等消化道不适，服完后建议患者按摩腹部，适当行走，观察大便性状，直至排出清水样便。

2.不进行常规机械灌肠。

（六）呼吸道准备

1.为防止术后肺部感染，对吸烟患者应劝其术前戒烟2周以上。

2.对有上呼吸道感染者，须控制炎症后再行腹腔镜手术治疗。

3.进行胸式呼吸训练，胸式呼吸只是肋骨上下运动及胸部微微扩张，具体做法是先用鼻深吸气，使胸部隆起，略微停顿，然后由口呼气。

4.呼吸功能训练开始于术前2周。呼吸功能训练器使用方法：患者取端坐位，将呼吸训练器放在垂直位置，保持正常呼吸，然后含住咬嘴，缓慢吸气，使第一个球升起，并尽可能长地时间保持住，同时使第2、3球处于初始状态，之后再逐渐增加力度，循序渐进，直到所有的3个球全部吸起，并尽可能长时间地维持，每天锻炼4次，每次15分钟。

需注意的是：对存在严重心肺功能异常的患者，特别是冠状动脉粥样硬化的患者，需量力而行，循序渐进，避免劳累加重心肌缺血，诱发心脏病发作。

（七）皮肤准备

1.首先使用松节油或肥皂液棉签软化脐孔内污垢后，再用乙醇清洁，用碘伏棉签消毒，以达到预防感染的目的。清洁时需动作轻柔，保持皮肤的完整性是关键。

2.如果腹部汗毛浓密或影响手术操作，需予备皮，保持腹部皮肤清洁。

（八）肠造口定位

无论急诊还是择期肠造口术前均应定位，而且应对手术情况、腹部肌肉和皮肤状况进行详细评估后再出合适的定位（见图3-1）。

1.部位选择

（1）根据手术方式及患者生活习惯选择造口位置。

（2）造口位置在左腹直肌旁、脐上。

（3）患者自己能看清造口位置和便于自我护理。

（4）造口所在位置应避开瘢痕、皮肤凹陷、皱褶、皮肤慢性病变、系腰带及骨隆突处等影响造口袋粘贴的部位。

（5）患者应在平卧位、站位、坐位、弯腰等姿势下都能看到造口部位。

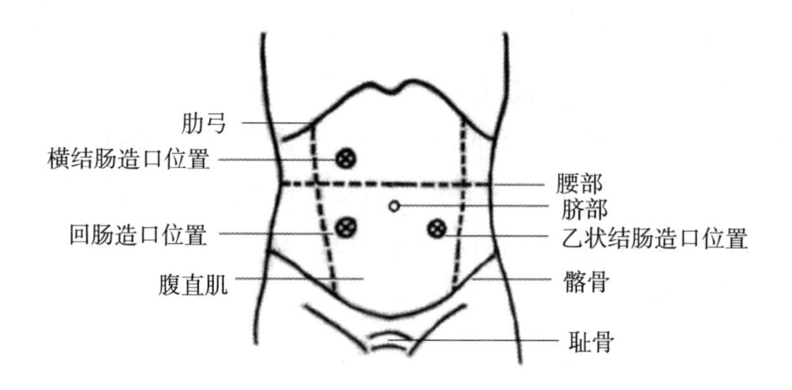

图3-1 常见肠造口位置

2.定位方法

术前医生进行造口定位，在实施备皮以及造口定位前告知患者术前造口定位的目的以及术中配合事项，并请患者在定位前洗浴、排空膀胱。

具体术前定位方式如下：

（1）患者取去枕平卧位，充分暴露腹部皮肤。操作者站立于患者一侧，观察腹部轮廓，将手掌合拢置于脐下腹白线处，嘱患者双手置于枕后，同时逐渐抬头，双眼注视脚尖。操作者向外滑动可触摸到一条纵形收缩的肌肉，即腹直肌，测量腹直肌的宽度。

（2）乙状结肠预定造口位于脐与左髂前上棘连线1/3腹直肌上。回肠预定造口位于脐与右髂前上棘连线1/3腹直肌上。横结肠预定造口位于脐水平线、锁骨中线与腹白线之间腹直肌区域。

（3）在预定造口位置做好标记，嘱患者保持站位、坐位、弯腰、下蹲，观察患者腹部轮廓变化情况。结合患者职业特点、腹部轮廓变化情况以及皮肤状况将预定造口向四周移动，以保证患者站位、坐位、弯腰、下蹲时均可清晰观察到造口，且造口位于皮肤平整部位的中央。然后请患者重复坐位、站位、弯腰、下蹲等动作以确保造口位置正确。

（4）清洁手术区皮肤后用75%的乙醇局部消毒，于选定的最佳造口位置处用标记笔涂出一个直径在20 mm的圆圈，并用3M喷膜局部覆盖。告知患者及家属术前禁止用水喷涂、擦洗，嘱患者穿衣、系腰带时应避免损伤摩擦标记点。

（九）术日晨准备与护理

1.检查各项术前准备工作的落实情况。

2.取下活动性义齿、眼镜、发夹、手表、首饰及其他贵重物品；拭去指甲油、口红等化妆品；修剪指甲。男性患者剪短头发，剔干净胡须，女性患者将头发梳成两股麻花辫。

3.建立有效的静脉通道，遵医嘱予以术前用药。

4.术前不安置胃管，仅安置导尿管（入手术室前半小时或手术室麻醉成功后安置），减少术前应激刺激。对胃肠道功能不佳者，应选择性地留置胃管（麻醉成功后安置）。

5.备好病历、影像学资料、特殊用药及物品，随患者带入手术室。

6.与手术室护理人员仔细核查患者身份信息、手术部位及名称等，完成交接。

7.准备麻醉床，备好床旁用物，如吸氧装置、心电监护仪等。

五、术中护理

1.体位：患者采取平卧分腿、右高左低位。患者仰卧于手术床中线，头部垫一个软枕，两腿分别放置于床尾腿板上。双侧膝部用束腿带固定，分开角度以能站立一人为宜。

2.温度管理：术前调节手术室温湿度，控制在22～25℃，湿度维持在50%～60%。

3.麻醉管理：可采用全身麻醉、硬膜外阻滞、全麻联合硬膜外阻滞等麻醉方案。中胸段硬膜外阻滞有利于抑制应激反应、减少肠麻痹，利于术后快速苏醒、术后良好镇痛、促进肠功能恢复。

4.预防性抗生素的使用：在结肠手术中预防性地使用抗生素有利于减少感染，但需注意以下几点。

（1）预防用药应同时包括针对需氧菌及厌氧菌的药物。

（2）在切开皮肤前30分钟用药。

（3）单一剂量的预防方案与多剂量方案具有同样的效果，如果手术时间＞3小时，可以在术中重复一次用药。

4.管道管理

（1）结直肠手术中不应常规放置胃肠减压，如果在气管插管时有气体进入胃中，可以插入胃管排出气体，但应在患者麻醉清醒前予以拔除。

（2）不推荐常规放置腹腔引流管。

（3）在胸段硬膜外镇痛时使用导尿管24小时后，就应考虑拔除导尿管。而直肠经腹低位前切除时，导尿管放置时间为2天左右。

5.限制性补液：术中实行以目标导向为基础的限制性容量治疗策略，是减少围手术期液体过负荷、心肺过负荷的最佳方法。

6.术中保温：避免术中低体温可以减少对神经内分泌代谢、凝血机制的影响。在术中常规监测体温及采用必要的保温措施，如覆盖保温毯、液体及气体加温等。

7.压力性损伤的预防：术中压力性损伤的发生率是评价手术室护理质量的重要指标。针对患者的一般情况，结合本手术需求、患者体位及手术预计所需时间对患者进行压力性损伤风险评估，并采取适当的压力性损伤防护措施。

8.清点用物，解除气腹，关闭腹腔。

9.待患者完全清醒后送至病房，与病房护理人员做好交接工作。

（唐静楠　郝永丽）

六、术后护理

（一）一般护理

1.行全麻术后护理常规，保持呼吸道通畅，观察呼吸的幅度和频率；对未完全清醒回病房患者，术后给予去枕平卧，头偏向一侧，使口腔分泌物和呕吐物易于流出，避免吸入气管造成窒息或呛咳；待患者清醒、生命体征平稳后改半坐卧位。

2.安置心电监护，持续低流量吸氧2～3 L/min，严密观察患者神志、生命体征及病情变化，发现问题，及时通知医生，对症处理。

3.观察伤口渗血、渗液情况，观察腹部体征，有无腹胀、腹痛情况。同时观察有无术后并发症发生，如出血、吻合口漏及伤口感染等。

4.控制输液速度，术后3天（包括手术当天）液体摄入量控制在2 000～2 500 mL/d，关注患者出入量。

5.注意保暖，术后给患者加盖被褥，减少不必要的暴露。加强基础护理，协助患者的生活起居，对患者饮食以及睡眠、运动等方面进行指导，尽可能地使患者保持舒适。

（二）心理护理

术后加强对患者及家属的心理支持和健康教育，告知其术后配合要点，鼓励患者参与，不断提高自我照顾能力。对于肠造口患者更应注重心理护理，因肠造口对其身体外形、自尊和生活质量方面都有着很大的刺激和影响，大多数患者都存在不同程度的心理障碍，如担心被歧视、给家人带来不便、经济负担等。因此护理人员一定要认真倾听和注重患者的想法和反应，协助患者建立良好的家庭和社会支持系统。教会患者肠造口的护理方法，使患者从情感上和术后生活自理上获得支持，逐步建立生活的信心，恢复正常生活。

（三）饮食指导

合理的营养支持对腹腔镜结直肠癌根治术后患者快速康复具有重要意义。大量研究表明，相较于肠外营养，肠内营养具有良好的营养支持效果。在提升前白蛋白、纠正负氮平衡、减少菌群失调和糖代谢紊乱、保护肝功能、促进肠功能恢复以及降低医疗费用等方面具有明显优势。

1.术后6小时嘱患者咀嚼木糖醇口香糖，少量进食温开水，利于肠道功能恢复；术后1天咀嚼木糖醇口香糖（3次/天），少量进食流质饮食。

2.监测患者有无腹部不适并听肠鸣音（3次/天），根据患者肠鸣音情况、肛门排气情况调整进食次数和量。

3.若无不适和不良反应，此后则结合患者意愿和耐受情况，逐渐增加饮食摄入量，过渡到半流质饮食。

4.对于有呕吐风险的患者应避免使用可能引起呕吐的药物，预防性地使用止吐药如昂丹司琼、帕洛诺司琼等。如果患者发生恶心、呕吐，可以联合地塞米松使用，增强止吐效果。若患者进食后发生严重的恶心、呕吐、腹胀则暂禁食1次，待症状消失或肠蠕动恢复可继续进食。若肠蠕动未恢复则再次由医生进行判断是否需停止进食、重置胃管。

5.对于重新安置胃管的患者，需观察肠道恢复情况，争取尽早拔除胃管。

（1）术后胃肠减压期间可丢失大量的电解质和水分，加上患者术后短期内禁食，容易造成机体的水、电解质失衡和营养缺乏。常采用肠外营养混合液摄入治疗，以改善患者术后短期内的营养状况，并有利于术后伤口的愈合。

（2）在为患者输注营养液的过程中注意观察各项体征和反应，一般于术后18～24小时内匀速输注，并定时测定肝、肾功能等相关指标，预防出现相关代谢性并发症。并根据营养情况适量补充人血白蛋白。

6.患者停止胃肠减压2小时后即可口服少量温开水，无明显不良症状后给予流质饮食，逐渐过渡到半流质饮食，定时定量，少食多餐。饮食以高蛋白、高维生素、高能量、低脂肪为主，如鱼肉、瘦肉等；忌食产气食物，如洋葱、豆类等；戒烟酒；保持大便通畅，避免便秘。

7.对于糖尿病患者，术后应密切监测血糖、尿酮体、尿糖，防止低血糖、糖尿病酮症酸中毒的出现。根据血糖水平，调整胰岛素用量。术后恢复正常饮食后可改为口服降糖药。

（四）活动指导

在病情允许情况下，鼓励和协助患者术后24小时左右下床活动。早期活动可促进肠蠕动，防止肠粘连和肠梗阻的发生，同时还有改善呼吸功能、防止肺部并发症的作用。对于术后无法早期下床活动或静脉血栓栓塞症风险评分高的患者，可根据患者情况遵医嘱于术后12小时进行低分子肝素抗凝，予双下肢气压治疗，防止出现静脉血栓。

1.患者清醒后，可改半卧位，抬高床头30°～40°，以利于呼吸和引流，可减少腹部伤口处张力，减轻术后疼痛及相关不适感。

2.术后第1天，协助患者床上翻身每2小时一次，指导患者进行上、下肢屈伸每日3次，每次15～20下；协助患者床上坐起3次，每次15～20

分钟。术后24小时内鼓励患者离床活动。

3.术后第2天，可协助患者离床活动，每日3次，每次15～20分钟，鼓励患者独立完成进食、洗漱等活动。下床时应遵循起床“三部曲”，即床上坐起1分钟；双腿下垂，床边坐起1分钟；床旁站立1分钟；以防止体位性低血压的发生。

4.术后第3天，指导患者走廊活动，每日3次，每次15～20分钟；指导患者避免拿取重物，咳嗽时按压造口和伤口。

5.观察患者下肢温度，有无肿胀、麻木、疼痛及下肢凹陷性水肿等，如有以上症状应及时报告医生处理。特别交代患者活动时要适度，避免下蹲动作，以免造成伤口裂开。

6.还需关注患者皮肤情况，注意压力性损伤的预防和动态评估。

（1）定时翻身，每2小时翻身1次。

（2）保持皮肤及床单清洁干燥，使用便盆时协助患者抬高臀部。

（3）使用翻身枕、气垫床或水胶体敷料等预防压力性损伤。

（五）呼吸功能锻炼

1.保持室内适当的温湿度，温度18～22℃，湿度50%～60%。术后呼吸功能恢复应在手术结束后24小时内开始执行。

2.缩唇呼吸：患者取半卧位或坐位，使用腹带缠绕患者腹部，松紧适宜，教患者闭合口唇后，经鼻尽力吸气后憋气20～30秒，呼气时缩紧嘴唇，呈鱼嘴状，让气体经“鱼嘴”缓慢呼出，必须做到深吸慢呼，训练程度以不感费力或稍费力为宜，每天锻炼4次，每次约10分钟。此项训练可以通过缩唇人为增加呼气阻力，提高气道压力，防止小气道的过早塌陷，从而达到减少功能残气量的目的，特别对于合并慢性阻塞性肺疾病的老年患者可以起到较好的训练效果。

3.指导患者有效咳嗽排痰：患者选择端坐位，上身前倾，经鼻缓慢深吸气，屏气1～2秒后咳嗽，连续咳痰数次使痰在咽部附近，再用力咳出，咳嗽时按压腹部伤口，收缩腹肌。

4.为患者正确拍背：五指并拢成空杯状，利用腕力快速有节奏叩击背部，每次30～60秒，从下至上、从外至内，避开脊柱，宜在餐后2小时至餐前30分钟进行。

5.指导患者使用呼吸功能训练器：患者取半卧位或端坐位（具体方法同术前）。术后24小时内开始锻炼，术后3天内，每天锻炼4次，每次5～10分钟。术后3天之后，每天锻炼4次，每次10～15分钟。

6.对于呼吸道感染、痰液黏稠、老年、咳嗽无力的患者，术后3天内，每天行雾化吸入3次，每次10～15分钟。

（六）疼痛管理

1.充分的术后镇痛可以减少应激，利于患者康复。采用视觉模拟评分法（VAS）与数字评分法（NRS）相结合，准确评估患者疼痛情况，根据患者疼痛评分结果动态评估并采取多模式止痛措施，及时干预治疗。

2.使用止痛泵的患者：根据疼痛评分指导患者正确自控镇痛。

3.未使用止痛泵或止痛泵效果不佳者，轻度疼痛（NRS1～3分）用分散注意力的方法如听音乐、看电视等减轻疼痛;中度（NRS4分）以上疼痛，按照WHO三阶梯镇痛原则给予镇痛药物，镇痛的重要原则是非甾体类消炎药（NSAIDS）为术后镇痛基础用药，尽量减少阿片类药物的应用，以减少其引起的并发症如肠麻痹等，以促进患者的早期康复。COX1和COX2在功能上有重叠和互补性共同发挥对机体的保护作用，注意观察术后药物不良反应。

（七）引流管护理

根据ERAS理念，术后不常规留置胃肠减压管和导尿管。引流管可结合患者情况及早拔除，减少术后伤口感染、尿潴留发生。留置管道期间应妥善固定引流管，防止扭曲、打折、受压等，离床活动时，引流管应低于引流口的位置，防止逆行感染。

1.胃肠减压管

患者术后留置胃肠减压管的目的在于减少术后胃内积气、积液及胃内容物对吻合口的刺激。

（1）对胃肠减压引流液进行观察记录，仔细观察其颜色及量，一般术后24小时内即可有少量暗红色液体流出，最初引流量不超过300 mL，以后逐渐转为清亮。

（2）若术后短期内引流液量较多，且多为鲜红色血液，或引流时间超过24小时后仍有鲜血流出，则应立即报告医生进行处理。

（3）术后注意观察患者胃肠蠕动情况，待肛门排气后，患者无腹胀、腹痛等症状，则可停止胃肠减压。留置胃管的患者需于清醒后或术后24小时拔除。

2.腹腔引流管

（1）保持引流通畅，从远心端向近心端挤压引流管，每天3～5次；密切观察引流液颜色、性状和量。

（2）根据医嘱拔除引流管（腹腔引流一般留置3～5天，无明显液体引出，B超提示腹腔无积液即可拔管）。

3.导尿管

（1）保持导尿管通畅、会阴部清洁，观察尿液颜色、性状和量，若出现脓尿、血尿、尿量少等情况，及时告知医生处理。

（2）通常术后24小时内即可拔除导尿管。低位直肠癌患者根据病情进行拔除，一般术后2～5天拔除，保留导尿管期间注意保持尿道口清洁。

（八）伤口护理

观察伤口有无渗血、渗液、充血、红肿和异味等，观察伤口愈合情况，及时发现伤口感染、伤口裂开、脂肪液化等异常情况。保持伤口敷料清洁干燥，定期更换敷料，及时更换引流袋。

（九）肠造口护理

1.肠造口观察与评估

（1）造口状态：正常造口颜色为红色，表面光滑湿润。术后早期肠粘连轻度水肿属于正常现象，1周左右水肿会消失。

（2）高度：肠造口一般高出皮肤表面1～2 cm，利于排泄物进入造口袋内。

（3）形状与大小：肠造口一般呈圆形或椭圆形，结肠造口比回肠造口直径大。

2.造口袋的选择及应用

（1）目前使用的造口袋按照材料不同可分为橡胶造口袋和一次性塑料造口袋；按照使用特点可分为粘贴式与腰带式，粘贴式又分为一件式与两件式。其中，一次性造口袋可省去清洗的烦恼，但反复粘贴易引起湿疹；两件式造口袋分底板与储粪袋两部分，底板凸面塑料与储粪袋凹面塑料环相吻合，具有不漏气、容易更换、可重复使用的优势。建议在造口袋的选择上因人而异，选择适合个人的造口袋。

（2）根据造口大小选择适合的造口袋，造口袋底座环的内径应比造口直径大0.5 cm，以避免造口袋底座环裁剪过小从而压迫造口，影响造口的血液循环；或过大引起渗漏，刺激造口周围皮肤。对于有过敏史的患者应选用抗过敏的造口袋。造口袋一般可保留2～4天，若有渗漏或袋内充满1/3的排泄物时应及时更换（见图3-2）。

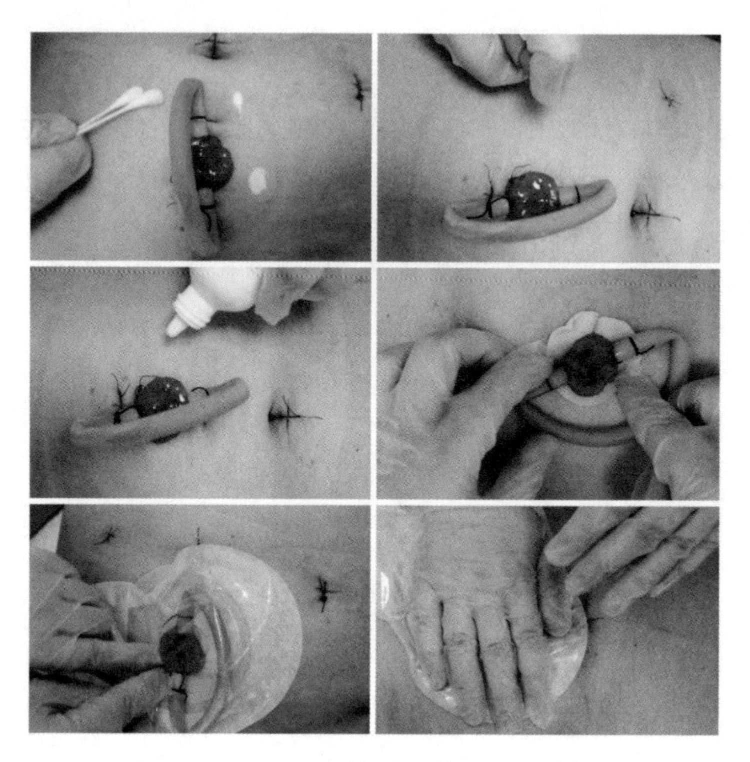

图3-2　肠造口护理

3.饮食指导

（1）宜进食高能量、高蛋白、富含维生素的少渣饮食。

（2）豆类、洋葱、大蒜、山芋等可引起胀气和产生刺激性气味的食物不宜过多食用，菠菜、咖喱、未熟的水果、啤酒等很容易导致腹泻，应避免食用；使用酸乳酪、富含叶绿素的绿叶蔬菜均有助于控制粪臭。

（3）芹菜、红薯等富含纤维的食品，易引起粪便干结和排便困难，甚至出现肠梗阻、造口堵塞，不宜多食。

（4）多饮水，少进食辛辣刺激类食物。

（十）术后并发症的观察及护理

1.术后出血

术后腹腔出血为腹腔镜结直肠癌术后最为严重的并发症。出血的原因较多，如高血压症或心血管疾病，血管弹性差；肝功能差，凝血机制障碍；剧烈呕吐、咳嗽引起钛夹脱落等。术后早期出血原因可能为术中止血不可靠，一般于术后12～48小时发生。

（1）术中彻底止血、吻合完毕后开放胃管，观察是否有活动性出血。

（2）术后注重相关护理监测，如心电监护。保持胃管和腹腔引流管通畅，观察引流液的量及性状等，及时发现异常情况。

（3）患者表现心慌、口渴、烦躁、面色苍白、脉搏加快，同时伴血压下降等情况，考虑有腹腔内出血的可能，则应立即建立静脉通道并报告医生进行及时处理。

2.伤口感染

腹腔镜手术术后发生伤口感染的概率虽然小于开腹手术，但仍有发生的可能。

（1）手术操作中注意用塑料套保护伤口，在手术操作中避免消化液污染腹腔及伤口。

（2）术后及时给予抗生素预防感染，避免滥用和不合理使用抗生素，并在使用过程中做好监测，避免相关并发症的发生。另外，由于糖尿病患者内分泌代谢紊乱及营养不良，容易感染，因此对于糖尿病患者可足量使用抗生素，保证伤口及肠造口周围的清洁性。

（3）监测患者的生命体征情况，观察伤口有无充血、水肿、剧烈疼痛等。

（4）有肠造口者，术后2～3日内取肠造口侧卧位，腹壁伤口与肠造口间用塑料薄膜隔开。

（5）及时更换浸湿的敷料，避免从肠造口流出的排泄物污染腹壁伤口。

3.CO_2人工气腹

腹腔镜手术存在一定的人工气腹并发症，由于戳孔固定不牢固、患者腹壁肌肉薄弱皮下松弛等，少数患者在术后短期内可能出现腹壁积气、高碳酸血症等表现。

（1）对于积气较少者一般无须特殊处理，积气量较大者应及时通知医生处理，可给予穿刺抽气治疗，在治疗过程中还应该注意氧饱和度和血气变化，必要时给予吸氧处理。

（2）由于CO_2气体积聚在膈下产生碳酸刺激膈神经，腹腔镜术后的患者会出现不同程度的肩背部酸痛或不适，症状一般3～5天能自行消失。为减少该症的发生率，术前对患者进行有关知识的介绍，耐心解释说明肩背酸痛的原因及缓解的时间，术后协助患者平卧，间断、低流量吸氧，使之尽快将CO_2排出，对疼痛剧烈的可适当给予镇痛药。

4.吻合口瘘

术前肠道准备不充分、患者营养状况不良、术中误伤、吻合口缝合过紧影响血供等都可导致吻合口瘘。患者表现为突发腹痛或腹痛加重，部分可有明显腹膜炎体征，甚至能触及腹部包块，若留有腹腔引流管可观察到引流出混浊液体。

（1）为避免刺激吻合口，影响愈合，术后7～10天切忌灌肠。

（2）严密观察患者有无吻合口漏的表现。

（3）一旦发生吻合口漏，应禁食、胃肠减压，行盆腔冲洗、负压吸引，同时给予肠外营养支持，必要时再次手术。

5.肠造口的常见并发症及预防

（1）造口肠管坏死：是严重的早期并发症，常发生在术后24～48小时，是由损伤结肠边缘动脉、提出肠管时牵拉张力过大，扭曲及压迫肠系膜血管导致供血不足造成，或者因造口孔太小或缝合过紧，合并造口术后并发症而影响肠壁血供。

预防：术中注意保护肠壁血管，应充分考虑造口肠段的血供，腹壁伤口不宜过小。术后密切观察肠造口的颜色，并解除一切可能对造口产生压迫的因素。若肠造口呈暗红色或紫色，提示肠黏膜缺血；若局部或全部肠管变黑，提示肠管缺血坏死，均应及时报告医生予以处理。

（2）造口出血：通常发生在术后48小时，多由肠造口黏膜与皮肤连接处的毛细血管及小静脉出血或肠系膜小动脉未结扎或结扎线脱落所致。

措施：出血量少时，可用棉球和纱布稍加压迫；出血较多时，可用1%肾上腺素溶液浸湿的纱布压迫或用云南白药粉外敷，大量出血时需缝扎止血。48小时后出血常因使用造口袋不当，清洗造口时摩擦造成渗血，可用软布或棉球清洗造口，使用柔软造口袋后出血可自行消失。

（3）造口狭窄：吻合口的炎性增生和瘢痕形成可造成造口狭窄。

预防：为防造口瘢痕挛缩，造口狭窄，影响排便，术后必须定时扩张造口。肠造口术后7～10天伤口愈合良好即可扩张造口。吻合口距齿线上5 cm内狭窄，可先行手法扩张，具体方法为：戴上干净的乳胶手套或指套，涂上石蜡油，将手指轻轻插入造口2～3 cm，停留2～3分钟，当手指插入困难时不能强行插入，可从小指、无名指、中指循序渐进，指套如有少量血迹是狭窄被打开的表现，不必紧张。术后3个月内，每日扩张造口1次或2次，3个月后改为每周扩张造口1次。

（4）造口回缩：可能是造口肠段系膜牵拉回缩、造口感染等因素所致。轻度回缩时，可用凸面底盘的造口袋；严重者需手术重建造口。

（5）造口脱垂：大多由于肠段保留过长或固定欠牢固、腹壁肌层开口过大、术后腹内压增高等因素引起。轻度脱垂时，无须特殊处理，中度脱垂可手法复位并用腹带稍加压包扎，重症者需手术处理。

（6）造口内疝：主要由造口位于腹直肌外或腹部肌肉力量薄弱及持续腹压增大所致。

预防：指导患者避免增加腹内压，如避免提举重物、治疗慢性咳嗽和排尿困难、预防便秘，可佩戴特制的疝气带；使用有弹性的造口袋，以适应腹部形态；严重者需行手术修补。

（7）造口周围皮炎：由于造口位置不当导致造口袋粘贴不紧密、

底盘开口裁剪过大等导致粪液长期接触周围皮肤以致红斑与糜烂，甚至对造口袋过敏。

预防：造口位置应合理选择，指导患者使用合适的造口用品并正确行造口护理，及时清洁造口及更换造口袋，局部皮肤涂抹氧化锌软膏预防粪水性皮炎。

（8）皮肤黏膜分离：常因造口局部坏死、缝线脱落或缝合处感染等引起。用棉签轻轻探查后用生理盐水冲洗，分离较浅者，可先用水胶体敷料保护，再用防漏膏阻隔后粘贴造口袋；分离较深者，多用藻酸盐类敷料填塞，再用防漏膏阻隔后粘贴造口袋。

八、出院指导

1.衣着：穿着宽松柔软的衣服，避免衣物过紧或腰带对造口造成压迫。

2.饮食与运动：肠造口不是一种疾病，只是排便方式的改变，因此，应根据患者情况调节饮食，术后宜进食新鲜水果、蔬菜，多饮水，避免高脂肪、辛辣、刺激性食物。肠造口患者需注意控制过多的粗纤维及易导致胀气的食物等。鼓励患者规律生活，适当参加体育锻炼，如散步、打太极拳等，但避免剧烈运动。

3.工作与社交：保持心情舒畅，避免自我封闭，尽可能地融入正常的生活、工作和社交。在身体状况恢复的情况下，肠造口者可重返工作岗位，但要避免重体力劳动，以免形成造口旁疝或造口脱垂等。可参加造口患者联谊会，彼此学习交流，重拾信心。

4.指导永久性结肠造口患者进行结肠灌洗。结肠造口灌洗是患者重新建立规律排便习惯、减少排便次数、减少造口周围皮肤并发症、减轻异味以及恢复患者信心、提高患者生活质量的有效护理手段。护理人员应把握好灌洗时机、液体量、灌洗液温度、灌洗速度、灌洗频率等要点。每次灌洗前要进行指检，如果造口处疼痛、出血，造口周围的皮肤出现渗液、溃烂，要停止灌洗，及时进行诊治。现有研究对结肠造口灌洗的具体细节尚无统一描述。

5.定期复诊：①对出院1个月内的肠造口患者每周进行1次电话随访；对出院6个月内的肠造口患者进行每月1次的家庭随访。目的在于评估造口情况、造口护理和日常生活中出现的问题及其所引起的心理行为变化等，给予患者相应的健康指导。②行化疗、放疗者，定期检查血常规，出现白细胞和血小板计数明显减少时，应及时到医院就诊。③病史、体检及CEA，CA19–9，每3个月1次，共2年；然后每6个月1次，共5年；5年之后每年1次。胸、腹、盆腔CT或MRI每半年1次，共2年；然后每年1次，共5年。术后1年内行肠镜检查，如有异常，1年内复查，如无异常，3年内复查，然后5年1次。

（唐静楠　程　华　张　维　李红霞）

第六节　腹腔镜造口还纳术围手术期的护理

一、手术适应证

1.还纳术前行肠镜检查，排除隐性漏；经肛钡灌肠明确吻合口近段肠管有无硬质化、狭窄。

2.无肠梗阻，肛门括约肌功能良好。

3.无其他手术禁忌证。

二、手术禁忌证

对回纳患者的选择遵循的原则是：对因良性疾病行造口手术的患者尽可能帮助其行回纳手术，恶性疾病患者行回纳手术前需要谨慎评估。

1.评估基础疾病及全身情况，若患者存在严重的高血压病、心脏病、糖尿病、肝肾功能不全、长期卧床等情况，预计二次手术风险极高，此类患者不建议行造口回纳手术。

2.评估恶性肿瘤患者的预计生存期，若已经出现远处转移、恶病质等情况时亦不建议行回纳手术。

3.评估直肠残端的长度，如果直肠残端长度过短（距离肛缘小于5 cm），此类患者若行回纳手术，寻找及游离残端的难度极大，不建议行回纳手术。

4.评估患者的肛门功能，尤其是65岁以上的老年患者，行肛门功能相关检查是必要的，若肛门功能较差则不建议行造口回纳手术。

5.对于首次手术行开腹或中转开腹的患者，要充分预计回纳手术的难度，如有无严重的腹腔粘连、直肠残端萎缩、放射性肠炎等情况。

6.肠镜检查需要经肛门以及经造口完成全结直肠的评估，排除结直肠息肉、炎症性肠病、肿瘤复发转移等情况。

三、术前护理

（一）术前评估

术前评估患者手术风险及耐受性，加强宣传教育将有利于术后的康复。重点介绍治疗过程及手术方案，便于患者配合术后康复及早期出院计划，特别是让患者了解自己在此计划中所发挥的重要作用，包括术后早期进食、早期下床活动等。

1.一般评估：包括患者的年龄、性别、婚姻状况、职业、体重指数、饮食情况、睡眠情况、大小便情况，有无烟酒嗜好，有无药物过敏史、手术史、高血压史、糖尿病史。

2.症状与体征

（1）评估患者排便情况和粪便性状，了解造口远端肠功能恢复情况，有无狭窄，观察灌肠后排便情况，造口周围皮肤有无炎症。

（2）患者有无贫血、消瘦、乏力、发热等全身症状。

3.术前护理风险评估：行日常生活自理能力评估、疼痛筛查、静脉血栓栓塞症风险评估。根据患者情况行跌倒/坠床风险评估、压力性损伤风险评估。对年老体弱者严格进行心、肺、肝、肾功能评估，降低术后并发症发生率。

4.辅助检查

1）术前行实验室检查，评估有无贫血及严重情况，有无低蛋白血症、肝肾功能异常情况。

2）行肛管直肠测压检查肛门功能是否良好。

3）行直肠残端及全结直肠镜检查排除结直肠息肉及炎症性肠病。

4）结直肠肿瘤患者术前行胸部、腹部、盆腔CT检查排除局部复发及转移。

5）肠道检查是确定手术能否如期进行的前提条件。在行还纳术前对患者进行造口水肿情况，近、远端肠管的检查，重点了解其通畅性，对预留于腹、盆腔远端肠管进行定位判断，评估直肠（乙状结肠）残端的长度情况，以及对腹盆腔情况进行预测，确定瘘口的愈合情况。

（1）术前通过CT、钡剂灌肠或者纤维结肠镜检查了解盆腔情况，明确吻合口愈合情况，排除吻合口瘘或吻合口狭窄，以及是否有肿瘤复发。

（2）在造口还纳前进行肛门直肠指诊，判断患者是否存在吻合口狭窄，避免因吻合口狭窄而造成肠道不通畅。同时，通过术前肛门直肠指诊也可对患者术后控便功能进行初次评估。

（3）梗阻性癌分期患者术前常规行直肠指检、纤维结直肠镜检查，盆腔CT检查了解癌肿有无复发，并判断远端肠断起直肠残端（乙状结肠）的高度或长度。

（4）外伤性结肠造口分期手术者，术前常规行远端稀钡剂灌肠造影，了解其通畅性。

（5）吻合口瘘分期手术还纳者，术前行稀钡灌肠造影了解近远端肠管通畅性及有无狭窄，判断粘连程度等。对有直肠阴道瘘者，经直肠内注入亚甲蓝确认瘘口愈合。

（二）心理护理

造口还纳术是二次手术，患者及家属既盼着关闭造口，又担心二次手术的伤害，患者难免会出现紧张焦虑的情绪，护理人员需要了解患者的心态，应用实例、图片等方式讲解成功案例，消除其不安心理，使患者对疾病有正确的认识，更好地配合治疗和护理。指导患者开展基础检查。医护人员需向患者及家属讲解治疗方案及其中可能发生的问题、处理方法等。

（三）饮食护理

1.术前采用NRS2002评估表进行营养风险评估，根据评估结果给予营养支持。

2.指导患者进食高能量、高蛋白、易消化、少渣饮食。

3.遵医嘱予肠内营养液补充营养。

4.快速康复指导：术前1日进流质饮食，术前6小时禁食、2小时禁饮，术前10～12小时饮用800 mL、术前2～3小时饮用400 mL清亮碳水化合物饮品（糖水），可以减少患者术前口渴、饥饿及烦躁等症状，并能显著地降低术后胰岛素抵抗的发生率。

（四）肠道准备

术前常规肠道准备对患者是一种应激刺激，可能导致脱水及电解质失衡，特别是老年患者。对进行结直肠手术的患者不提倡常规行术前肠道准备，术前肠道准备适用于有严重便秘的患者、肠造口患者行肠镜检查、临时造口还纳等时。对于行肠道准备者：

1.术前3天流质饮食。

2.术前晚予复方聚乙二醇电解质散溶解于2 000 mL温水，分次口服，行肠道准备。

3.远端直肠使用生理盐水或0.1%～0.2%肥皂水灌肠行肠道准备，最后以排出清水样便达到肠道准备效果。具体方法如下：

（1）改良型灌肠器灌肠。将一次性吸痰管手柄端剪去，准备好39～41℃的肥皂水，协助患者取仰卧位，造口下铺治疗巾、放脸盆，以保持床单位的清洁干燥。

（2）将吸痰管前端润滑后从造口袋下方开口处穿过，插入造口端10～16 cm，用50 mL针筒抽取肥皂水后与吸痰管相连，将灌肠液缓缓推入肠管内，待患者有便意时，拔出吸痰管，夹闭造口袋底部，将便盆放置于患者臀下，便于患者进行床上排泄，避免跌倒等意外事件的发生（部分患者肛门也会有排出液，故可在患者有便意时在患者臀下垫一便盆，让患者可以在床上进行排便）。

（3）同时也可以根据患者情况再用一次性肛管插入肛门进行普通肛门灌肠，以提高清洁灌肠的效果。此种方法清洁肠道效果较好，且简单易操作，也易被患者所接受。

4.灌肠时的注意事项

（1）肠道黏膜的损伤与渗透压、溶液的体积和温度、灌注压力以及灌肠管的组成有关，因此为了提高护理质量，减少患者的痛苦，护理人员在灌肠前需要选择合适的灌肠工具和灌肠液，掌握灌肠液的温度（39～41℃）、浓度（0.1%～0.2%），灌肠时的速度、灌肠的液量等。

（2）大多造口术后患者都有造口相关并发症，有一些患者生活质量严重受损，因此在灌肠前要评估患者的造口及造口周围皮肤的情况，常见的问题是刺激性接触性皮炎，大多是由不当地使用造口袋所造成的。在灌肠过程中减少对造口周围皮肤的污染，预防并发症，同时还要注意观察患者的病情变化，如面色、意识、有无腹痛等，如发现异常立即停止灌肠并通知医生进行处理。

（3）有急腹症、消化道出血、妊娠、严重心血管疾病等，以及造口位置不当、回缩、脱出、造口疝、造口周围皮肤严重感染、完全肠梗阻初期、对灌肠有严重抵触心理的患者均不宜灌肠。肝性脑病患者禁用肥皂水灌肠；充血性心力衰竭患者或水钠潴留患者禁用生理盐水灌肠。

（4）造口患者的生活质量受造口的负面影响，患者只能通过对造口的接纳度来调节他们的感觉，因此操作时应尽量少暴露患者肢体，保护患者的自尊心，注重保护患者的隐私，并防止受凉。

5.如有不适或肠道准备效果欠佳，及时告知医生处理，避免术中污染及术后感染。

6.肠梗阻患者遵医嘱进行肠道准备。

（五）扩肛训练

1.造口术后7～10天伤口愈合良好即开始指导患者扩肛。

2.用石蜡油润滑食指和中指后伸入肛门并注意通过吻合口，保持5～10分钟，2次/天，直至造口还纳前。

3.行扩肛时，需嘱患者动作轻柔，充分润滑手指，并注意剪去指甲，避免损伤吻合口。

（六）皮肤准备

1.造口周围皮肤的准备是术后伤口能否如期愈合的关键。

2.患者入院当天需评估造口周围皮肤，及时发现有无粪水性皮炎、过敏性皮炎等情况，及时纠正皮炎问题，注意保持造口周围皮肤清洁、完整，以降低造口还纳术后发生伤口感染的风险。

3.由于粪水长期的浸渍，造瘘口周围皮肤或多或少存在一些感染或湿疹样改变，因此术前一周左右即应对局部皮肤进行准备。

（1）首先在皮炎处均匀喷洒造口护肤粉，然后用3M无痛保护膜喷涂2～3遍，以促进皮炎处皮肤愈合，局部有感染时可用碘伏纱布局部湿敷。

（2）将造口袋口径裁剪合适，造口袋底盘的裁剪大小比造口大2～3 mm，避免因裁剪过大，粪水继续刺激造口周围皮肤，如有粪水性皮炎则予氧化锌油膏和红霉素软膏外用。

（3）在底盘内圈涂防漏膏，对于存在造口低平或内陷的情况的患者，选用凸面底盘结合腰带，依靠压力的作用，使造口形成适当的乳头样突出，以便造口袋更好地收集排泄物，防止渗漏。

4.术前一日用碘伏纱布局部湿敷。

5.其他周围皮肤按常规备皮范围准备。

（七）健康指导

1.戒烟戒酒，注意休息、预防感冒，关注女性患者月经情况。

2.指导患者进行提肛运动，方法为：吸气时肛门用力上提内收，维持肛门紧缩20秒后呼气放松，收紧和放松为1次，20次/组，4～5组/天。

（八）其他

1.术前协助医生完善术前相关检查，术前不预防性使用肠道抗生素，指导患者术前一天沐浴，修剪指甲。男性患者剪短头发，剃干净胡须，女性患者将头发梳成两股麻花辫。取下活动性假牙泡于冷水杯中。取下金属物品交给家属保管。

2.术晨协助患者更换病员服，正确佩戴手腕带，核查手术标识。建立有效的静脉通道。

3.术前不安置胃管，仅放置导尿管（入手术室前半小时或手术室麻醉成功后安置），减少术前应激刺激。对于胃肠道功能不佳者，应选择性地留置胃管。

4.与手术室护理人员共同完成患者核查与交接。

5.床单位准备，患者进手术室后更换病房内床单位，准备麻醉床，床旁备氧气、心电监护仪等。

四、术后护理

（一）一般护理

1.行全麻术后护理常规，保持呼吸道通畅，对未完全清醒回病房的患者，术后给予去枕平卧，头偏向一侧，使口腔分泌物和呕吐物易于流出，避免吸入气管造成窒息或呛咳；待患者清醒，生命体征平稳后改半坐卧位。

2.安置心电监护，持续低流量吸氧2 ~ 3 L/min，严密观察患者神志、生命体征及病情变化，发现问题，及时通知医生，对症处理。

3.观察伤口渗血、渗液情况，观察腹部体征，有无腹胀、腹痛情况。同时观察有无术后并发症发生，如出血、吻合口漏及伤口感染等。

4.观察患者肛门排气、排便情况。

5.注意保暖，术后给患者加盖被褥，减少不必要的暴露。加强基础护理，协助患者的生活起居，对患者饮食以及睡眠、运动等方面进行指导，尽可能地使患者保持舒适。

（二）心理护理

护理人员多与患者及家属交流，了解他们的内心世界，对于患者表现出的焦虑和不安给予心理安慰和鼓励，告知家属理解和鼓励对患者康复的重要性，减轻患者的心理负担，解决问题，并加以鼓励。

（三）饮食指导

1.术后禁食期间予胃肠外营养，监测患者的水、电解质和酸碱平衡情况，根据结果及时调整。协助患者做好口腔护理，术后6小时咀嚼口香糖，促进肠蠕动。

2.ERAS理念提倡早期经口进食，以减少手术带来的应激反应，减轻胰岛素抵抗。鼓励患者在术后6小时即可饮少量温水；指导患者术后第1天饮水、进少许全流质饮食；术后第2天，增加全流质饮食量；术后第 3 天，全流质饮食为主，可进食少许半流质饮食，进食量根据胃肠耐受量逐渐增加，少量多餐，选择高能量、高蛋白、低脂、易消化的饮食。

3.确保饮食卫生安全，尽量避免胃肠问题。

（四）活动指导

鼓励患者早期下床活动，能促进胃肠功能的恢复，预防术后肠胀气、粘连等并发症的发生，有利于肺的扩张和分泌物的排出，预防呼吸道疾病和尿潴留，促进全身血液循环、伤口的愈合，减少下肢静脉血栓的风险。

1.术后第 1 天，生命体征平稳后取半卧位，抬高床头30°～40°，以减轻腹部张力，有利于咳痰、引流，协助患者床上翻身每2小时一次，指导患者进行上、下肢屈伸每日3次，每次15～20下；协助患者床上坐起3次，每次15～20分钟。术后24小时内鼓励患者离床活动。

2.术后第2天，协助患者床旁活动，每日3次，每次15～20分钟，鼓励患者独立完成进食、洗漱等活动。下床时应遵循起床“三部曲”，即床上坐起1分钟；双腿下垂，床边坐起1分钟；床旁站立1分钟；以防止体位性低血压的发生。

3.术后第3天，指导患者走廊活动，每日3次，每次15～20分钟；指导患者避免拿取重物，咳嗽时行造口按压。

4.活动遵循循序渐进原则。患者出现呼吸急促、面色苍白、眩晕等不适则立即停止。

（五）呼吸功能锻炼

1.教会患者束腹胸式深呼吸训练：坐位或立位，使用腹带缠绕患者腹部，松紧适宜，教患者闭口经鼻深吸气，在吸气末屏气1～2秒后缩唇缓慢呼气4～6秒（8次/分钟）。

2.教会患者有效咳嗽排痰的方法：上身前倾，经鼻缓慢深吸气，屏气1～2秒后咳嗽，连续咳痰数次使痰在咽部附近，再用力咳出，咳嗽时按压腹部伤口，收缩腹肌。

3.为患者正确拍背：五指并拢成空杯状，利用腕力快速有节奏叩击背部，每次30～60秒，从下至上、从外至内，避开脊柱，宜在餐后2小时至下一餐前30分钟进行。

4.指导患者使用呼吸功能训练器：患者取半卧位或端坐位，将呼吸训练器放在垂直位置，保持正常呼吸，然后含住咬嘴，缓慢吸气，使第一个球升起，并尽可能长的时间持续住，同时使第2、3球处于初始状态，之后再逐渐增加力度，循序渐进，直到所有的3个球全部吸起，并尽可能长时间地维持。术后24小时内开始锻炼，术后3天内，每天锻炼4次，每次5～10分钟。术后3天之后，每天锻炼4次，每次10～15分钟。

5.对于呼吸道感染、痰液黏稠、老年、咳嗽无力等患者，术后3天内，每天行雾化吸入3次。

（六）疼痛管理

1.术后镇痛是ERAS的核心内容。充分的术后镇痛可以减少应激，有利于患者康复。采用视觉模拟评分法（VAS）与疼痛数字评分法（NRS）相结合，准确评估患者疼痛情况，根据患者疼痛评分结果动态评估并采取多模式镇痛措施，及时干预治疗。

2.使用镇痛泵的患者：根据疼痛评分指导患者正确自控镇痛。

3.未使用镇痛泵或镇痛泵效果不佳者

（1）轻度疼痛（NRS1～3分）用分散注意力的方法，如听音乐、看电视、看短视频等减轻疼痛。

（2）中度（NRS4分）以上疼痛，可根据患者主诉调整镇痛药物用量。告知患者及家属尽可能减少镇痛泵手动按下次数，按照WHO三阶梯镇痛原则给予镇痛药物，镇痛原则是采用非甾体抗炎药为术后镇痛基础用药，尽量减少阿片类药物的应用，以减少其引起的并发症如肠麻痹等，促进患者的早期康复。而COX-1和COX-2在功能上有重叠和互补性，可共同发挥对机体的保护作用，要注意观察药物不良反应。

（七）各类引流管护理

1.胃肠减压管护理

（1）不常规放置胃肠减压管，这样可以降低术后发热、肺不张及肺炎的发生率。

（2）如果在气管插管时有气体进入胃中，可以插入胃肠减压管排出气体，但应在患者麻醉清醒前予以拔除。

（3）对于术后需长时间安置胃肠减压管管者，保持胃肠减压管管通畅，注意引流液的颜色、量、性质，每天两次口腔护理。留置胃肠减压管的患者尽量于术后24小时拔除。

2.腹腔引流管的护理

（1）放置腹腔引流管因为疼痛、舒适度减弱等因素将影响患者的早期下床活动。使用腹腔引流管并不能降低吻合口瘘及其他并发症的发生率及减轻其严重程度。不推荐常规放置腹腔引流管。

（2）有引流管的患者保持引流通畅，观察引流液的颜色、性质、量，防止吻合口瘘现象。

3.导尿管的护理保持导尿管通畅、会阴部清洁，观察尿液颜色、性状和量，若出现脓尿、血尿、尿量少等情况，即使告知医生予以处理。一般术后24小时内拔除导尿管。

（八）伤口护理

观察伤口敷料有无渗血、渗液，如有渗液及时更换敷料，有渗血时根据出血量做相应处理。

（九）肛周皮肤护理

1.造口还纳早期，肛门反射和排便功能尚未完全恢复，排便次数多，肛周皮肤经常处于潮湿状态，易出现失禁性皮炎。

2.轻度失禁性皮炎，肛周皮肤完整，但颜色出现改变，患者常诉有烧灼感。患者每次便后，使用含清洁、保湿防护作用的一次性湿巾轻拍干净肛周皮肤，避免用力擦洗皮肤，清洁干净肛周皮肤后，依次使用造口护肤粉和3M无痛保护膜喷涂于肛周皮肤，以达到隔离粪便、减少刺激的目的。

3.重度失禁性皮炎，肛周皮肤破损并伴有渗液，大便培养排除细菌性肠炎后予蒙脱石散、洛哌丁胺（易蒙停）等口服以减少大便次数并保持大便软而成形，肛周皮肤沿用轻度失禁性皮炎时的护理方法，最后用一件式造口袋粘贴于肛周收集大便，避免大便继续刺激皮肤，隔天换药并更换造口袋。

（十）安全护理

加强风险评估，指导患者预防跌倒/坠床、预防压力性损伤、防管道滑脱、防血栓形成，予保护措施及警示标识。

（十一）术后并发症的观察及护理

1.伤口感染

伤口感染是导致造口还纳术后患者住院时间延长的独立危险因素，糖尿病、手术时间过长、术后患者低蛋白血症等增加了伤口感染的发生概率，提示应加强围手术期血糖的控制，同时手术操作应精细化，以减少伤口感染的发生。监测患者的生命体征，观察伤口有无红、肿、热、痛，或有脓性分泌物，遵医嘱应用抗生素。及时更换浸湿的伤口敷料。

2.肠梗阻

腹腔镜造口还纳术与开腹造口还纳术相比，可显著降低肠梗阻等术后并发症发生率，提高腹腔内粘连松解率，最终缩短住院时间。观察患者腹部体征，术后如出现腹胀、腹痛、恶心、呕吐、肛门停止排气排便等临床症状，影像学检查提示腹部气液平，证实有肠梗阻征象。指导患者禁食，安置胃肠减压管，建立有效的静脉通道，给予静脉营养支持等保守治疗。

3.吻合口瘘

（1）吻合口旁引流管见浑浊液体流出，血象及C反应蛋白升高，表现为腹部剧烈疼痛，查体可见腹部压痛、反跳痛及肌紧张，可有发热的情况，确定诊断可以向消化道内注入亚甲蓝，引流管内可见亚甲蓝。

（2）吻合口瘘其发生的原因：①患者一般状况（如老年、肥胖、营养状况不良等）及并发基础病（如低蛋白血症、高血压病、糖尿病等）影响吻合口愈合。②术前未进行肠镜及结肠气钡灌肠造影检查，存在吻合口远端梗阻情况。③吻合口局部组织缺血；④吻合口存在张力；⑤吻合口局部肠管质量差，造成吻合口瘘发生。

（3）严密观察患者有无吻合口瘘的表现；一旦发生吻合口瘘，应禁食、胃肠减压管，行盆腔冲洗、负压吸引，对于一般状况不佳的患者，早期给予肠外营养支持。必要时再次手术。

4.肛门括约肌功能障碍

由于术中损伤神经、肛门括约肌，或保护性造口还纳后，新建直肠的容量和顺应性下降等因素，大多数患者会出现不同程度的肛门功能障碍，控便能力低，排便次数增多，甚至出现暂时性大便失禁。

（1）指导患者早期进行提肛训练，提高控便能力，并减少排便次数。

（2）如患者入院行直肠指诊时发现肛门括约肌松弛，或造口还纳后每日排便＞5次，则开始进行提肛训练。方法为：吸气时肛门用力上提内收，维持肛门紧缩20秒后呼气放松，收紧和放松为1次，20次/组，4～5组/天，直至每日排便次数＜3次。术后初期可协助患者侧卧，护理人员戴手套，食指涂石蜡油后伸入肛门，嘱患者上提肛门，如手指有缩紧感，则表示患者动作正确。

五、出院指导

1.为避免造口还纳术后患者控便能力不佳、排便次数增多，甚至出现暂时性大便失禁的情况，加重焦虑、恐惧的负面情绪。造口初期护理人员应指导患者尽早开始提肛训练，造口还纳术后指导患者注意保持肛周皮肤清洁，使患者摆脱思想顾虑，减轻精神负担，积极配合治疗。

2.患者胃肠功能恢复后，可进食高蛋白、高维生素、易消化、含适量纤维素的饮食，增强机体免疫力。注意饮食卫生，避免腹泻的发生。

4.遵医嘱定期进行复查，如发现身体不适：如发生排便异常、腹痛、腹泻等症状，及时复查。

（唐静楠　陈本会　李东馨雨）

第四章

腹腔镜胃部手术围手术期护理

第一节　概　述

一、胃十二指肠解剖

1.胃位于上腹部膈下略偏左侧，为一弧形囊状器官，介于食管和十二指肠之间。入口为贲门，出口为幽门，介于贲门与幽门间的胃右侧称为胃小弯，左侧为胃大弯。胃小弯和胃大弯平均分成3等份的连接将胃分成3个区，自上而下依次为贲门胃底区、胃体区和胃窦幽门区。

2.十二指肠介于胃和空肠之间，起于胃幽门，止于十二指肠悬韧带，长约25 cm。由近至远分为4部分：球部、降部、水平部、升部。

二、生理功能

1.胃的运动：胃的运动包括容纳、研磨和输送功能，以完成胃内食物的混合、搅拌及有规律的排空。

2.胃液分泌：胃腺分泌胃液，正常成人每日分泌量为1 500～2 500 mL。胃液的主要成分为胃酸、酶、黏液、电解质和水。

3.十二指肠接受胃内食糜以及胆汁、胰液，分泌十二指肠液。

三、病因及临床表现

（一）急性胃十二指肠溃疡穿孔

1.病因：本病的确切病因比较复杂，目前认为主要与以下因素有关。

（1）胃酸分泌异常。

（2）幽门螺杆菌（HP）感染。

（3）黏膜防御机制的破坏。

（4）其他因素：溃疡体质、精神、压力因素。

2.临床表现：多数患者既往有长期的胃十二指肠溃疡病史，穿孔多突然发生于夜间空腹或饱食后，表现为突发性上腹部的刀割样剧痛，腹痛迅速波及全腹，面色苍白、出冷汗，常伴有恶心、呕吐，严重时可伴有血压下降。

（二）胃十二指肠溃疡大出血

1.病因：患者有胃及十二指肠溃疡病史，近期可有服用非甾体抗炎药物、疲劳、饮食不规律等诱因，胃十二指肠溃疡侵蚀溃疡基底血管，导致破裂出血。通常多为动脉性出血，十二指肠溃疡出血多位于球部后壁，胃溃疡出血多位于小弯。胃部进行过手术或胃空肠吻合术：术后连接口附近可能会出现溃疡，称之为吻合口溃疡，50%的吻合口溃疡可发生出血。

2.临床表现

（1）呕血、便血：出血量少者可仅有黑便，出血量大且速度快者可伴有呕血，且色泽红。便血色泽可由黑色转呈紫色。

（2）休克：短期内出血量为800 mL及以上，患者可表现为烦躁不安、脉搏细速、呼吸急促、四肢湿冷、血压下降，出现休克症状。

（3）腹部体征：腹部稍胀、上腹部可有轻度压痛，肠鸣音亢进。

（三）胃十二指肠溃疡瘢痕性幽门梗阻

1.病因：瘢痕性幽门梗阻常见于十二指肠壶腹部溃疡和位于幽门的胃溃疡。溃疡引起幽门梗阻的机制有幽门痉挛、炎性水肿和瘢痕3种，在溃疡瘢痕尚未狭窄到足以影响胃的流出道时，待痉挛和炎症水肿消退后，症状是可逆的。但当瘢痕引致严重狭窄时，则需手术介入。

2.临床表现

（1）上腹不适：进食后上腹饱胀不适并出现阵发性胃痉挛性疼痛，伴有嗳气、恶心。

（2）呕吐：为最突出的症状，特点是呕吐量大，一次为1 000～2 000 mL，呕吐物为宿食，有腐败酸臭味，不含胆汁。

（3）营养不良：患者可有脸色苍白、消瘦、皮肤干燥、弹性消失等表现。

（4）腹部体征：上腹部可见胃型和胃蠕动波，用手轻拍上腹部可闻及振水声。

（四）胃癌

1.病因

（1）地域因素：胃癌发病有明显的地域性差别，在我国的西北与东部沿海地区，胃癌发病率明显高于南方地区，在世界范围内，日本发病率最高，而美国则很低。

（2）饮食生活因素：长期食用熏烤、盐腌制的食品的人群胃癌发病率较高，食物中缺乏新鲜蔬菜与水果与发病也有一定关系，吸烟者的胃癌发病率较不吸烟者高50%。

（3）HP感染。这是引发胃癌的主要因素之一。HP阳性者胃癌发病率是HP阴性者的3～6倍。HP可通过多种途径引起胃黏膜炎症和损伤，具有致癌作用。

（4）慢性疾病和癌前病变。胃癌的癌前病变有慢性萎缩性胃炎、胃息肉及胃部分切除后的残胃。胃黏膜上皮的异性增生属于癌前病变。

（5）遗传和基因。胃癌有明显的家族遗传倾向，家族发病率比正常人高4倍。已发现人类表皮生长因子受体2（HER2）、血管内皮生长因素（VEGF）在胃癌细胞中有异常表达。

2.临床表现

早期胃癌多无明显症状，有时出现上腹部不适，进食后饱胀、恶心等非特异性的上消化道症状，随着病情发展，患者出现上腹疼痛加重，食欲下降、乏力、消瘦、体重减轻。不同部位的胃癌有其特殊表现：贲门胃底癌可有胸骨后疼痛和进行性哽咽感；幽门附近的胃癌可有呕吐宿食的表现，肿瘤溃破血管后可有呕血和黑便。

（鲁灵容　李东馨雨）

第二节　腹腔镜上消化道溃疡穿孔修补术围手术期护理

一、手术适应证

胃或十二指肠溃疡急性穿孔。

二、术前护理

（一）术前评估

1.评估患者：一般状况，包括生命体征是否平稳，既往史，是否有高血压、糖尿病史，是否抽烟、饮酒等，是否有传染病史、过敏史。

2.评估患者病情，查看患者的腹部体征，有无腹膜刺激征。

3.查看患者血常规、生化、凝血常规、输血全套结果及心电图、胸部CT等检查结果，发现异常及时通知医生处理。

4.术前风险评估，包括日常生活能力评估、跌倒/坠床风险评估、压力性损伤风险评估、血栓风险评估、疼痛评估、营养评估等。

（二）心理护理

由于疾病主要表现为剧烈腹痛，病情危重，并且需要尽快手术，患者易产生焦虑、恐惧心理，护理人员需要耐心向患者讲解疾病相关知识，讲解手术的目的及意义。语言要温和、态度要和蔼，以消除患者害怕的心理。在做各项操作时动作要轻柔，准确无误，避免加重患者痛苦。保持病房环境安静，缓解患者的焦虑。了解患者的需求，尽量满足其合理需求。

（三）术前宣教

术前向患者及家属介绍快速康复相关知识。

1.手术相关知识指导：包括腹腔镜微创、术后常见并发症的预防及护理相关知识，包括术后早期进食、早期下床活动等指导。

2.麻醉知识指导：麻醉药物常见不良反应及护理指导；镇痛泵给药途径及使用方法指导。

主要目的为缓解患者焦虑、恐惧情绪，使患者及其家属充分了解自己在ERAS路径中的重要作用，更好地配合项目实施。

（四）胃肠道准备

1.择期手术术前禁食（固体食物）6小时、禁饮2小时，术前安置胃肠减压管。

2.如在溃疡活动期或存在溃疡穿孔，需要立刻禁食禁饮，立即遵医嘱安置胃肠减压管。

（五）术前常规准备

1.嘱患者术前一天沐浴，修剪指甲，体毛旺盛者需备皮，术前练习床上大小便。

2.协助完善术前常规检查：胸部CT、心电图、凝血常规、输血全套检查等。

3.术前一天准备抗生素，术晨遵医嘱带入手术室，用于术中用药。

4.进行血型鉴定和交叉配血实验，备好一定数量的血液制品。

5.术晨更换病员服，取下活动性义齿。

6.术晨为患者建立静脉通道。

三、术后护理

（一）一般护理

手术当天予床旁心电监护，次日常规停止心电监护。如生命体征不平稳，根据医嘱调整停止时间，予平卧位，持续低流量吸氧。

（二）心理护理

加强术后健康教育，向患者针对性地讲解术后可能出现的各种情况，并提供相应的解决方式，以此来帮助患者减轻心理负担，提高其康复主动性与积极性。分享真实的成功案例，给予患者鼓励、支持，以增加其治疗信心。

（三）饮食指导

1.术后第1天可少量多次饮水，进食刚开始以易消化的流质饮食为主，慢慢过渡至半流质饮食、软食，逐步过渡至正常饮食，保障患者获取基本营养补充，注意饮食应营养丰富，忌生冷、易产气、刺激性食物。

流质饮食：米汤、稀饭、藕粉、蛋白粉、米糊、蔬菜粥。

半流质饮食：面条、烂肉粥、蒸蛋等。

软食：馒头、水煮蛋、水煮蔬菜、瘦肉、鱼肉等。

2.依据医嘱予肠外营养补足肠内营养能量不足的部分。

（四）活动指导

1.根据血栓风险评分结果，高风险者使用气压治疗仪预防下肢静脉血栓。

2.术后应予翻身枕，每2小时翻身一次，预防压力性损伤。

3.术后1天以半卧位为主，指导患者进行主动关节运动，每次时长为30分钟，每日2次，包括握拳、屈膝等。

4.术后2天可在搀扶下适当下床活动，遵循起床“三部曲”，即床上坐起1分钟；双腿下垂，床边坐起1分钟；床旁站立1分钟。根据患者恢复情况逐日增加活动强度与频率。

5.术后3天便可直接下床活动，在走廊或者病房走动。

注：年老体弱或病情较重者，应根据患者个体差异而决定活动量。

（五）呼吸功能锻炼

1.患者清醒后可开始深呼吸训练，每日3次，每次15～20分钟。

2.吹气球训练：术后24小时左右开始使用吹气球法进行心肺功能锻炼（使气球直径达到10～20 cm，每次练习5～10分钟，每天练习2～5次）。

（六）疼痛管理

教会患者疼痛评估，在患者术后进行伤口镇痛处理，提高患者舒适度，有利于其早期下床活动，促使其术后康复。

1.麻醉师根据患者需求使用自控镇痛泵，术后指导患者和家属自控镇痛泵的正确使用方法，最大限度上确保患者的舒适度。

2.定时进行疼痛评估，疼痛评分在0～3分者，采取非药物镇痛法，如音乐疗法、深呼吸及转移注意力法等措施；对疼痛评分在4～6分者，加用非甾体抗炎药如氨酚羟考酮片口服；对疼痛评分6分以上者，再适当加用阿片类药物，如地佐辛等。

（七）引流管护理

1.血浆引流管

（1）观察引流液颜色、性状、量。

（2）妥善固定引流管，注意正确粘连胶布固定引流管。

（3）保持通畅，定时挤捏管道，勿折叠、扭曲、压迫管道，每日倾倒引流液。

（4）预防感染，定期更换引流装置，注意无菌操作。

2.胃肠减压管

（1）观察胃液颜色、性状、量，正常情况下手术当天为暗红色，24小时量<300 mL，后逐渐变浅、变清亮，如术后24小时后仍有新鲜血液流出，通知医生，遵医嘱予止血、抑酸等药物，必要时再次手术止血。

（2）妥善固定胃肠减压管，注意正确粘连胶布固定胃肠减压管，应每班检查胃肠减压管留置的长度，每日更换固定的胶布，避免鼻子形成压力性损伤。

（3）保持通畅，勿折叠、扭曲、压迫管道，连接负压引流瓶，保持有效负压。

3.导尿管

（1）观察尿液颜色是否清亮、有无浑浊，量是否正常。

（2）1天2次导尿管护理。

（3）常规术后第2天拔除导尿管。

（八）伤口护理

1.定期观察伤口有无渗血、渗液，若有，应及时通知医生更换敷料。

2.定期观察腹部体征，查体是否有压痛、反跳痛、肌紧张等。

（九）术后并发症的观察及护理

1.胃肠道腔内出血：术后短期内从胃肠减压管不断引流出新鲜血液，24小时后仍未停止，甚至出现呕血和黑便。

（1）病情观察：安置心电监护及氧气吸入，严密观察患者的生命体征，包括血压、脉搏、心率、呼吸、神志和体温的变化。

（2）建立静脉双通道，遵医嘱补液、应用止血药物、输新鲜血、用冰盐水稀释云南白药管喂等。

（3）禁食和胃肠减压：指导患者禁食，维持适当的胃肠减压管负压，避免负压过大损伤胃黏膜，加强对胃肠减压管引流液量和颜色的观察。

（4）若经非手术疗法不能有效止血或出血量>500 mL/h，应积极完善术前准备，再次手术。

2.感染（伤口感染、肺部感染、腹腔感染）

1）完善术前准备：预防术后肺部感染和肺不张，术前应劝告吸烟者戒烟，指导患者进行有效咳嗽和深呼吸的训练。

2）体位：术后病情稳定者取低半卧位，以利于腹腔渗出液积聚于盆腔，一旦感染，便于引流。

3）保持腹腔引流通畅：术后放置腹腔引流管的目的是及时引流腹腔内的渗血、渗液，避免腹腔内液体积聚致继发感染和脓肿形成。护理时应注意以下几点。

（1）妥善固定引流管：患者卧床时引流管固定于床旁，起床时固定于上身衣服；引流管的长度要适宜，过短则易在患者活动时脱出，过长则易扭曲。

（2）保持引流通畅：防止引流管被血细胞凝集块堵塞；避免引流

管受压、扭曲和折叠。

（3）观察和记录引流液的量、颜色和性质：若术后数日腹腔引流液变混浊并带有异味，同时伴有腹痛和体温下降后又上升，应疑为腹腔内感染，需及时通知医生。

（4）严格无菌操作；定期更换引流袋，防止感染。

4）术后早期活动：鼓励患者定时做深呼吸、有效咳嗽和排痰，预防肺不张和坠积性肺炎等肺部并发症。

四、出院指导

1.指导患者少量多餐，规律饮食，术后1个月内每日进食5～6次，3～6个月恢复一日3餐。

2.告知患者应规律服用治疗溃疡的药物。

3.应进食易消化、较烂较软的食物，术后早期不易进食过甜的食物，少食用煎炸、生冷、辛辣、刺激的食物。

4.3个月内勿行重体力劳动，缓解生活及工作的压力。

5.有烟酒嗜好的患者，需要戒烟、戒酒。

6.术后3个月行胃镜检查，了解溃疡的情况，警惕溃疡的复发。

（鲁灵容　龙思涵　李红霞）

第三节　腹腔镜胃大部分切除术围手术期护理

一、手术适应证

胃十二指肠溃疡保守治疗无效或者并发穿孔、出血、幽门梗阻、癌变者。

二、术前护理

（一）术前评估

1.急性穿孔或出血患者一般急诊入院，需观察患者生命体征是否平稳及尿量、周围循环情况，根据医嘱建立静脉通道补液、补充电解质及营养支持、术前全身性应用抗菌药物，以控制感染。

2.询问是否有高血压、糖尿病、传染病史，询问有无过敏史。

3.癌变患者应将血压、血糖控制在合适范围内，对有长期吸烟史的患者进行至少2周的戒烟训练。鼓励患者进行强度适中的功能锻炼，提高手术耐受能力。

（二）心理护理

护理人员在术前通过与患者沟通可以在一定程度上减轻患者的术前焦虑，告知患者减少手术应激的措施，可以避免应激反应的发生，耐心向患者讲解疾病相关知识，讲解手术的目的及意义，让患者有信心。在做各项操作时动作要轻柔，准确无误，避免加重患者痛苦，让患者对医护人员充分信任，使其更好地配合。了解患者的需求，尽量满足其合理需求。

（三）营养支持

术前对患者进行营养风险评估，对NRS2002评估表评分≥3分的患者，指导患者在常规饮食的基础上，加食用蛋白粉，控制好食用量，避免因过量食用引起腹部不适。

（四）术前宣教

术前向患者及家属介绍快速康复相关知识。

1.手术相关知识指导：包括腹腔镜微创、术后常见并发症的预防及护理，包括术后早期进食、早期下床活动等相关知识的指导等。

2.麻醉知识指导：麻醉药物不良反应及护理指导；镇痛泵给药途径及使用方法指导。以缓解患者焦虑、恐惧情绪，使患者及其家属充分了解自己在ERAS路径中的重要作用，以更好地配合项目实施。

（五）胃肠道准备

1.急性穿孔或出血患者应处于禁食状态，予持续胃肠减压。

2.胃癌患者术前禁食（固体食物）6小时，禁饮2小时，术前安置胃肠减压管。

（六）术前常规准备

1.协助患者修剪指甲，体毛旺盛者需备皮。

2.协助完善术前相关检查：胸部CT、心电图、凝血常规、输血全套检查等。

3.进行血型鉴定和交叉配血实验，备好一定数量的血液制品。

4.更换病员服，取下活动性义齿。

三、术中护理

1.患者到达手术室时，介绍环境，陪伴并安慰患者。

2.体位：患者仰卧于手术床中线，头部垫一个软枕。双下肢分开45° 左右（以能站立一个人为宜），保暖并用束腿带在膝关节处固定双下肢。

3.术中严格保温：手术室内温度控制在22～25℃，室内湿度控制在50%～60%，为患者在手术台上铺设保温毯，同时注意输入液及冲洗液的保温，将其加温至36℃～37℃再使用，将患者体温控制在36℃以上。维持术区巾单干燥舒适。

4.术中限制补液量：防止补液过多，限制液体输入量在1 500 mL以下，减少患者术后肠道水肿，利于患者肠道功能的恢复。严格控制钠盐输入量，控制术中补液量为6～8 mL/[（kg·h）·d]。

5.手术过程中尽量使用微创技术，手术期间，非常规将胃肠减压管和腹腔引流管放置在指定位置，放置胃肠减压管的患者需在术后1天内去除。将导尿管进行常规放置，待患者麻醉清醒后再拔除导尿管。

6.严密观察患者生命体征，做好手术期间各种配合工作。

7.清点手术物品。

（唐静楠　李东馨雨）

四、术后护理

（一）一般护理

手术当天予床旁心电监护，次日常规停止心电监护。如生命体征不平稳，根据医嘱调整停止时间，予平卧位，6小时后改为半坐卧位，可降低腹部张力，加快伤口恢复。予持续低流量吸氧。

（二）心理护理

加强术后健康教育，向患者针对性地讲解术后可能出现的各种情况，并提供相应的解决方式，以此来帮助患者减轻心理负担，提高其康复主动性与积极性。责任护士与患者进行交流，获悉患者对自身疾病、术后生理状态的心理感受，了解疾病、手术治疗对患者生理、心理、生活以及家庭等方面产生的影响，找到造成患者不良心理反应的根本原因。

（三）饮食指导

1.术后24小时如无特殊禁忌则遵医嘱拔除胃肠减压管。

2.患者拔除胃肠减压管后可给予患者少量温开水，若无腹胀、腹痛等症状则可加量，逐渐过渡至少量流质饮食（如米汤）。

3.鼓励患者多咀嚼口香糖，增加唾液分泌，加速胃肠道功能恢复。

4.制订术后个体化饮食计划，慢慢过渡至半流质饮食，可在稀粥内加入蛋白粉食用，加强营养。

5.逐步过渡至正常饮食，保障患者获取基本营养补充，注意饮食营养丰富，忌生冷、易产气、刺激性食物。

（四）活动指导

1.根据血栓风险评分结果，高风险者使用气压治疗仪预防下肢静脉血栓。

2.术后应予翻身枕，每2小时翻身一次，预防压力性损伤。

3.术后1天以半卧位为主，指导患者进行主动关节运动，每次时长为30分钟，每日3次，包括握拳、屈膝。鼓励患者下床站立或床边走动，应注意避免体位性低血压，先床上坐，床旁坐让双腿下垂，再床旁站立，第1天活动控制在每次10 分钟。

4.术后2天可在搀扶下下床适当活动，根据患者恢复情况逐日增加活动强度与频率。

（五）呼吸功能锻炼

1.患者清醒后可开始深呼吸训练，每日3次，每次15～20分钟。

2.使用简易呼吸训练器：练习呼气时，将管子插入标有呼气的一侧，采用深呼吸方法，先深吸一口气，然后咬住管子上的咬嘴，缓慢呼出一口气，器械内的小球会缓慢地升起来，尽量依靠呼出的气体保持小球的上升状态。练习吸气时，将管子插入标有吸气的一侧，采用腹式呼吸的方法，先缓慢呼一口气，然后咬住咬嘴，深吸一口气，尽量依靠吸入气体保持小球的上升状态。患者于清醒后开始训练，每日3次，每次 15～20分钟。

3.吹气球训练：术后24小时左右开始继续使用吹气球法进行心肺

功能锻炼（使气球直径达到10～20 cm，每次练习5～10分钟，每天练习2～5次）。

（六）疼痛管理

在患者术后进行伤口镇痛处理，不仅可以减小患者应激反应，且可以使患者的身体功能得到良好锻炼，让患者早期活动，以减少术后并发症的发生。

1.术后指导患者和家属自控镇痛泵的正确使用方法，镇痛泵持续低剂量给药。

2.定时进行疼痛评估，疼痛评分在0～3分者，采取非药物镇痛法，如音乐疗法、改变体位及转移注意力法等；对疼痛评分在4～6分者，加用非甾体抗炎药如氨酚羟考酮片口服；对疼痛评分6分以上者，再适当加用阿片类药物，如地佐辛等。

（七）引流管护理

1.血浆引流管

（1）观察引流液颜色、性状、量。

（2）妥善固定引流管，注意正确粘连胶布固定引流管。

（3）保持通畅，定时挤捏管道，勿折叠、扭曲、压迫管道，每日倾倒引流液。

（4）预防感染，每周2次更换引流装置，注意无菌操作。

2.胃肠减压管

（1）观察胃液颜色、性状、量。

（2）妥善固定胃肠减压管，注意正确粘连胶布固定胃肠减压管，应每班检查胃肠减压管留置的长度，每日更换固定的胶布，避免鼻子形成压力性损伤。

（3）保持管道通畅，勿折叠、扭曲、压迫管道，连接负压引流瓶，保持有效负压。

（4）按照ERAS理念，术后24小时即可拔管。

（八）伤口护理

1.定期观察伤口有无渗血、渗液，若有，应及时通知医生更换敷料。

2.定期观察腹部体征，查体是否有压痛、反跳痛、肌紧张等。

（九）术后并发症的观察及护理

1.术后出血

术后出血包括胃和腹腔内出血。

处理：

（1）病情观察：严密观察患者的生命体征的变化，有无出现血压下降、心率和呼吸增快、神情淡漠。

（2）禁食和胃肠减压：指导患者禁食，维持适当的胃肠减压管负压，避免负压过大损伤胃黏膜。加强对胃肠减压管引流液量和颜色的观察。

（3）加强对腹腔引流的观察：观察和记录腹腔引流液的量、颜色和性质。若术后持续从腹腔引流管引出大量新鲜血性液体，应怀疑有腹腔内出血，须及时通知医生并协助处理。

（4）止血和输血：若患者术后发生胃出血，应遵医嘱应用止血药物，必要时输新鲜血。可以通过内镜检查明确出血部位，通过喷洒止血粉、上血管夹等保守措施止血。若经非手术疗法不能有效止血或出血量＞500 mL/h，应积极完善术前准备，并做好相应的术后护理。

2.术后胃瘫

术后胃瘫是胃手术后以胃排空障碍为主的综合征，通常发生在术后2～3日，多发生饮食由禁食改为流质或流质改为半流质时，患者出现恶心、呕吐，呕吐物多呈绿色。

处理：

（1）一般胃肠减压管需要放置1～2周，时间长者可达月余。胃肠减压管引流量减少，引流液由绿转黄、转清是胃瘫缓解的标志。

（2）定期更换负压引流瓶，留置时间过长时应注意更换胃肠减压管。

（3）妥善固定管道，定期更换粘贴的胶布，观察皮肤，预防导管相关压力性损伤。

（4）关注患者生化检查结果，如出现脱水、电解质紊乱和营养障碍，及时处理。

（5）请中医科会诊，可服用中药或中药灌肠。

（6）遵医嘱使用促进胃动力药物，如多潘立酮片等。

3.术后肠梗阻

根据梗阻部分可分为输入袢梗阻、输出袢梗阻和吻合口梗阻，前两者见于毕Ⅱ式胃大部分切除术后。

1）输入袢梗阻：急性输入袢梗阻由于梗阻近端为十二指肠残端，因此是闭袢性梗阻，易发生肠绞窄。患者表现为上腹部剧烈腹痛伴呕吐。呕吐物不含胆汁。上腹部常可扪及肿块。

2）输出袢梗阻：临床表现为上腹饱胀，呕吐食物和胆汁。系胃大部分切除术后胃肠吻合口下端输出袢因粘连、大网膜水肿、炎性肿块压迫所致的梗阻。

3）吻合口梗阻：患者表现为进食后出现上腹饱胀和呕吐；呕吐物为食物且不含胆汁。一般系吻合口过小或吻合口的胃肠壁内翻过多所致，也可为术后吻合口炎症水肿所致的暂时性梗阻。

处理：

（1）予禁食、胃肠减压，记录出入量。

（2）维持水、电解质和酸碱平衡，给予肠外营养支持，纠正低蛋白血症。

（3）加强心理护理，缓解其术后因长时间不能正常进食所致的焦虑不安，甚或抑郁。

（4）若经非手术处理，梗阻症状仍不能缓解，应做好手术处理的各项准备。

4.倾倒综合征

倾倒综合征系胃大部分切除术后，幽门的节制功能丧失，导致胃排空过速所产生的一系列综合征。根据进食后症状出现的时间可分为早期与晚期两种。

1）早期倾倒综合征：多发生在进食后半小时内，患者以循环系统症状和胃肠道症状为主要表现，循环系统症状包括心悸、心动过速、出汗、全身无力、面色苍白和头晕等；胃肠道症状有腹部绞痛、恶心呕吐和腹泻等。多因餐后大量高渗性食物快速进入肠道引起肠道内分泌细胞大量分泌肠源性血管活性物质导致。

2）晚期倾倒综合征：餐后2～4小时患者出现头昏、心慌、出冷汗、脉搏细弱甚至虚脱等表现。主要因进食后，胃排空过快，含糖食物迅速进入小肠而刺激胰岛素大量释放，继之发生反应性低血糖，故晚期倾倒综合征又被称为低血糖综合征。

处理：

（1）对早期倾倒综合征者：主要指导患者通过饮食加以调整，包括少食多餐，避免过甜、过咸、过浓的流质饮食，宜进低碳水化合物、高蛋白饮食；餐时限制饮水喝汤；进餐后平卧10～20分钟。多数患者经调整饮食后，症状可减轻或消失，术后半年到1年内能逐渐自愈。极少数症状严重而持久的患者可采用生长抑素治疗。

（2）晚期倾倒综合征：出现症状时稍进饮食，尤其是糖类，即可缓解。饮食中减少碳水化合物含量，增加蛋白质比例，少量多餐可防止其发生。严重患者可采用皮下注射生长抑素。

5.残胃癌

因良性疾病行胃大部分切除术后5年以上，残胃出现原发癌称为残胃癌，发生率约2%。多数患者残胃癌发生在前次因良性病变行胃大部分切除术后10年以上。发生原因可能与残胃黏膜萎缩有关。临床症状为进食后饱胀伴贫血、体重下降，应定期复查胃镜。

四、出院指导

1.指导患者少食多餐，选用高蛋白、低脂肪饮食，补充维生素、铁剂和微量元素，进食后可平卧片刻。

2.告知患者出院后劳逸结合、注意休息，保持乐观。

3.3个月内勿行重体力劳动，缓解生活及工作的压力。

4.戒烟、酒、熬夜等对身体有危害的不良习惯。

5.告知患者术后可能会出现的并发症。

6.定期门诊随访，复查胃镜，如有不适，随时就诊。

（鲁灵容　吴雅倩　李东馨雨　唐静楠）

第四节　腹腔镜根治性远端胃切除术围手术期护理

一、手术适应证

1.进行胃癌、探查及分期

2.胃癌、肿瘤浸润深度＜T_{4a}期并可达到D_2根治性切除。

3.胃癌术前分期为Ⅰ、Ⅱ、$Ⅲ_A$期。

4.晚期胃癌短路手术。

二、手术禁忌症

1.胃体与胃近端癌。

2.心肺功能不全、不能接受CO_2人工气腹、须急诊手术的胃癌患者均不建议行腹腔镜胃癌手术。

三、术前护理

（一）术前评估

1.医生开具入院证后，患者关注科室微信公众号，提前了解相关知识及准备入院需携带的物品。

2.评估患者一般状况，包括生命体征是否平稳，既往是否有高血压、糖尿病，保证血压和血糖控制在正常范围内。

3.询问是否有传染病史，查看患者输血全套结果。

4.询问有无过敏史。

（二）心理护理

胃癌患者在心理和躯体上受到双重折磨，既有对疾病的恐惧，更有求生的希望和对家人的留恋，此时最需要亲人朋友、医护人员的关怀和体贴。了解患者的心理状况，患者往往会顾虑手术安全性、可靠性，以及担心住院费用，从而导致焦虑、恐惧。所以要向患者解释腹腔镜手术的优点：创伤小、痛苦轻、恢复快、住院时间短。可邀请同手术方式患者现身说法，消除患者顾虑、减轻心理负担。加强巡视，与患者沟通，以鼓励增强患者对手术的信心，对手术中和手术后可能遇到的问题加以解释，使患者做好思想准备，减少精神紧张和忧虑，必要时予镇静药，使患者能得到良好的睡眠。鼓励患者说出自身的感受。进行心理评估，根据患者情况进行针对性护理。

（三）营养支持

1.了解患者有无黑便、呕血等相关症状。术前纠正贫血，贫血可致住院时间延长，显著增加急性肾损伤发生率、病死率及再入院率。

2.术前筛查患者营养状况，根据患者情况给予高蛋白、高能量、高维生素、低脂、易消化的少渣食物，如鸡蛋羹等。

3.严重营养不良患者可食用蛋白粉，或根据患者情况输注人血白蛋白或者血液制品。

（四）术前宣教

1.结合科室制订的快速康复资料，对患者讲解术前注意事项、手术流程与治疗效果等，使患者明白此手术的必要性和优越性。

2.通过讲解过往临床成功案例，让患者意识到术后早期活动、早期进食的重要性，并针对欠缺早期活动认知或抵触的患者进行重点宣教，提高患者配合度。

3.对术后患者进行疼痛管理宣教，告知患者及家属可采取超前镇痛模式，打消患者对镇痛药“上瘾”的担忧。

（五）胃肠道准备

1.加速康复外科护理强调尽量缩短术前的禁饮禁食时间，手术前6小时开始禁食（固体食物），术前2小时禁饮水，减少其术后饥饿、口渴、焦虑等不良反应。

2.在术前2小时给予口服5%葡萄糖水。

3.对于有幽门梗阻的患者，在禁食的基础上，术前3日开始进行温盐水洗胃。

4.术前安置胃肠减压管。

（六）术前常规准备

1.了解患者有无吸烟史，吸烟可使组织氧合降低，增加伤口感染、血栓栓塞以及肺部感染等并发症风险，与术后住院时间和死亡率显著相关。有研究显示，术前戒烟超过4周可显著缩短术后住院时间、降低伤口感染率及总并发症发生率，戒酒可显著降低术后并发症发生率。戒酒2周即可明显改善血小板功能，缩短出血时间，一般推荐术前戒酒4周。

2.嘱患者术前一天沐浴，修剪指甲，体毛旺盛者需备皮，术前练习床上大小便。

3.协助完善术前相关检查：胸部CT、心电图、凝血常规、输血全套检查等。

4.术前一天准备抗生素，术晨遵医嘱带入手术室，用于术中用药。

5.进行血型鉴定和交叉配血实验，备好一定数量的血液制品。

6.术晨更换病员服，取下活动性义齿。

7.术晨为患者建立静脉通道。

四、术后护理

（一）一般护理

手术当天予床旁心电监护，次日常规停止心电监护，如生命体征不平稳，根据医嘱调整停止时间，予平卧位，持续低流量吸氧。

（二）心理护理

加强术后健康教育，要将患者的手术方式、具体需求作为依据，向其针对性地讲解术后可能出现的各种情况，并提供相应的解决方法，以此来帮助患者减轻心理负担，提高其康复主动性与积极性。责任护士与患者进行交流，了解疾病、手术治疗对患者生理、心理、生活以及家庭等方面产生的影响，找到造成患者不良心理反应的根本原因。患者之间共同交流：主要引导积极患者与消极患者一对一地交流，以真实的成功案例分享，增强患者治疗信心。鼓励患者多接触能让患者开心的事或人，如做喜欢做的事，见想见的人，以触碰患者内心的柔软，缓解患者的压力。针对不同的情况，针对性进行情绪疏导，通过情绪宣泄法、松弛训练、角色扮演法或认知矫治法等减轻患者的负性情绪。

（三）饮食指导

1.患者术后应尽早恢复经口进食及饮水，术后早期肠内营养可促进肠道功能早日恢复，维护肠黏膜功能，防止菌群失调和移位，还可以降低术后感染发生率及缩短术后住院时间。

2.患者清醒后即可少量饮水，术后第一天开始口服液体或少量流质食物100～500 mL，以后每天逐渐增量。

3.患者恢复通气后可由流质饮食转为半流质饮食，进食量根据胃肠耐受量逐渐增加。

4.术后康复阶段可请营养科会诊，增加口服营养制剂。

5.予肠外营养支持补足肠内营养能量不足部分。

流质饮食：米汤、稀饭、米糊、蔬菜粥等。

半流质饮食：面条、烂肉粥、蒸蛋等。

（四）活动指导

1.根据血栓风险评分结果，高风险者使用气压治疗仪预防下肢静脉血栓。

2.术后应予翻身枕，每2小时翻身一次，预防压力性损伤。

3.术后清醒即可半卧位休息，指导患者进行主动关节运动，每次时长为30分钟，每日3次。

（1）肩关节运动：患者自主将上臂外展，复原，再向前做上举动作，再复原。

（2）肘关节运动：患者掌心向上，抬起前臂向上臂靠拢，做屈曲、伸展动作。

（3）腕关节运动：患者做手腕屈伸环绕运动。

（4）踝关节运动：患者将小腿固定于床面，保持膝关节伸直位，进行踝关节背伸、跖屈运动。

（5）髋、膝关节运动：患者平卧于床面，向心性用力做髋、膝关节的屈曲运动，然后离心性用力做髋、膝关节伸展运动。

（6）髋关节外展运动：患者平卧于床面，均匀向外用力使髋关节外展30°～45°，然后返回，可避免肌肉萎缩，预防静脉血栓发生。

4.术后1天鼓励患者下床站立或于床边走动，应注意预防体位性低血压。先床上坐，床旁坐让双腿下垂，再床旁站立。可在搀扶下适当下床活动，根据患者恢复情况逐日增加活动强度与频率。

（五）呼吸功能锻炼

1.患者清醒后可开始深呼吸训练，每日3次，每次15～20分钟。

2.指导患者有效的咳嗽、咳痰方法，对于痰液黏稠的，遵医嘱予雾化治疗，结束后予拍背协助咳痰。

3.吹气球训练：术后24小时左右开始使用吹气球法进行心肺功能锻炼（使气球直径达到10～20 cm，每次练习5～10分钟，每天练习2～5次）。

（六）疼痛管理

在患者术后进行伤口镇痛处理，不仅可以减小患者应激反应，且可以使患者的身体功能得到良好锻炼，有利于其早期下床活动的开展，促使其术后康复。

1.麻醉师根据患者需求使用自控镇痛泵，术后指导患者和家属自控镇痛泵的正确使用方法，采取超前镇痛模式。

2.定时进行疼痛评估，疼痛评分在0～3分者，同时采取非药物镇痛法，如音乐疗法、深呼吸及转移注意力法等；对疼痛评分在4～6分者，加用非甾体抗炎药如氨酚羟考酮片口服；对疼痛评分6分以上者，再适当加用阿片类药物，如地佐辛注射液等。

（七）引流管护理

1.血浆引流管

（1）观察引流液颜色、性状、量。

（2）妥善固定引流管，注意正确使用胶布固定引流管。

（3）保持管道通畅，定时挤捏管道，勿折叠、扭曲、压迫管道，每日倾倒引流液，保持有效负压。

（4）预防感染，每周更换引流装置2次，注意无菌操作。

2.胃肠减压管

（1）观察胃液颜色、性状、量。

（2）妥善固定胃肠减压管，注意正确粘连胶布固定胃肠减压管，应每班检查胃肠减压管留置的长度，每日更换固定的胶布，避免鼻子形成压力性损伤。

（3）保持通畅，勿折叠、扭曲、压迫管道，连接负压引流瓶，保持有效负压。

（4）预防感染，每周更换引流装置2次，注意无菌操作。

（5）胃肠功能恢复后即可拔管。

（八）伤口护理

1.定期观察伤口有无渗血、渗液，若有，应及时通知医生更换敷料。

2.定期观察腹部体征，查体是否有压痛、反跳痛、肌紧张等。

（九）术后并发症的观察及护理

1.消化道出血

胃肠减压管不断引流出新鲜血液，24小时后仍未停止，甚至出现呕血和黑便。

处理：

（1）病情观察：严密观察患者血压、脉搏、心率、呼吸、神志和体温的变化。遵医嘱建立静脉双通道补液。

（2）禁食和胃肠减压：指导患者禁食，加强对胃肠减压引流液量和颜色的观察。

（3）止血和输血：应遵医嘱应用止血药物，必要时输新鲜血，或用冰生理盐水洗胃。若经非手术疗法不能有效止血或出血量＞500 mL/h，应积极完善术前准备，并做好相应的术后护理。

2.术后吻合口破裂或瘘

与缝合不当、吻合口张力过大、组织血供不足有关，以贫血、低蛋白血症和伴组织水肿者易发生。胃肠吻合口破裂或多发生在术后3～7天，表现为体温升高、上腹部疼痛和腹膜刺激征，胃肠减压管引流量突然减少而腹腔引流管的引流量突然增加。

处理：

（1）术前胃肠道准备

胃的准备：对有幽门梗阻的患者，在禁食的基础上，术前3日起每晚用温生理盐水洗胃，以减轻胃黏膜的水肿。

肠道准备：术前3日给患者口服肠道不吸收的抗生素，必要时清洁肠道。

（2）维持有效胃肠减压：有效的胃肠减压可防止胃肠道内积液、积气，减轻胃肠内压力，有利于术后胃肠吻合口愈合和胃肠道功能的恢复。

（3）加强观察和记录，注意观察患者的生命体征和腹腔引流情况。一般情况下，患者术后体温逐日趋于正常，腹腔引流液逐日渐少和变清。若术后数日腹腔引流量仍不减、伴有黄绿色胆汁或呈脓性、带臭味，伴腹痛，体温再次上升，应警惕发生吻合口瘘的可能。须及时告知医生，协助处理。

（4）保护瘘口周围皮肤：一旦发生瘘，应及时清洁瘘口周围皮肤并保持干燥，局部涂以氧化锌软膏或用皮肤保护粉加以保护，以免皮肤破损继发感染。

（5）支持治疗的护理：对瘘出量多且估计短期内瘘难以愈合的患者，遵医嘱给予输液纠正水、电解质和酸碱失衡，或予肠内、外营养支持及相关护理，以促进愈合。

（6）合理应用抗生素：对继发感染的患者，根据医嘱合理应用抗生素。

3.营养性并发症

根治性远端胃切除术后由于残胃容量减少，消化吸收功能受影响，患者常出现上腹部饱胀、贫血、消瘦等症状。治疗应采取调节饮食的方法，少食多餐，选用高蛋白、低脂肪饮食，补充维生素、铁剂和微量元素。

五、出院指导

1.出院后每3日更换伤口敷料，有缝线者术后10日可考虑拆线。

2.向患者及家属讲解胃癌发生的相关因素，避开引起胃癌的因素。

3.制订合理的饮食方案，少食多餐，食用高蛋白、高维生素食物，必要时营养门诊制订饮食方案。

4.改变不良生活习惯，比如熬夜等。

5.改变不良饮食习惯，少食用辛辣、烟熏、油炸食物等不健康的食物。

6.讲解术后一些可能会出现的远期并发症。

7.讲解术后化疗的必要性及副作用，定期复查血常规、肝功能、肾功能。定期门诊随访。

（鲁灵容　燕玲玲　吴雅倩　李红霞）

第五节　腹腔镜根治性全胃切除术

一、手术适应证

胃体与胃近端癌。

二、术前护理

（一）术前评估

1.医生开具入院证后，患者关注科室微信公众号，提前了解相关知识及准备入院需携带的物品。

2.评估患者一般状况，包括生命体征、腹部体征。

3.了解患者既往史，是否有高血压、糖尿病，心肺功能是否正常，应保证患者各项指标基本处于正常值。

4.询问是否有传染病史，有无过敏史。

5.完成各项评估，包括自理能力、压力性损伤风险、跌倒风险、血栓风险、疼痛评估。针对高风险患者进行干预。

（二）心理护理

患者在术前常因对疾病的认知不足、担心全胃切除后对身体的影响、对患癌后的恐惧心理与对手术结果的不确定等因素，易出现紧张不安、焦虑、抑郁的不良情绪。护理人员应及时与患者及家属进行沟通交流，对患者提出的疑问进行充分解答，对患者的心理状态进行评估，并进行针对性的疏导而减轻心理应激反应，必要时可邀请术后康复良好的患者来给其分享经验，增强患者对手术的信心，嘱咐患者家属多给予支持与陪伴。

（三）营养支持

1.术前进行营养评估，营养不良是患者发生术后并发症的独立预后因素。如患者出现血浆白蛋白＜30 g/L或过去6个月内体重下降＜10%或BMI＜18.5 kg/m^2，应进行肠内营养支持治疗。请营养科医生会诊，制订营养支持治疗方案。

2.了解患者有无黑便、呕血等相关症状，术前纠正贫血，严重者可输注血液制品，贫血可致住院时间延长，显著增加急性肾损伤发生率、病死率及再入院率。

3.常规给予高蛋白、高能量、高维生素、低脂、易消化的少渣食物，如鸡蛋羹、蛋白粉等。

（四）术前宣教

1.手术相关知识指导：包括腹腔镜术后常见并发症的预防。

2.麻醉知识指导：麻醉药物不良反应，术后镇痛泵的使用。

3.讲解加速康复外科主要项目，包括呼吸、活动、饮食、疼痛等方面的具体措施，以缓解患者焦虑情绪，使患者及其家属充分了解自己在ERAS路径中的重要作用，以更好地配合措施实施。

（五）胃肠道准备

1.无胃肠动力障碍及肠梗阻的患者术前6小时可进食固态食物，术前2小时可饮水。

2.麻醉前2小时可口服12.5%碳水化合物400 mL。

3.对于有慢性便秘的患者，建议术前给予灌肠，以免术后出现排便困难。

（六）术前常规准备

1.了解患者有无吸烟史，饮酒史，术前4周戒烟、戒酒。

2.嘱患者术前一天沐浴，修剪指甲，体毛旺盛者需备皮，术前练习床上大小便。

3.协助完善术前相关检查：胸部CT、心电图、凝血常规、输血全套检查等。

4.术前一天准备抗生素，术晨遵医嘱带入手术室，用于术中用药。

5.进行血型鉴定和交叉配血实验，备好一定数量的血液制品。

6.术晨更换病员服，取下活动性义齿。

7.术晨为患者建立静脉通道。

三、术后护理

（一）一般护理

手术当天床旁心电监护，次日常规停止心电监护，对生命体征不平稳者根据医嘱调整停止时间，平卧位，持续低流量吸氧。

（二）心理护理

向患者及家属针对性地讲解术后可能出现的各种情况，并提供相应的解决方式，以此来帮助患者减轻心理负担，缓解焦虑情绪，提高其康复主动性与积极性。对患者的心理状态进行评估，了解患者担心的具体事项，一一做好解答，包括全胃切除后对身体的影响、全胃切除术饮食应注意的事项，并进行针对性的疏导进而减轻心理应激反应，必要时可邀请术后康复良好的患者分享经验，以增强患者术后恢复的信心。嘱咐家属支持和陪伴，耐心对待患者，满足其合理的需求，以使其保持良好的心情。针对不同的情况，通过情绪宣泄法、计划法、柔点触碰法等减轻患者的负性情绪。

（三）饮食指导

1.为促进患者术后早期肠蠕动恢复，可予其咀嚼口香糖，利用假饲原理使患者分泌胃泌素、神经加压素、胰多肽、胆囊收缩素等，促进其消化酶及唾液的分泌。在咀嚼过程中，口香糖也可以刺激口、咽、喉等感受器，促使患者恢复肠蠕动。术后6小时患者清醒后给予15 mL漱口水，漱口30～60秒后吐出，漱口后给予患者口香糖1片，持续咀嚼15分钟。术后1天后予同样方法，3次/天，后根据患者耐受程度逐渐增加次数。患者咀嚼口香糖时加强床旁巡视，防止患者误吸。

2.患者术后第1天应饮少量温水，首次20～30 mL，严密观察患者饮水后反应。

3.患者如无不适，第2天给予清流质饮食，如米汤40 mL，每日2次。

4.逐日增加饮食量与次数，至每餐200～250 mL，每日6～8餐。一般以高营养、高蛋白、高维生素食物为主，如蛋白粉、安素等。

5.慢慢过渡至半流质饮食，每日5～6餐，如米粥、藕粉、蔬菜粥等。

6.术后3周过渡至软食，如软米饭、馒头、蒸蛋、各种炖煮食物等。

7.由肠外营养支持补足肠内营养能量不足的部分。

（四）活动指导

1.根据血栓风险评分，高风险者使用气压治疗仪预防下肢静脉血栓。

2.术后应予翻身枕，每2小时翻身一次，预防压力性损伤。

3.术后1天患者以半卧位为主，指导患者进行主动关节运动，时长为30分钟，每日3次。

（1）肩关节运动：患者自主外展上臂，复原，再向前做上举动作，再复原。

（2）肘关节运动：患者掌心向上,抬起前臂向上臂靠拢，做屈曲、伸展动作。

（3）腕关节运动：患者做手腕屈伸环绕运动。

（4）踝关节运动：患者将小腿固定于床面，保持膝关节伸直位，进行踝关节背伸、跖屈运动。

（5）髋、膝关节运动：患者平卧于床面，向心性用力做髋、膝关节的屈曲运动，然后离心性用力做髋、膝关节伸展运动。

（6）髋关节外展运动：患者平卧于床面,均匀向外用力使髋关节外展30°～45°，然后返回，可避免肌肉萎缩，预防静脉血栓发生。

4.术后第2天鼓励患者下床站立或床边走动，15～25分钟/次，2次/天，应注意预防体位性低血压，先床上坐起，然后床旁坐，让双腿下垂，再床旁站立。

5.根据患者恢复情况逐日增加活动强度与频率，让患者在不感觉疲惫的前提下进行有效的活动。

（五）呼吸功能锻炼

1.患者于术后麻醉清醒后开始深呼吸训练，每日3次，每次15～20分钟。

2.教会患者有效咳嗽的方法，让患者在咳嗽时有力度, 加强患者的肺活量和患者肺部的扩张能力, 促进患者体内痰液的排出。这样能够做到对呼吸道分泌物进行高效的清理, 保证患者气道的通畅无阻, 降低并发症发生概率。

3.遵医嘱予雾化吸入治疗，对患者的气道进行清洁，帮助痰液咳出, 减少肺部感染发生率。

4.简易呼吸训练器：患者口含呼吸器的软管并缓缓吸气，等到呼吸器上的白色活塞在吸气过程中被慢慢提升到达目标刻度时，维持此时的状态2～3 秒,等待活塞下降，到达呼吸器刻度底部后，患者松开吸气管并进行平静呼气。每日3次，每次15～20分钟。

5.吹气球训练：患者术后24小时左右开始使用吹气球法进行心肺功能锻炼（使气球直径达到10～20 cm，每次练习5～10分钟，每天练习2～5次）。

（六）疼痛管理

胃部手术属于腹上区手术，术后术区疼痛对患者呼吸、早期活动均产生较大影响，术后良好的镇痛是ERAS的重要环节之一。采取快速康复的超前镇痛法，不仅可以减小患者应激反应，且可以使患者的身体功能得到良好锻炼，有利于其早期下床活动的开展，促使其术后康复。

1.麻醉师根据患者需求使用自控镇痛泵，对镇痛泵进行合理调整，术后指导患者和家属学会自控镇痛泵的正确使用方法，最大限度上确保患者的舒适度。

2.做好患者疼痛评估，疼痛评分在0～3分者，同时采取非药物止痛法，如音乐疗法、转移注意力法、改变体位等措施；对疼痛评分在4～6分者，加用非甾体抗炎药如氨酚羟考酮片口服；对疼痛评分6分以上者，再适当加用阿片类药物，如地佐辛等。

（七）引流管护理

1.血浆引流管

（1）观察引流液颜色、性状、量。

（2）妥善固定引流管，注意正确使用胶布固定引流管。

（3）定时挤捏管道，保持其通畅，勿折叠、扭曲、压迫管道，每日倾倒引流液，保持有效负压。

（4）预防感染，每周更换2次引流装置，注意无菌操作。

2.导尿管

（1）观察尿液颜色是否清亮、有无浑浊，量是否正常。

（2）1天2次导尿管护理。

（3）常规术后第二天拔出导尿管。

（八）伤口护理

1.定期观察伤口有无渗血、渗液，若有，应及时通知医生更换敷料。

2.定期观察腹部体征，查体以确定是否有压痛、反跳痛、肌紧张等。

（九）术后并发症的观察及护理

1.消化道出血

多系食管空肠吻合口出血，患者出现呕血和血便。

处理：

（1）病情观察：严密观察患者的生命体征，如出现血压下降，脉搏、心率、呼吸增快，指导患者禁食禁饮。

（2）加强对大便的观察：观察和记录呕血或血便的量，严格记录患者出入量。

（3）止血和输血：若患者术后发生消化道出血，应遵医嘱应用止血药物，必要时输血，或口服冰盐水加云南白药。若经非手术疗法不能有效止血或出血量＞500 mL/h，应积极完善术前准备，并做好相应的术后护理。

（4）心理护理：疏导患者紧张的情绪，告知患者应放松，相信医护人员可以处理好。家属也切忌惊慌，不良情绪会影响到患者，应多鼓励患者。

2.术后吻合口破裂或瘘

与缝合不当、吻合口张力过大、组织血供不足有关，贫血、低蛋白血症和伴组织水肿者易发生。食管空肠吻合口破裂多发生在术后3～7天，表现为体温升高、上腹部疼痛和腹膜刺激征。

处理：

（1）术前胃肠道准备

胃的准备：对有幽门梗阻的患者，在禁食的基础上，术前3日起每晚用温生理盐水洗胃，以减轻胃黏膜的水肿。

肠道准备：术前3日起给患者口服肠道不吸收的抗生素，必要时清洁肠道。

（2）加强观察和记录：注意观察患者的生命体征和腹腔引流情

况。一般情况下，患者术后体温逐日趋于正常；腹腔引流液逐日减少和变清。若术后数日腹腔引流液量仍不减、伴有黄绿色胆汁或呈脓性、带臭味，伴腹痛，体温再次上升，应警惕发生吻合口瘘的可能，须及时告知医生，协助处理。

（3）支持治疗的护理：对瘘出量多且估计短期内瘘难以愈合的患者，遵医嘱给予输液以纠正水、电解质和酸碱失衡，或肠内、外营养支持及相关护理，以促进愈合。

（4）合理应用抗生素：对继发感染的患者，根据医嘱合理应用抗生素。

3.胰瘘

常发生于术中清扫胰腺或腹腔镜器械钳夹和长时间压迫胰腺等情况，由于胰液的消化作用，严重的胰瘘常继发腹腔感染、术后出血、吻合口瘘等严重并发症，甚至危及生命，术后胰瘘是腹腔镜胃癌根治术较为严重的并发症。

术后胰瘘分为生化瘘、B级胰瘘和C级胰瘘。

（1）生化瘘：引流液中淀粉酶浓度＞血清淀粉酶浓度正常值上限的3倍，无须额外治疗。

（2）B级术后胰瘘：引流液中淀粉酶浓度＞血清淀粉酶浓度正常值上限的3倍，引流管放置时间＞3周，给予生长抑素及其类似抑酶药物、延长引流管留置时间及营养支持等治疗后可治愈。

（3）C级术后胰瘘：经保守治疗后患者出现腹腔积液或脓肿形成、高热等症状，则需要在超声或CT引导下穿刺引流，如发生假性动脉瘤出血等并发症，及时行介入治疗。

4.营养性并发症

患者消化吸收功能受影响，常出现上腹部饱胀、贫血、消瘦等症状。治疗应调节饮食、少食多餐，选用高蛋白、低脂肪饮食，补充维生素、铁剂和微量元素。

5.感染（伤口感染、肺部感染、腹腔感染、尿路感染）

处理：

（1）完善术前准备：术前良好的胃肠道和呼吸道准备，利于有效预防术后并发症。为预防术后肺部感染和肺不张，术前应劝告吸烟者戒烟，指导患者进行有效咳嗽和深呼吸的训练。

（2）体位：全麻清醒前取去枕平卧位，头偏向一侧，以免呕吐时发生误吸。麻醉清醒后若血压稳定取低半卧位，以利于腹腔渗出液积聚于盆腔，一旦感染，便于引流。

（3）口腔护理：保持口腔清洁卫生，减少口腔内细菌的生长繁殖。

（4）保持腹腔引流通畅：术后放置腹腔引流管的目的是及时引流腹腔内的渗血、渗液，避免腹腔内液体积聚致继发感染和脓肿形成。护理时应注意以下几点。①妥善固定引流管：患者卧床时引流管固定于床旁，起床时固定于上身衣服；引流管的长度要适宜，过短则易在患者活动时脱出，过长则易扭曲。②保持引流通畅：确保有效的负压吸引，防止引流管被血细胞凝集块堵塞；避免引流管受压、扭曲和折叠。③观察和记录引流液的量、颜色和性质：若术后数日腹腔引流液变混浊并带有异味，同时伴有腹痛和体温下降后又上升，应疑为腹腔内感染，需及时通知医生。④严格无菌操作；定期更换引流袋，防止感染。

（5）常规患者术后第二天拔除导尿管，有前列腺疾病及排尿困难的患者可提前遵医嘱服用盐酸坦索罗辛缓释胶囊。

（6）术后早期活动：鼓励患者定时做深呼吸、有效咳嗽和排痰，预防肺不张和坠积性肺炎等肺部并发症。术后早期协助患者行肢体的伸屈运动，预防深静脉血栓形成。除年老体弱及病情较重者，一般术后第1日即可协助患者坐起并做轻微的床上活动，第2日进行床边活动，第3日可在室内活动。但应根据患者个体差异而决定活动量。

五、出院指导

1.告知患者出院后劳逸结合、注意休息，术后2周内不能提重物。

2.全胃切除术后容易引起营养不良，应根据患者情况制订合理的饮食方案，防止营养性并发症的发生，防止患者出院后只进食半流质饮食，告知患者出院后可进食米饭，以免出现吻合口狭窄，影响患者的生活质量。

3.因全胃切除术后缺少了幽门，易引起胆汁反流，刺激食管、吻合口黏膜，引起黏膜充血、水肿、糜烂等，预防措施主要有饭后静坐或半卧位30分钟至1小时，睡觉时垫2个枕头、使头部抬高，以避免食物、胆汁反流至食管引起食管炎、吻合口炎。

4.改变不良生活习惯，如熬夜、暴饮暴食，避免感冒等。

5.讲解术后一些可能会出现的并发症，如出现腹痛、腹胀，应及时到医院就诊。

6.讲解术后化疗的必要性及副作用，定期复查血常规、肝功能、肾功能。

7.定期门诊随访。

（鲁灵容　燕玲玲　李红霞）

第五章

腹腔镜脾手术围手术期护理

第一节　概　述

一、脾脏解剖

脾脏是人体最大的淋巴器官，又是一高度血管化器官。通常成年人脾脏长约12 cm，宽约7 cm，厚3～4 cm，重110～200 g。病理情况下脾脏可增大至正常的一倍至数倍。正常时脾脏位于左季肋部深处，膈面被第9～11肋遮盖，其长轴平行于第10肋。脾脏毗邻胃、胰尾、左肾和左肾上腺、结肠脾曲、膈等重要结构。脾脏除脾门与胰尾接触的部位外，皆有腹膜覆盖，因而属腹膜间位器官。其腹膜反折形成脾脏重要的韧带：与胃大弯间形成脾胃韧带，与左肾间形成脾肾韧带，与横膈间形成脾膈韧带，与结肠脾曲构成脾结肠韧带。

二、脾脏生理功能

1.脾脏是人体的“血库”，当人体休息、安静时，它贮存血液，当人体处于运动、失血、缺氧等应激状态时，它又将血液排送到血循环中，以增加血容量。正常人心排血量的4%～5%通过脾脏，成人每天流过脾脏的血量达250 L。

2.脾脏是人体内最大的淋巴器官，约占全身淋巴组织总量的25%，内含大量的淋巴细胞和巨噬细胞，由于其功能结构与淋巴结有许多相似之处，故脾脏又是一个重要的免疫器官。

3.脾脏也是重要的造血和破坏血细胞的器官，胎儿时期脾脏是髓外造血器官之一，在胎儿2～5个月时为主要造血器官，5个月后造血功能减弱，出生后脾脏只产生淋巴细胞和单核细胞，但在病理情况或应激状态下，如大量失血、溶血、骨髓纤维化时，脾脏可再次恢复造血功能。脾脏也能破坏血细胞，是清除衰老、破碎红细胞的主要场所，特别是脾大、脾功能亢进时，网状内皮细胞过度活跃，破坏血细胞作用强化，以致白细胞和血小板也被损毁，而脾脏切除后，循环中白细胞和血小板会回升。

三、病因及临床表现

外科性相关脾脏疾病主要分为血液系统疾病、门静脉高压症、脾脏占位性病变及外伤性脾破裂四大类，脾切除是治疗这些疾病的有效方法。

（一）血液系统疾病

1.自身免疫性溶血性贫血

（1）病因：自身免疫性溶血性贫血（AIHA）病因是机体免疫紊乱，产生了抗自身红细胞的抗体，使红细胞在脾脏、肝脏、血管内被破坏和溶解，红细胞在体内时间缩短，引起溶血性贫血。

（2）临床表现：自身免疫性溶血性贫血起病缓慢，主要表现为头晕和乏力，严重者可出现休克和神志异常。还可伴发血小板降低、红细胞凝集等其他症状，有时会出现出血、溶血等并发症。

2.免疫性血小板减少性紫癜

（1）病因：因自身抗体等原因导致免疫介导的血小板过度破坏，使血小板减少而引起全身出血性疾病。

（2）临床表现：免疫性血小板减少性紫癜（ITP）多起病缓慢，可有持续性出血或反复发作。发作程度轻重不一，出血症状较轻，皮肤出血以下肢远端为主。除皮肤出血外，可有鼻出血、齿龈及口腔黏膜出血等。女性患者以月经增多为主要表现，反复发作的患者可有轻度脾大。

3.遗传性球形红细胞增多症

（1）病因：大多数遗传性球形红细胞增多症患者均有家族史，为遗传所致。极少数患者无家族史，称新生突变遗传性球形红细胞增多症。患者在发生各种感染、重体力活动、妊娠、情绪激动时发病，贫血等典型症状可能被诱发加重。

（2）临床表现：由于球形红细胞胞膜的内在缺陷，其易在脾内滞留、被破坏。临床表现为贫血、黄疸和脾大。

4.遗传性椭圆形红细胞增多症

（1）病因：遗传性椭圆形红细胞增多症是主要由遗传因素导致的疾病，遗传性的异常基因使红细胞膜骨架蛋白发生改变，正常的双凹圆盘状红细胞变为椭圆形红细胞，失去正常红细胞的机械稳定性和变形性，导致遗传性椭圆形红细胞增多症的发生。

（2）临床表现：由于体内椭圆形红细胞增多，大量异形红细胞在脾脏内被吞噬消化，引起溶血，导致一系列以溶血为症状的临床表现，如黄疸、贫血、脾肿大等。部分患者还可有发热、乏力、感染等症状，本病严重者可并发胆囊结石、溶血危象等。

5.丙酮酸激酶缺乏症

（1）病因：丙酮酸激酶缺乏症多为先天基因突变所致，属常染色体隐性遗传病，主要是由基因缺陷导致患者的丙酮酸激酶缺乏所引起，好发于有家族遗传病史的婴幼儿。

（2）临床表现：主要临床表现是贫血、皮肤及巩膜黄染、脾大。其中贫血最常见，其次是皮肤及巩膜黄染，脾大相对不常见。少数患者也可出现黄疸、胆石症和高胆红素血症等并发症。

6.珠蛋白生成障碍性贫血

（1）病因：由于一种或几种珠蛋白基因的突变，造成相应的珠蛋白链合成减少或缺乏，体内珠蛋白链比例失衡，引起正常血红蛋白合成不足，同时过剩的珠蛋白肽链在红细胞内聚集形成不稳定产物，导致红细胞寿命缩短，从而引发了珠蛋白生成障碍性贫血，又称“地中海贫血”。

（2）临床表现：典型表现为皮肤苍白、乏力、易倦、黄疸、肝脾肿大、头颅大、鼻梁凹陷、眼距宽等。

7.慢性粒细胞白血病

（1）病因：该病的发生与费城染色体形成密切相关，患病后机体在各阶段产生大量中性粒细胞，这些细胞在骨髓内积聚影响机体的正常造血功能。

（2）临床表现：患者常表现有乏力、低热、多汗或盗汗、体重减轻等代谢亢进的症状，由于脾大而自觉有左上腹坠胀感，如果发生脾梗死，则脾区压痛明显，肝脏明显肿大较少见，部分患者胸骨中下段压痛，当白细胞显著增高时，可有眼底充血及出血。

8.慢性淋巴细胞白血病

（1）病因：该病为一种进展缓慢的成熟B淋巴细胞增殖性肿瘤，病因尚未完全明确，职业和环境因素在其发病中并不占主要地位，遗传因素与低频电磁场或与发病有关。

（2）临床表现：早期可表现为乏力、疲倦、不适感，随病情进展而出现消瘦、低热、盗汗、淋巴结肿大、脾大等。

9.淋巴瘤

（1）病因：多为非霍奇金淋巴瘤，非霍奇金淋巴瘤的病因还不明确，一般感染、遗传、职业、免疫功能失调和生活方式容易导致霍奇金淋巴瘤，本病好发于青年人、有家族史的人，环境、化学物质、年龄等因素也容易诱发本病。

（2）临床表现：一般表现为单个或一组淋巴结无痛性、进行性肿大。随着病情的发展，会向其他部位淋巴结进行转移，可出现肺部、肝脏等淋巴组织外的症状，有时还会出现发热、呕吐等其他全身症状。

（二）门静脉高压症

1.病因：门静脉高压症（PH）的主要病因是肝炎后肝硬化、血吸虫病、酒精性肝硬化，但常常也能被右心衰、原发性血流量增加、原发性血流阻力增高等因素诱发。西方国家多为酒精性肝硬化，而我国多为肝炎后肝硬化和血吸虫性肝硬化。

2.临床表现：门静脉高压病情发展缓慢，症状因病因不同而有所差异，常见症状为脾大和脾功能亢进、腹水、呕血等，脾功能亢进可见白细胞减少、血小板减少和增生性贫血。此外，还可有乏力、食欲不振、腹胀等表现。胃底静脉曲张破裂出血的患者可出现失血性休克。

（三）脾脏占位性病变

1.脾囊肿

（1）病因：脾囊肿是脾组织的瘤样囊性病变，分为真性及假性两种。

真性脾囊肿囊壁内衬内皮或上皮细胞，可单发或多发。偶见先天性多囊肝、多囊肾并发多囊脾。寄生虫性脾囊肿亦为真性。

假性脾囊肿多由脾损伤后陈旧性血肿或脾梗死灶液化后形成。

（2）临床表现：脾囊肿的症状与其大小有关，小的囊肿一般无症状，大的囊肿表现为腹部包块及器官受压症状，以左上腹不适或隐痛最多见，有时亦可累及脐周或放射至右肩及左腰背部；如果压迫胃肠道，可有腹胀或消化不良、便秘等。脾囊肿的并发症有囊肿破裂、出血及继发感染等，患者出现腹膜炎的症状和体征。

2.脾肿瘤

（1）病因：本病病因还不明确，一般与其来源有关，可分为良性和恶性。良性：包括脾脏血管瘤、淋巴管瘤、错构瘤、纤维瘤、脂肪瘤；原发性均为恶性，包括脾脏淋巴肉瘤、网织细胞肉瘤、血管肉瘤、纤维肉瘤、转移性恶性肿瘤。

（2）临床表现：腹部症状多表现为左上腹不适、疼痛及压迫症状；全身症状表现为低热、贫血、乏力、周身不适、消瘦、恶病质等；脾肿瘤自发性破裂临床少见，表现为突发腹痛、腹膜炎，可有出血性休克甚至死亡。

3.脾脓肿

（1）病因：常为全身感染的并发症，经血行感染。此外，脾中央型破裂、脾梗死、脾动脉结扎或脾动脉栓塞术后均可能继发感染而形成脓肿。其致病菌为葡萄球菌和链球菌。

（2）临床表现为寒战、高热、左上腹疼痛、白细胞升高，左上腹触痛和肌紧张。X线检查可见脾脏影扩大、左膈抬高等，B超可见液平面。除抗生素治疗外，应选择脾切除。脾周粘连紧密难以切除时，可行脓肿切开引流。

4.游走脾

（1）病因：多为脾蒂和脾韧带先天性过长或缺失，脾沿左腹侧向下移动，可至盆腔。

（2）临床表现：主要表现为腹部可推动的肿块和压迫邻近脏器所引起的症状。如游走脾并发脾蒂扭转，使脾充血肿大，以致急性梗死，临床表现为急性剧烈腹痛，可伴休克。

5. 其他少见脾脏疾病：副脾、脾结核、脾梗死、脾动脉瘤、脾紫癜等疾病，必要时可行脾切除治疗。

（四）外伤性脾破裂

1.病因：脾脏是一个血供丰富而质脆的实质器官，无论腹部闭合性或开放性外伤，它都极易受损而致出血，故而外伤所致的脾破裂最常见，约85%。开放性脾损伤多由刀刺、子弹贯通和爆炸所致，往往合并其他脏器损伤；闭合性脾损伤多发生于交通事故，其次是坠落伤、左胸损伤和左上腹挫伤。有慢性病变（如血吸虫病、疟疾、淋巴瘤等）的脾更易破裂。

外伤性脾破裂的三种类型：

（1）真性脾破裂：破损累及脾包膜，引起不同程度的出血。

（2）中央型脾破裂：破裂发生在脾实质内，未波及边缘，形成实质内血肿。

（3）包膜下脾破裂：包膜下血肿。

2.临床表现：脾破裂后，患者主要表现为左上腹疼痛，随着出血量及病情的进展，腹痛范围可逐渐扩大，发生弥漫性腹膜炎；腹腔穿刺抽出不凝血；若处理不及时可导致患者失血性休克甚至死亡。

（张安清　张建波）

第二节　腹腔镜脾脏切除术围手术期护理

一、手术适应证

1.脾破裂：外伤性、自发性、手术副损伤等所致的脾破裂非手术治疗失败者。

2.脾功能亢进：原发性脾功能亢进、充血性脾功能亢进等需进行脾切除者。

3.脾脏疾病：脾囊肿、脾脏肿瘤、脾脓肿、脾结核、游走脾等。

4.血液系统疾病：免疫性血小板减少性紫癜、溶血性贫血、遗传性球形红细胞增多症等。

5.附带性脾切除：全胰、胰体尾、胃、结肠、腹膜后肿物等相关手术需联合行脾切除者。

二、手术禁忌证

1.绝对禁忌证

（1）患者高龄，身体情况差或者患有严重心肺疾病，无法耐受手术。

（2）凝血功能障碍难以纠正，不能耐受手术。

（3）脾脏的恶性肿瘤、妊娠脾脓肿。

2.相对禁忌证

（1）门静脉高压性病理脾。

（2）巨脾（长径超过20 cm或者重量超过1 kg），手术空间狭小。

（3）脾周围炎症严重、血管走行紊乱、解剖结构混乱。

三、术前护理

（一）院前宣教

患者入院前为患者及家属推送相关宣教内容，内容包括：

1.入院预约床位及入院手续办理流程。

2.医院住院患者管理要求及陪伴管理制度。

3.病房环境及床旁设施的使用。

4.病房优质护理相关介绍。

5.住院期间安全管理等。

6.脾破裂患者经急诊绿色通道办理入院。

（二）术前评估

1.一般评估：包括年龄、性别、婚姻、职业、体重指数、饮食情况、睡眠情况、大小便情况，有无药物过敏史，有无吸烟史及长期大量饮酒史，有无出血史，有无贫血，血液系统疾病患者是否口服激素类药物。

2.症状与体征：全面评估患者病情及生命体征；腹部体征，有无腹胀、腹痛等症状，腹部有无包块触及。

3.各类风险评估：常规行日常生活自理能力评估、静脉血栓风险评估、疼痛筛查，根据患者情况行跌倒/坠床风险评估、压力性损伤风险评估。大多数脾脏疾病患者术前无营养不良，但对于伴有肝硬化门静脉高压或恶性肿瘤的患者可伴有营养不良。用NRS 2002评估表进行营养风险筛查，评分≥3分的患者，术前进行肠内营养支持。老年患者严格进行心、肝、肺、肾功能评价，降低术后并发症发生率。

4.辅助检查：术前常规行实验室检查及心肺等重要脏器功能评估，了解患者血常规、凝血功能、 肝肾功能，B超及CT等检查结果，贫血患者增加地中海贫血特殊检查项目。

5.其他：对于血液系统疾病的患者，在术前行激素冲击治疗时，密切观察患者凝血功能及血小板变化，皮肤及黏膜有无出血点，有无牙龈出血，大便的颜色及性状等。

（三）心理护理

评估患者心理状况，有无焦虑情绪。针对性地向患者讲解疾病相关知识，以及检查、治疗目的，讲解腹腔镜脾切除手术的特点和优势，介绍一些成功治愈的案例，消除患者的负面情绪，以积极的心态接受治疗。

（四）术前准备

1.行腹部皮肤准备，体毛较多的患者行术前备皮，脐部用温水洗净，防止感染。

2.指导患者训练呼吸功能及有效咳嗽、排痰的方法，练习床上大小便；对于呼吸功能不好的患者，可以循序渐进地指导其进行爬楼梯练习及吹气球训练。

3.一般手术前6小时禁食固体食物、2小时禁食流质饮食，预防麻醉或手术过程中的呕吐反射而增加窒息或吸入性肺炎的风险，为遵循ERAS理念，如果没有特殊情况常规不推荐机械性肠道准备及术前安置胃管，以防止患者水、电解质紊乱和增加患者不适。

4.告知患者术晨更衣，头发较长的女患者给予梳理头发后佩戴医用帽子。

5.剪掉过长的指甲，保持三短六洁（三短：头发短、指甲短、胡须短，六洁：口腔洁、头发洁、手足洁、会阴洁、肛周洁、皮肤清洁）。

6.告知患者身上所有金属、活动性义齿等一切可取的物件全部取下交于家属。检查患者皮肤、四肢活动、腕带、手术标记等。嘱患者保持情绪稳定，做好心理护理。

7.超前镇痛知识的宣教及快速康复知识的宣教。

（五）真性脾破裂的处理

对于真性脾破裂的患者，经急诊入院后及时发现生命体征的变化并及时处理具有重要的临床意义。入院后应立即建立至少两条静脉通道（首选颈外静脉），快速补液（补液原则：先晶后胶、先盐后糖、见尿补钾）或者输入血浆及代血浆，进行抗休克治疗的同时应进行术前准备，尽快进行手术。密切观察患者脉搏、血压、呼吸、体温、意识和尿量的变化，准确、及时地进行护理电子病历的书写。

四、术中护理

1.术前准备并准确清点各种手术用物。

2.手术体位的选择：采取仰卧位，建立人工气腹后将患者调至头高足低位，并向右倾斜，头部靠近手术床头顶端边缘，头架固定于床头并对患者使用约束带进行约束固定和保护。

3.麻醉及镇痛：持续硬膜外阻滞既可以达到缓解疼痛的目的，又可以通过阻滞神经传导降低手术创伤引起的应激反应，减少术后肠麻痹的发生。

4.协助医生建立人工气腹，同时密切观察患者的心率情况，预防应激反应的发生。

5.术中保温：低温能刺激肾上腺素和儿茶酚胺类物质的释放，加剧氧的消耗，加重机体低氧。因此，在实施手术治疗过程中，要注意对患者进行严格的保温护理，避免由于低温产生相关并发症。

6.积极有效配合手术医生完成相关操作，在保障手术质量的基础上进一步缩短手术时间。

7.输液控制：建立静脉通路，保持输液侧肢体功能位，静脉通路通畅，并使用包布包裹进行约束固定、保护和保暖。术前30分钟使用抗生素。在维持患者生命体征正常的情况下，应限制患者液体输入，术中输液量≤1 500 mL。

8.术毕关闭伤口，清点用物无误后，开始撤下所有器械用物，待伤口缝合完毕，引流管固定妥当后，使用敷贴覆盖伤口。结束后再次清点手术的所有用物。

9.监测患者生命体征变化，一旦发现异常，马上报告医生进行针对性处理。

10.术后麻醉复苏关注点

（1）固定患者以防坠床。

（2）保护患者皮肤，以防压力性损伤。

（3）保持引流通畅，观察引流情况并对引流管进行妥善固定。

（4）待拔除气管插管后送患者至复苏室观察，苏醒好后送至病房交接。

（乐高慧　郝永丽　冯　璐）

五、术后护理

（一）一般护理

全麻术后给予去枕平卧位，头偏向一侧，预防呕吐引起窒息；密切监测生命体征，术后应给予心电监护、鼻塞吸氧3 L/min，若血氧饱和度低于95%，可根据情况给予面罩加压吸氧；加强巡视，观察腹部有无压痛、反跳痛、腹胀和腹肌紧张等症状；观察患者的神志、面色及皮肤黏膜的颜色变化并准确记录。向家属及患者讲解相关注意事项。给予患者保暖。

（二）心理护理

术后回病房，护理人员积极迎接患者，与手术室人员做好床旁交接，并将患者妥善安置于病床，告知患者及家属手术顺利，术后状况平稳，缓解患者及家属焦虑情绪；术后机体生理功能被破坏，会给患者心理上带来巨大的创伤，密切关注患者的思想和心态，并主动关心和安慰，鼓励他们勇敢地面对现实，适应生活，消除心理负担，争取早日康复出院，以积极的态度对待人生。有针对性地进行心理疏导，帮助同病室患者之间建立良好的关系。

（三）疼痛管理

术后疼痛是机体受到手术刺激后出现的生理、心理和行为上的一系列反应。为减轻患者的疼痛，提高患者的舒适度，应指导患者正确使用自控镇痛泵，保持静脉输液通畅，观察镇痛效果及不良反应；可使用数字评价量表或者面部表情评分法对患者进行准确的疼痛评估；术后生命体征平稳后，为减轻患者疼痛，指导患者取半卧位，以减轻腹部张力；教会患者分散注意力的方法，如：听音乐、使用手机、看书、看报等。教会患者正确评估疼痛的方法，临床超前镇痛护理理念的运用，术后进行预见性疼痛评估，使用非甾体类抗炎药。

（四）引流管护理

1.腹腔引流管护理：腹腔镜脾切除术术后常规安置一根腹腔引流管，主要用于监测胰瘘和出血。注意翻身活动时不要牵拉、折叠管道，保持管道引流通常并且妥善固定，引流袋的位置低于引流口平面，以免发生逆行感染；观察引流液的颜色、性质、量；行非计划拔管评估，对于高风险患者每天进行评估，使用高举平台法二次固定引流管，防止滑脱。ERAS理念已成功运用于腹腔镜脾切术后，若术后腹腔引流液小于5 mL，复查超声或者CT后排除脾窝积液，则可以拔出引流管；若引流液较多，则一般于术后3天复查引流液淀粉酶浓度后，确定没有胰瘘发生且没有其他特殊症状，即可拔除引流管。

2.导尿管护理：妥善固定，标识正确，告知患者留置管道的重要性，避免管道脱出或患者自行拔出。保持引流通畅，避免管道折叠、扭曲、受压。观察并记录引流液的颜色、性状及尿量。每日至少行两次保留导尿管护理，防止尿路感染的发生。如患者无特殊情况，尽量术后第一天遵医嘱拔除导尿管，鼓励患者自解小便。

3.根据患者的意识、配合程度、管道数量及种类及时进行非计划拔管评估，加强患者管道管理，提高患者舒适度，动态进行非计划拔管评估，提高防范意识防止脱管，确保管道安全。

（五）活动与锻炼

评估患者的整体情况，在身体状况允许的前提下，鼓励患者尽早开展运动，避免因长期卧床导致肌肉萎缩，促进呼吸和胃肠功能恢复，防止肠粘连，降低下肢深静脉血栓的发生风险。卧床者可让家属协助患者进行被动运动，如按摩四肢；指导患者进行四肢屈伸运动、踝关节运动、床上坐起等，引导患者早期下床活动，下床时应遵循起床“三部曲”，即床上坐起1分钟；双腿下垂，床边坐起1分钟；床旁站立1分钟，以防止体位性低血压的发生。如出现呼吸急促、面色苍白、眩晕等情况，立即停止活动。患者活动幅度不宜过大、不宜剧烈，密切观察引流液颜色、性状及量，如有出血征象，须严格卧床休息，等待进一步处理。

（六）饮食指导

腹腔镜脾切除术后不常规推荐使用肠内/肠外营养支持。患者术后第1天开始经口进食温开水；术后第2天患者无腹痛、腹胀、恶心、呕吐等症状，可给予流质饮食。宜少量多餐，进低脂、优质蛋白、高能量、高维生素、无刺激、易消化的食物；术后早期避免饮用牛奶、豆浆、乳酸饮料，易致腹胀。合并糖尿病的患者应严格控制能量摄入，严密监测血糖变化，每6小时监测1次，根据血糖水平调节胰岛素的量及血糖监测时间。

（七）呼吸功能锻炼

深呼吸训练：坐位或立位，使用腹带缠绕患者腹部，松紧适宜，教患者闭口经鼻深吸气，在吸气末屏气1～2秒后缩唇缓慢呼气4～6秒（8次/分钟）；正确拍背方式：五指并拢成空杯状，利用腕力快速有节奏叩击背部，每次30～60秒，从下至上，从外至内，避开脊柱，宜在餐后两小时至下一餐前30分钟进行。有效咳嗽咳痰：上身前倾，经鼻缓慢深吸气，屏气1～2秒后咳嗽，连续咳嗽数次，使痰在咽部附近，再用力咳出，咳嗽时双手按压伤口以保护伤口，减轻疼痛，收缩腹肌；高龄患者给予雾化吸入。

（八）伤口护理

密切观察伤口是否有渗血及渗液情况 ，如有渗血、渗液及时通知医生处理，定时更换伤口敷料，换药操作过程中严格执行无菌操作原则，观察伤口愈合情况。

（八）并发症的预防与管理

1.术后出血

腹腔内出血一般发生在术后24～48小时，常见原因为胰尾血管、脾蒂血管、胃短血管的出血及膈面、脾床的创面出血。护理措施：

（1）严密观察病情变化，密切观察引流管的颜色、性状、量，若腹腔引流管引流出新鲜血液>100 ml/h，持续3～5小时。

（2）血压、脉搏不稳定，出现休克前期或休克期表现。

（3）红细胞计数、血红蛋白呈进行性下降，考虑为活动性出血，应该及时通知医生并且配合抢救。

（4）嘱患者卧床减少活动，快速建立多条静脉通道，遵医嘱补液补血，必要时夹闭引流管，记录病情变化及出入量。

（5）急查血气分析、血常规、凝血功能等相关项目指标，行术前合血。

（6）遵医嘱使用止血药。

（7）如需再次手术止血，应快速完善术前准备，联系手术室及转运通道，尽快将患者安全送入手术室。

2.胰腺损伤和胰瘘

胰腺是脾切除术中常损伤的部位，可表现为单纯引流液胰酶增高、胰周积液、胰腺脓肿，一般无须特殊处理，采取以下措施即可自愈：

（1）遵医嘱予生长抑素或者善宁稀释液等药物静脉匀速泵入。

（2）保持腹腔引流管引流通畅。

（3）定时检测引流液淀粉酶浓度的情况。

3.脾热：脾切除术后持续2～3周发热，且排除各种感染性并发症。此并发症持续时间与手术创伤成正比，为自限性，一般不超过39℃，一般不超过1个月即可自行消退。脾热的特性为：持续性、波动性；排除性；自愈性；模糊性。护理措施包括：

（1）加强疾病相关知识宣教，发热可能与术后免疫因素、脾静脉栓塞、腹腔积液有关，行心理护理，消除患者焦虑紧张情绪。

（2）术后每日4次检测体温变化，观察有无发热及发热的持续时间。

（3）遵医嘱对症处理，及时给予相应降温措施，并补充水和电解质。

（4）症状明显的患者，可遵医嘱予口服非甾体类药物。

4.静脉血栓

脾切除术后血小板升高和血液黏稠度增加可引起静脉血栓。脾切除术后24小时即有血小板回升，一般于术后1～2周达高峰期。

（1）嘱患者早期下床活动，对于不能下床活动的患者应教会床上运动疗法，家属按摩四肢，促进血液循环。

（2）采取四肢气压治疗等物理治疗方式，预防血栓的发生。

（3）严密观察患者病情变化，关注凝血功能、血小板等检查指标的变化情况。

（4）充分利用血栓风险评估量表对患者进行血栓风险评估，（0～2分示低危，3～4分示中危，5～8分示高危，大于等于9分示极高危），根据评分对于危险患者及时给予药物预防及物理预防。

（5）及时观察患者是否出现疼痛、红肿、皮温升高，不明原因的呼吸急促、胸痛、心率快、轻微意识丧失或者晕厥等，警惕静脉血栓的形成。

（6）如发生静脉血栓，明确病因后，遵医嘱予低分子肝素、华法林或者利伐沙班等药物进行抗凝治疗，同时指导患者平卧并抬高患肢，定期复查血栓情况。若患者出现牙龈出血、鼻子出血甚至黑便时应及时停药，并给予对症处理。

5.脾窝积液

因脾脏切除术后常规放置一根血浆引流管于脾窝位置，应注意保持引流通畅，引流不畅可能导致腹腔感染甚至腹腔脓肿形成，必要时需经皮穿刺安置一根引流管再次引流处理。

6.皮下气肿

本症是腹腔镜特有的并发症，临床较为常见，与气腹针穿刺未进入腹腔、腹腔内压力过高、手术时间过长、CO_2气体向皮下软组织扩散、反复抽插套管针等有关，尤其是高龄或肥胖患者皮下组织松弛，CO_2更易弥散产生气肿。腹腔镜胰腺手术皮下气肿形成部位以腰腹部为主，可波及下肢、阴囊等部位，有握雪感、皮下捻发音等。鼓励患者多翻身，给予患者被动运动，采取舒适体位，并尽早下床活动，增加血液循环，促进气体吸收。

六、出院指导及随访

1.嘱患者保持积极乐观的心态，规律的饮食及生活习惯；注意少食多餐，每天以4～5餐为好，进食清淡、易消化、低脂、高维生素、富含膳食纤维的食物；适当锻炼，增强自身的体质。

2.脾切除术后免疫功能降低，可能出现体质减弱，对感染的抵抗力下降，发生呼吸道感染、肠道感染、间断发热等，所以应预防感冒，适当锻炼以增加抵抗力。

3.注重观察，腹部有无腹痛、腹胀，有无发热、畏寒或食欲下降、皮肤和巩膜黄染等表现，如出现以上症状应及时就医。

4.术后复查：出院2周内应每4～5天复查血常规及凝血功能，观察血小板情况，如血小板高于正常值应服用药物，直至血小板降至正常范围时停药，并以后每2～3周复查血常规。

5.心情愉快，情绪稳定，少忧虑悲伤，多乐观开朗。

6.忌食辣椒、浓茶、咖啡。

7.少吃动物油，多吃植物油；少吃内脏、蛋黄等含胆固醇高的食物，多吃蔬菜和水果。

（张安清　张建波　李红霞　唐静楠）

第三节　腹腔镜脾部分切除术围手术期护理

一、手术适应证

1.脾占位性病变：占位位于脾脏某一极；对于占位体积较大者，需术前影像评估剩余脾脏体积超过全脾体积的25%方可实施部分切除术；有症状的脾囊肿。

2.外伤性脾破裂：血流动力学稳定，不具备介入栓塞止血条件，并且不合并其他腹腔脏器损伤的患者。

二、手术禁忌证

1.外伤性脾破裂患者术前生命体征不平稳或术中探查出血较多者。

2.脾占位较大，切除病变以后脾脏剩余体积小于25%，或脾占位考虑为寄生虫病变，有术中占位破裂、腹腔播散的可能等。

3.不能排除恶性的脾脏占位性疾病。

4.心肺等重要脏器功能不全，不能耐受麻醉和手术者。

三、术前护理

（一）院前宣教

在患者入院前为患者及家属推送相关宣教内容，内容包括：

1.入院预约床位及入院手续办理流程。

2.病房环境及床旁设施的使用。

3.病房优质护理相关介绍。

4.住院期间安全管理等。

5.脾破裂患者经急诊绿色通道办理入院。

（二）术前评估

1.一般情况：姓名、年龄、性别、婚姻状况、体重、身高、家庭情况、文化程度、大小便情况、饮食情况、睡眠情况、职业、地址、联系电话等。

2.病史情况：询问有无家族史、目前患者临床症状及腹部体征，有无其他疾病，如高血压、糖尿病等，有无其他手术史。有无各类药物过敏史，有无外伤史。

3.症状与体征：全面评估患者病情及生命体征；评估有无恶心、呕吐、腹胀等消化道症状；有无发热、上腹部膨隆、腹痛、腹膜刺激征等。

4.入院健康评估：入院疼痛筛查、日常生活自理能力评估、静脉血栓风险评估，根据患者情况行跌倒/坠床风险评估、压力性损伤风险评估。术前采用NRS 2002评估表对患者进行营养风险筛查。

5.心理、社会状况：护理人员应评估患者心理状态及对知识的接受能力，患者及家属心理状况及家庭状况。

6.患者依从性评估。

7.了解女性患者是否处于生理期及生理情况。

（三）心理护理

根据患者年龄、文化层次及对疾病相关知识缺乏的担忧，针对性地向患者讲解疾病相关知识，以及检查、治疗目的，介绍一些成功治愈的案例，消除患者的负面情绪，以积极的心态接受治疗。向患者讲解脾脏部分切除手术方式（腹腔镜手术）的优点：伤口小、痛苦小、术后愈合快、住院时间短、腹壁切开小，愈合不影响美观、腹腔镜手术对腹腔其余脏器影响非常小。

（四）营养支持及干预

1.入院后嘱进食低脂、高蛋白、易消化少渣的食物，根据患者营养情况评估结果，必要时输入人血白蛋白或者营养液体，及时发现并纠正营养不良。欧洲临床营养和代谢学会发布的营养指南指出，进行术前营养优化应首先对患者进行营养评估，对于营养不良的患者，均应接受营养治疗。

2.食欲差或禁食患者可静脉补充营养。

3.术前禁食过硬食物，避免对胃肠道引起损伤。

4.术前可食用水果，补充维生素。

5.术前严格要求患者戒烟戒酒。

6.鼓励多吃蔬菜及水果，防止便秘，进低盐限水饮食，防水钠潴留，进水量限制在1 000 mL/d左右，保证每日大便通畅，大便时不宜大力，必要时使用开塞露或者口服乳果糖帮助排便。

7.入院后以半流质饮食为主，避免胃胀气，以免术时影响手术视野。

（五）呼吸功能锻炼

1.有吸烟史的患者应严格要求戒烟，可减少术后肺部并发症的发生，教会患者正确咳嗽、咳痰，痰液黏稠不易咳出者术前可行雾化吸入治疗。

2.有肺部感染的患者应积极进行抗感染治疗。

3.术前应有针对性地进行吹气球训练及爬楼梯训练，有助于锻炼肺功能，利于术后快速康复。

（六）活动指导

针对脾破裂出血的患者，为避免引起压力性损伤和血栓形成，应适量床上翻身活动。活动时应动作轻柔，不宜剧烈活动，以免加重出血。如果病情允许可以下床，也因遵循起床“三部曲”（床上坐起1分钟、双腿下垂床旁坐1分钟、站立1分钟）原则。

（七）术前常规准备

1.完善术前血常规、生化、凝血功能、血型、输血前传染病检查、彩超、CT及心电图等检查。

2.穿宽松棉质衣物，术前沐浴，修剪指甲、胡须，女性长发者需扎马尾于头两侧。

3.术晨更换病员服，取下活动性假牙、隐形眼镜、手表及首饰。

4.术前一周严格要求患者戒烟戒酒，教会患者正确咳嗽、咳痰的方法。

5.术前一天整理好术中带药及各项检查报告，数清胶片数量。

6.手术前一天了解患者是否处于生理期。

7.做好术前合血等准备，术中备血600～800 mL。

8.术晨为患者建立静脉通道，避免术前等待时出现低血糖或病情变化。

9.术前常规禁食4～6小时，禁饮2小时，以免术中因恶心、呕吐引起窒息及吸入性肺炎，还可预防术后腹胀，术前一晚保证充足睡眠，如患者出现焦虑情绪，入睡困难，可以给予帮助睡眠的药物。

四、术后护理

（一）一般护理

1.患者手术后予安置心电监护监测生命体征，密切观察病情变化并记录。

2.保证有效的氧气吸入，一般情况下氧流量为3～4 L/min，术后如果血氧饱和度低于95%应给予面罩吸氧。

3.妥善固定各引流管，准确记录引流液的性状、量等。

4.动态评估各种风险因素，如静脉血栓、非计划拔管、跌倒坠床、压力性损伤等，根据风险结果及时调整护理计划及措施。

5.遵医嘱正确用药及给予治疗措施。

（二）心理护理

行脾脏切除的患者大多对脾切除术后的情况缺乏认识和了解。为使患者减轻痛苦，早日康复，首先要解除其各种顾虑和恐惧及焦虑心理，针对手术后出现的情况，如发热、咳痰、疼痛等做好解释说明，调动其配合的积极性，获得更好的治疗效果。

（三）饮食指导

术后营养支持和愈合密切相关，特别是营养不良的患者，术后应尽快恢复经口进食。大部分腹腔镜脾切除患者术后第一天开始经口进食清水，后经口流质或半流质饮食，能耐受者逐步过渡到正常饮食。

（四）活动指导

术后早期活动锻炼，在术后功能恢复中起到非常重要的作用：

1.床上进行四肢功能训练、翻身活动尽快恢复肌肉功能，有利于伤口愈合。

2.床上进行深呼吸训练、吹气球练习、雾化吸入等方式来改善呼吸，防止肺部并发症。

3.早期可以让家属按摩四肢或者进行气压治疗，促进四肢血液循环，防止血栓形成。

4.可以通过嚼口香糖的方式，促进胃肠功能恢复，防止腹胀和便秘。

5.早期拔除导尿管，以促进排尿功能的恢复，防止尿路感染。

如患者术后生命体征平稳，无出血征象，应尽早下床活动。

（五）呼吸功能锻炼

1.指导患者进行有效的咳嗽、咳痰，保持呼吸道通畅。

2.遵医嘱予氧气吸入，必要时予雾化吸入，改善呼吸功能。

3.进行吹气球训练，改善肺部功能，防止肺部感染。

4.指导患者尽早下床活动，防止肺部感染。

（六）疼痛管理

1.对患者开展动态疼痛评估，根据评估结果遵医嘱采取相应的措施处理，并及时追踪处理效果。

2.向患者及家属行疼痛护理相关宣教，正确评估疼痛，树立超前镇痛理念。

3.指导患者及家属正确使用术后自控式镇痛泵。

（七）腹腔引流管护理

1.应对引流管妥善固定，向家属及患者讲解管道的作用及重要性，并动态评估非计划拔管风险，保证管道不轻易脱落。

2.术后应定期观察引流管是否受压、扭曲及是否阻塞，以保持引流通畅，及时观察引流液的颜色、性状、量。一般术后有少量淡血性液体，但引流液为鲜血且超过100 mL时，应立即报告医生，及时给予相应的处理。术后24～48小时，如果病情稳定者且引流量少于10 mL时可拔除引流管，长期留置引流管会给患者带来疼痛和不适，且容易致窦道形成，影响伤口愈合。

3.定期更换引流袋（每周两次），防止感染的发生。

4.引流袋不能高于伤口平面，以免引流液逆行引起感染。

（八）伤口护理

1.密切观察腹部伤口敷料有无渗血、渗液及脱落现象，发现异常立即通知医生处理。

2.医护人员加强病房巡视，及时观察患者伤口变化，并做好交接班及记录等工作。

3.加强患者和家属的健康宣教，促进其自我观察的能力。

4.如果伤口周围出现红、肿、热、痛等感染症状，应及时检查伤口并给予处理。

（九）术后并发症的观察及处理

1.术后出血：脾脏部分切除术后出血与术中止血不彻底、脾脏断面出血有关。常发生的部位有胰腺尾部、胃短血管及穿刺鞘部位。

（1）严密观察病情变化，及时发现和准确识别是否有术后出血。

（2）嘱患者卧床，减少活动，快速建立多条静脉通道，遵医嘱补液补血，必要时夹闭引流管，记录病情变化及出入量，安置心电监护及鼻塞吸氧，必要时安置导尿管。

（3）急查床旁血气分析、血常规、凝血功能等相关实验室指标，行术前合血。

（4）遵医嘱给予止血药。

（5）如需再次手术止血，应快速完善术前准备，联系手术室及转运通道，尽快将患者安全送入手术室。

2.术后发热及感染：术后由于组织破坏分解产物、局部渗液及血肿吸收，会出现吸收热，若术后体温升高到 38℃左右，不需要特殊护理，2～3日后可恢复正常。有些患者出现“脾热”，术后体温多在38～39℃，化验白细胞计数不高，无任何阳性体征，需要在排除感染之后，给予退烧等对症处理。如果患者术后2～3日内体温升高到39℃，并有气促、咳嗽或顽固性呃逆等，应先考虑到有肺部并发感染、胸腔积液等膈下感染的可能，需要及时找出感染源，适当地使用抗生素和穿刺引流进行治疗。

3.静脉血栓形成：脾切除术后血栓发生的原因可能与血小板上升速度有关。护理措施包括：

（1）嘱患者早期下床活动，促进血液循环。

（2）采取气压治疗等理疗方式，预防血栓的发生。

（3）严密观察患者病情变化，关注凝血功能、血小板等检查指标。

（4）观察四肢有无肿胀、疼痛，皮温有无升高，有无胸闷、气紧等血栓症状。

（5）如发生血栓，遵医嘱予低分子肝素、华法林等药物治疗，同时指导患者平卧并抬高患肢，定期复查血栓情况。

五、出院指导

1.加强调理，提高体质，增强免疫力，满足蛋白质的供应，进食柔软、易消化吸收的食物，如瘦肉、蛋、鸡肉、鱼肉。还应补充含铁丰富的食物，如动物肝脏等，每天保证足量的绿色蔬菜和水果，少食多餐，减轻消化系统的负担，过硬的食物会加重脏器的工作，胃部有静脉曲张者可出现胃出血等，补充营养方面不宜大补。

2.出院后适当休息，加强锻炼，禁止剧烈活动，过度牵拉腹腔易造成腹腔伤口出血，若有腹痛，腹胀，肛门停止排气、排便等不适，应及时就医。

3.生活规律，尽量不饮酒，保证充足及良好的睡眠和心态，避免劳累。

4.3～4天更换一次伤口敷料，避免伤口沾水及伤口污染，保证伤口清洁干燥，应避免负压加重，以免伤口疼痛及裂开。拆线后如伤口愈合良好，一周后可洗澡，如出现伤口渗血、渗液及突然加剧的腹痛，及时去医院就诊。

5.保证大便通畅，且大便时不宜用力，避免增加腹压。

6.注重观察腹部有无腹痛、腹胀，有无发热、畏食或食欲下降、皮肤和巩膜黄染等表现，如出现及时就医。

（张安清　张建波　李红霞）

第四节　腹腔镜脾切除联合选择性贲门周围血管离断术围手术期护理

一、手术适应证

1.血小板计数＜30×10^9/L和（或）白细胞计数＜3×10^9/L。

2.各种原因导致的食管胃底静脉曲张破裂出血的患者。

3.肝功能为Child～Pugh A级或B级者。

4.患者能耐受全麻及人工气腹实施腹腔镜手术。

二、手术禁忌证

1.患者的肝功能为Child ~ Pugh C级者。

2.肝性脑病、严重凝血功能异常、重度黄疸、难治性腹水者。

3.心、脑、肺、肾等重要器官功能严重障碍，难以耐受全麻手术及人工气腹者。

4.没有出血史的轻到中度曲张者不做预防性断流。

5.门静脉、肠系膜上静脉和脾静脉广泛血栓形成患者。

三、术前护理

（一）院前宣教

在患者入院前为患者及家属推送相关宣教内容，内容包括：

1.入院预约床位及入院手续办理流程。

2.病房环境及床旁设施的使用。

3.病房优质护理相关介绍。

4.住院期间安全管理等。

5.胃底静脉曲张破裂出血的患者经急诊绿色通道办理入院。

（二）术前评估

1.一般评估：包括年龄、性别、婚姻、职业、BMI、饮食情况、睡眠情况、大小便情况，有无药物过敏史，有无吸烟史及长期大量饮酒史，有无出血史，有无肝性脑病病史。

2.症状与体征：全面评估患者病情及生命体征；有无腹胀、腹痛等症状，腹部有无包块触及；有无腹水，有腹水者应每日测量腹围并准确记录；有无口服利尿剂，如有口服利尿剂患者应监测水、电解质情况。

3.各类风险评估：常规行日常生活自理能力评估、静脉血栓风险评估、疼痛筛查，根据患者情况行跌倒/坠床风险评估、压力性损伤风险评估。大多数脾脏疾病患者术前无营养不良，但伴有肝硬化门静脉高压或恶性肿瘤的患者可伴有营养不良。用NRS 2002评估表进行营养风险筛查，评分≥3分的患者，术前进行肠内营养支持。老年患者严格进行心、肝、肺、肾功能评价，降低术后并发症发生率。

4.辅助检查：术前常规行血常规、生化、凝血功能、血型、输血前传染病的检查等实验室检查及心、肺等重要脏器功能评估，了解患者B超及CT等检查结果，有出血史患者完善胃镜检查，了解血管曲张程度及出血风险，必要时行肠镜检查。

（三）心理护理

门脉高压合并脾大、脾亢的患者大多存在紧张焦虑的情绪，对脾切除术后的情况缺乏认识和了解。为使患者减轻痛苦，早日康复，首先要解除其各种顾虑和恐惧及焦虑心理。责任护士多与患者沟通交流，给予患者生活上、心理上的护理，使其心情放松，能积极配合治疗和护理。

（四）饮食护理

1.入院后嘱进食低脂、高蛋白、易消化、少渣的食物，根据患者营养评估结果，必要时输入人血白蛋白及营养液。及时发现并纠正营养不良。

2.食欲差或禁食患者可经外周静脉补充营养。

3.术前禁食过硬过烫食物，避免引起曲张静脉破裂出血，应进食温凉的软食。

4.术前可食用水果，补充维生素。

5.术前严格要求患者戒烟戒酒。

6.鼓励多吃蔬菜及水果，防止便秘，进低盐限钠、水饮食（每天2 g

钠），防止水钠潴留，饮水量限制在1 000 mL/d左右。有腹水患者应当准确记录腹围。

7.入院后以半流质饮食为主，避免胃胀气，术时影响手术视野。

8.若患者肝功能异常，给予保肝治疗，改善肝功能，限制水、钠的摄入（每天2 g钠），严重者可以输注新鲜冰冻血浆联合肌注维生素K_1纠正凝血功能，提高机体抵抗力。

9.用软毛牙刷刷牙，预防牙龈出血。及时添加衣服，预防感冒。保持大小便通畅。避免剧烈咳嗽、打喷嚏、便秘、用力排便等，以免引起腹压升高，诱发曲张静脉破裂出血，必要时可以使用开塞露帮助排便。

（五）术前准备

1.行腹部皮肤准备，体毛较多者术前备皮，脐部用温水洗净。在腹部手术区划好标识，用于术前手术部位核查。

2.指导患者训练呼吸功能及有效咳嗽、排痰的方法，练习床上大小便。

3.一般手术前6小时禁食固体食物、2小时禁食流质饮食，预防麻醉或手术过程中的呕吐反射而增加窒息或吸入性肺炎的风险，不推荐机械性肠道准备及术前安置胃管，以防止患者水、电解质紊乱和增加患者不适。

4.告知患者术晨更衣，头发较长的女患者给予梳理头发后佩戴医用帽子。

5.剪掉过长的指甲，保持“三短六洁”“三短”：头发短、指甲短、胡须短，“六洁”：口腔洁、头发洁、手足洁、会阴洁、肛周洁、皮肤清洁）。

6.询问患者有无感冒或不适，女性患者是否处于经期。

7.告知患者身上所有金属、活动性义齿等一切可取的物件全部取下。检查患者皮肤、四肢活动、腕带、手术标记情况等。

三、术后护理

（一）一般护理

1.患者手术后予安置心电监护监测生命体征，密切观察病情变化并记录。

2.保证有效的氧气吸入，调节氧流量（一般3～4 L/min），以免引起无效吸氧或者氧中毒。

3.妥善固定各引流管，准确记录引流液性状、量等。

4.动态评估各种风险因素，如静脉血栓、非计划拔管、跌倒/坠床、压力性损伤等，根据风险结果及时调整护理计划及护理措施。

5.遵医嘱正确用药及给予治疗措施。

（二）饮食指导

术后营养支持和愈合密切相关，特别是营养不良的患者，术后应尽快恢复经口进食。大部分腹腔镜脾切除患者术后第一天开始经口进食清水，后经口进食流质或半流质饮食，能耐受者逐步过渡到正常饮食。

（三）活动指导

评估患者的情况，在身体状况允许的情况下，鼓励患者尽早下床运动，避免因长期卧床导致肌肉萎缩。可以让家属协助患者进行被动训练，如按摩四肢、指导患者进行四肢屈伸运动、踝关节运动，引导患者早期下床活动，促进呼吸和胃肠功能恢复，防止肠粘连，降低下肢深静脉血栓的发生风险。下床时应遵循起床“三部曲”，即床上坐起1分钟；双腿下垂，床边坐起1分钟；床旁站立1分钟，以防止体位性低血压的发生。

（四）呼吸功能锻炼

1.指导患者进行有效的咳嗽、咳痰，保持呼吸道通畅。指导患者做深呼吸训练。

2.遵医嘱予氧气吸入，必要时予雾化吸入，改善呼吸功能。

3.进行吹气球训练。

4.遵医嘱给予雾化吸入，并指导患者正确的雾化吸入方法。

5.协助患者翻身、拍背，2小时1次。

（五）疼痛管理

1.对患者开展动态疼痛评估，根据评估结果遵医嘱采取相应的措施处理，并及时追踪处理效果。

2.向患者及家属行疼痛护理相关宣教，教会患者及家属正确评估疼痛的方法，讲解超前镇痛理念在临床的运用，正确掌握镇痛药的使用时间，从而达到超前镇痛，提高舒适度。

3.指导患者及家属正确使用自控式镇痛泵。

4.遵医嘱使用非甾体抗炎药，教会患者分散注意力的方法，如听音乐、使用手机、看书、看报等。

5.术后第二天病情平稳的患者可以使用束腹带，采取半坐卧位，减轻腹部张力，缓解疼痛。

（六）引流管护理

1.医护人员对引流管予妥善固定，并动态评估非计划拔管风险，保证管路安全。

2.术后应定期观察引流管是否受压、扭曲及血块阻塞，以保持引流通畅，及时观察引流液的颜色、性状、量。一般术后有少量血性液体，但引流液为鲜血且超过100 mL时，应立即报告医生，及时给予相应的处理 。术后24～48小时，病情稳定者可拔除引流管，以免影响伤口愈合。

3.定期更换引流袋，防止感染的发生。

（七）伤口护理

1.密切观察腹部伤口敷料有无渗血、渗液及敷料脱落现象，发现异常立即通知医生处理，防止伤口感染。

2.应加强病房巡视，及时观察患者伤口情况，并做好交接班及记录。

3.加强对患者和家属的健康宣教，加强其自我观察的能力。

4.如果伤口出现红、肿、热、痛等感染症状，应及时检查伤口情况。如果伤口有感染应加强伤口管理：①勤换药；②红外线照射；③局部给予抗生素治疗；④及时清洗伤口。

（八）术后并发症的观察及处理

1.术后出血

肝硬化常合并凝血功能障碍，同时合并门脉高压的患者行脾切除术后发生出血的风险很高。若术后血浆引流管引流出淡血性引流液，因为手术范围大、粘连重、创面大，加之肝硬化患者凝血机制差、术后创面渗血较多，自引流管中引出较多血性液体一般不引起生命体征改变，应用止血药物后可自行停止。若术后短时间内出现大量鲜红色血液，同时合并血压下降、小便量少、皮肤湿冷等失血性休克的症状，多为大血管出血。

（1）严密观察患者神志及生命体征，有无面色苍白、心慌、四肢厥冷、血压下降及尿量减少等休克早期症状。

（2）一旦发生出血，嘱患者保持平卧，减少活动，立即快速建立静脉双通道并加快输液速度，条件允许的情况下尽可能迅速建立颈外静脉，加快补液。夹闭引流管，以免出血量过多。准确记录出血情况。

（3）监测凝血功能，纠正凝血功能紊乱；遵医嘱使用止血药物，必要时输注红细胞悬液和新鲜冰冻血浆。

（4）准备记录出入量，严密观察出血情况，准确判断出血量，准确记录引流液颜色、性状和量。

（5）与患者及家属积极沟通，做好再次手术的准备。

2.脾窝积液

脾窝积液是肝硬化脾切除患者常见并发症。术后常规放置骨科引流管一根于脾窝位置，应注意保持腹腔引流通畅，腹腔引流不畅可能导致腹腔感染甚至腹腔脓肿形成，必要时需经皮穿刺安置一根引流管再次引流处理。术后按时监测引流液淀粉酶浓度及进行影像学检查，确定有无脾窝积液，术后3天若无症状，即可拔除腹腔引流管。

3.静脉血栓

（1）门脉高压症患者行脾切除术后，外周血小板升高较快，容易导致门静脉血栓形成。应嘱患者早期下床活动，采取四肢气压治疗等理疗方式，促进血液循环，预防血栓的发生。

（2）严密观察患者病情变化，关注凝血功能、血小板等检查指标的变化情况。

（3）评估患者有无腹痛、腹胀、恶心、呕吐、腹泻，观察其大便颜色、肠蠕动情况。腹水增多、腹胀、肠功能恢复延迟或恢复后再度出现肠功能障碍是血栓形成的早期征象。需观察有无心脑血管血栓形成的症状及体征，如有无头痛、头晕、口唇歪斜、一侧肢体肌力下降麻木、胸闷、胸痛等。注意双下肢有无酸痛、麻木、发凉、青紫、肿胀等改变。

（4）如发生血栓，遵医嘱予低分子肝素、华法林等药物治疗，同时指导患者平卧并抬高患肢，定期复查血常规及血栓情况。

四、出院指导

1.嘱患者保持积极乐观的心态，规律的饮食及生活习惯。注意少食多餐，进食清淡、易消化，富含高维生素、膳食纤维的食物。

2.脾切除术后免疫功能降低，可能出现体质减弱，对感染的抵抗力下降，发生呼吸道感染、肠道感染、间断发热等，所以应预防感冒，适当锻炼以增加抵抗力。

3.注重观察，有无腹痛、腹胀、发热、畏寒或食欲下降、皮肤和巩膜黄染等表现，如出现以上症状应及时就诊。

4.术后复查血常规、生化、凝血功能及门静脉彩超，排除血栓形成，根据情况口服抗凝药。

5.门脉高压伴有肝硬化的患者后期应及时于消化内科或传染科继续治疗。

6.保持大便通畅，避免便秘。

7.观察有无呕血、黑便等情况，有异常症状应及时就诊。

（张安清　郭　凯　任诗雨）

第六章

腹腔镜肝脏手术围手术期护理

第一节　概　述

一、肝脏解剖

肝脏是人体内最大的实质器官，质软而脆，呈不规则楔形，右端圆钝，左端扁薄，可分为上下两面、左右两叶和前后两缘。其大部分隐匿在右侧膈下和季肋深面，小部分横过腹中线达左上腹。肝脏上界在右锁骨中线平第5肋，上部紧贴膈肌，与右肺和心脏相邻；下面与胃、十二指肠、结肠右曲相邻；后面接触右肾、肾上腺和食管贲门部，正常情况下不可触及，有时可在剑突下触及，但一般不超过3 cm。肝脏有双重血液供应，有2条入肝血管和1条出肝血管。入肝血管为肝动脉和门静脉，其中肝动脉中的血液是来自心脏的动脉血，其血液含氧量高，供给肝所需氧量的40%～60%。门静脉由脾静脉和肠系膜上静脉汇合而成，收集来自胃肠道及脾的静脉血，功能是将小肠吸收的营养物质运送到肝脏进行代谢，并将有毒物质进行降解，最后汇入肝静脉出肝，汇入下腔静脉。

二、肝脏生理功能

1.分泌胆汁：肝脏每日分泌胆汁800～1 000 mL，经胆管流入十二指肠，帮助脂肪消化及脂溶性维生素A、维生素D、维生素E、维生素K的吸收。

2.代谢功能：食物消化后由肠道吸收的营养物质经门静脉系统入肝。肝脏能将肠道吸收的碳水化合物、蛋白质和脂肪转化为糖原，储存在肝内。当血糖减少时，又将肝糖原分解为葡萄糖释放入血液，以维持血糖浓度的恒定。

（1）在蛋白质代谢过程中，肝主要起合成、脱氨和转氨作用。肝细胞内有多种转氨酶，在肝细胞受损时被释放入血液，故血中转氨酶升高常提示肝功能受损和肝脏疾病。当肝损害严重时，就可能出现低蛋白血症和凝血功能障碍。当肝细胞受损严重时，脱氨作用减退，导致血氨升高，是发生肝性脑病的主要原因。

（2）在脂肪代谢中，肝能维持体内各种脂质（包括磷脂和胆固醇）浓度和比例的恒定。

（3）肝还能参与多种维生素代谢。肝内胡萝卜素酶能将胡萝卜素转化为维生素A并加以储存。同时肝还能储存维生素B族、维生素C、维生素D、维生素E和维生素K。

（4）在激素代谢方面，肝对雌激素、神经垂体分泌的抗利尿激素具有灭活作用。肝硬化时，灭活作用减退，体内雌激素增多，引起蜘蛛痣、肝掌及男性乳房发育等现象。抗利尿激素及醛固酮的增多，促使体内水和钠的潴留，引起水肿和腹水形成。

3.凝血功能：肝除合成纤维蛋白原、凝血酶原外，还产生凝血因子Ⅴ、Ⅶ、Ⅷ、Ⅸ、Ⅹ、Ⅺ和Ⅻ。另外，储存在肝内的维生素K对凝血酶原和凝血因子Ⅶ、Ⅸ、Ⅹ的合成是必不可少的。

4.解毒作用：代谢过程中产生的毒素和外来毒物在肝内主要通过单核吞噬细胞系统进行吞噬或通过分解、氧化和结合等方式转化为无毒物质。

5.吞噬和免疫作用：肝通过单核吞噬细胞系统的吞噬作用，将细菌、抗原抗体复合物、色素和其他碎屑从血液中清除。

此外、肝内有铁、铜、维生素B_{12}、叶酸等造血因子能间接参与造血。肝脏储存大量血液，在急性失血时，有一定的调节血液循环的作用。

三、病因及临床表现

（一）肝脏损伤性疾病（肝破裂/肝损伤）

肝脏是腹腔内最大的实质性器官，位于右侧膈下和季肋深面，其血运丰富，质地脆，容易受到外来暴力或锐器刺伤而引起破裂出血。肝损伤在腹部损伤中占20%~30%，居腹部器官损伤的第二位，右半肝破裂较左半肝多见。

1.病因

（1）自发性肝破裂：多见于肝恶性肿瘤破裂出血。

（2）外伤性肝破裂：分为闭合性损伤和开放性损伤。闭合性损伤多由高处坠落、暴力打击、挤压、撞伤等钝性损伤所致；开放性损伤多由锐器、枪弹导致。

2.临床表现

（1）失血性表现：面色苍白、脉率增快，严重时血压进行性下降，尿量减少，甚至出现失血性休克。

（2）腹痛：多呈持续性，可伴有腹胀。

3.体征

（1）腹膜刺激征：一般情况下不严重，当损伤到胆管、胰腺或空腔脏器时可出现明显的腹痛及腹膜刺激征。

（2）移动性浊音阳性：对早期诊断帮助不大，一般出现在晚期，经腹腔穿刺可抽出不凝血。

（二）细菌性肝脓肿

常见的肝脓肿分为细菌性肝脓肿和阿米巴性肝脓肿。阿米巴性肝脓肿主要以内科治疗为主，因此本节着重讨论细菌性肝脓肿。细菌性肝脓肿是指由化脓性细菌侵入肝脏形成的肝内化脓性感染病灶，最常见的致病菌为大肠杆菌和金黄色葡萄球菌，其次为链球菌、类杆菌属等。

1.病因

胆道感染是最常见的病因，也是病原菌入侵肝脏最主要的途径。

2.临床表现

（1）寒战和高热：发热多呈弛张型，体温多在39～40℃。

（2）肝区疼痛：炎症引起肝脏肿大导致肝被膜急性膨胀，肝区出现持续性钝痛，有时疼痛可向右肩放射，左肝脓肿也可向左肩放射。

（3）消化道症状：主要表现为恶心、呕吐、食欲下降、乏力等，少数患者出现腹泻、腹胀或较顽固性呃逆等症状。

（4）体征：肝区压痛和肝大最为常见；右下胸部和肝区有叩击痛；严重时或并发胆道梗阻时，可出现黄疸。

（三）肝囊肿

肝囊肿是较常见的肝脏良性疾病，全球肝囊肿患病率为4.5%～7.0%，仅5%需要治疗。本病常多发，可分为寄生虫性和非寄生虫性肝囊肿。非寄生虫性肝囊肿是常见的良性肿瘤，又可分为先天性、炎症性、创伤性和肿瘤性肝囊肿，临床上先天性肝囊肿比较多见。

1.病因

（1）多为先天性原因所致，由胚胎时期胆管发育异常造成。

（2）小部分肝囊肿由创伤和炎症所致。

2.临床表现

（1）囊肿较小时常无症状。

（2）囊肿增大到一定程度时，则可因压迫到邻近脏器而出现食后饱胀、恶心、呕吐、右上腹隐痛不适等症状。

（四）肝血管瘤

肝血管瘤是一种较为常见的肝脏良性肿瘤，常见于中年女性。根据肿瘤直径大小及数目可表现为孤立、多发和弥漫生长。根据肿瘤含纤维组织多少，可分为硬化性血管瘤、血管内皮细胞瘤、毛细血管瘤和海绵状血管瘤等亚型，其中以海绵状血管瘤最多见。其中有症状者仅占少数，绝大多数患者无症状，且无明显恶变表现及倾向，不需要进一步治疗。但部分患者随着血管瘤直径的逐渐增加，可能出现一些不良后果，需及时予以干预。

1.病因

确切发病原因尚不清楚，主要有以下3种学说。

（1）先天性发育异常：在胚胎发育过程中由于肝血管发育异常，引起血管内皮细胞异常增生形成肝血管瘤。

（2）激素刺激学说：怀孕和口服避孕药可使体内雌激素、孕激素水平升高，导致血管瘤生长，这可能与女性发病相关。

（3）其他学说：毛细血管组织感染后变形，导致毛细血管扩张，肝组织局部坏死后血管扩张形成空泡状，其周围血管充血扩张；肝内区域性血循环停滞，致使血管形成海绵状扩张。

2.临床表现

（1）肿瘤较小时通常无症状。

（2）疼痛：主要表现为右季肋区不适感或胀痛。

（3）消化道症状：当肝血管瘤压迫胃肠道时可产生消化不良、恶心、呕吐、食后饱胀等症状。

（4）压迫症状：少数患者因为巨大血管瘤或肝门部血管瘤对胆道的压迫引起胆道梗阻，出现黄疸，或压迫肝静脉和（或）下腔静脉导致布加综合征。布加综合征是由各种原因所致的肝静脉和其开口以上段下腔静脉阻塞性病变引起的常伴有下腔静脉高压的一种肝后门脉高压症。急性期患者可见发热、右上腹痛、迅速出现大量腹腔积液、黄疸、肝大，肝区有触痛，少尿。

（五）原发性肝癌

原发性肝癌：简称肝癌，指原发于肝细胞或肝内胆管上皮细胞的恶性肿瘤，主要包括肝细胞癌（HCC）、肝内胆管细胞癌（ICC）和两者同时出现的混合型肝癌（HCC–ICC混合型）3种不同病理学类型。是消化道常见的恶性肿瘤，也是我国最常见的恶性肿瘤。根据世界卫生组织国际癌症研究署2020年12月发布的全球最新癌症负担数据，原发性肝癌发病率居恶性肿瘤第6位，死亡率居第3位。中国 2020 年原发性肝癌发病率居恶性肿瘤第5位，死亡率居第2位。

1.病因

（1）主要病因：各种原因导致的肝硬化是HCC发生的主要危险因素。我国HCC病因构成以慢性HBV感染为主，约占 86%。

（2）其他病因：包括慢性HCV感染，长期过量饮酒所致酒精性肝病、非酒精性脂肪性肝病（NAFLD）及伴发2型糖尿病、长期食用黄曲霉毒素污染的食品等。

2.临床表现

早期肝癌缺乏特异性表现，中晚期肝癌的症状和体征较多。

（1）症状：肝区疼痛为最常见和最主要的症状。其他症状有腹胀、纳差、乏力、消瘦等，部分患者有低热、黄疸、腹泻、上消化道出血等；肝癌破裂后出现急腹症表现等。

（2）体征：进行性肝大或上腹部扪及包块，晚期可出现黄疸、腹水等体征。

（3）并发症：常见的有上消化道出血、肝癌破裂出血、肝肾衰竭等。

（六）继发性肝癌

继发性肝癌是人体其他部位的恶性肿瘤转移至肝后发生的肿瘤，又称转移性肝癌。肝脏是最常见的血行转移器官，其他部位的恶性肿瘤转移至肝脏的主要途径为经门静脉、肝动脉、淋巴回流和直接蔓延4种。继发性肝癌可以是单个或多个结节，弥漫性更多见。继发性肝癌患者很少伴有肝硬化。

临床表现：以原发性肝癌引起的症状和体征为主要表现。随着病情进展，患者可有乏力、食欲减退、体重下降等。晚期可出现贫血、黄疸、腹水等。

（何　娟）

第二节　腹腔镜肝脓肿穿刺引流术围手术期护理

一、手术适应证

1.已液化的单发性或多发性脓肿，直径≥3 cm。

2.单纯抗感染无效者。

二、手术禁忌证

1.直径<3 cm的肝脓肿。

2.无安全穿刺路径者。

3.严重出血倾向，出血、凝血机制障碍者。

4.不能除外动脉瘤或血管瘤合并感染者。

三、术前护理

（一）术前评估

1.完善术前评估：包括年龄、性别、婚姻、职业、BMI、饮食、睡眠、大小便、心理状况，既往有无高血压史、糖尿病史、手术史、传染病史，有无药物过敏史、吸烟史、饮酒史。

2.症状与体征的评估：评估患者的生命体征、腹部体征，有无黄疸、低蛋白血症。

3.入院后完善各类风险评估：包括跌倒/坠床风险评估、压力性损伤风险评估、日常生活自理能力评估、营养风险筛查、入院疼痛评估、血栓风险评估。对高风险患者予以干预措施。

4.辅助检查：积极完善术前检查，包括血常规、肝肾功能、凝血常规、胸部CT、腹部CT/腹部彩超，评估有无手术禁忌证。高龄患者及有基础疾病的患者需进行全方位风险评估，特别是心肺功能的评估。

（二）心理护理

积极主动与患者进行沟通，与患者及其家属建立良好的关系，尊重患者，及时了解患者的心理需要，并尽可能予以满足。营造良好的就医环境，合理安排患者的饮食、睡眠等，使其保持良好的心理状态。利用多途径、多方式向患者及其家属进行疾病知识介绍，帮助其正确认识疾病。在术前谈话的过程中，使用通俗易懂的语言，向患者及其家属进行说明，提高其对疾病的认识。

（三）术前准备

1.皮肤准备：术前1日完善患者皮肤准备，对体毛旺盛者，术前应进行备皮，备皮范围应大于手术范围。脐部可用温水进行清洁。

2.饮食准备：术前1晚可正常饮食，饮食宜清淡、易消化。术前禁食8小时，禁饮4小时。

3.活动指导：指导患者床上翻身活动的方法，指导患者呼吸功能锻炼以及有效咳嗽、咳痰的方法。

4.用药指导：既往有高血压病史的患者应于手术晨6时口服降压药。

四、术后护理

（一）一般护理

严密监测生命体征，定时测量体温、脉搏、呼吸及血压，并准确记录；严密观察患者腹部体征，注意引流液的颜色、性质、量。注意观察是否继发脓毒血症、重症胆管炎、中毒性休克等。加强巡视，注意倾听患者的主诉，及时发现异常，通知医生并配合治疗。

（二）心理护理

积极与患者交流，找出患者担心和困惑的问题并耐心解释，指导患者及家属通过各种途径了解疾病诊疗相关的新进展，以鼓励性的行为和语言引导患者，使患者树立起战胜疾病的信心。通过认知行为疗法培养患者一定的心理应对策略和行为训练技巧，通过深呼吸训练、催眠疗法、肌肉放松训练、音乐疗法、情绪疗法等认知行为疗法，改变患者在治疗和康复中对疾病的消极认识，减轻临床症状，培养良好的行为方式。

（三）饮食指导

全麻术后常规应用止吐药，可减轻术后由麻醉药物及胃肠道刺激引起的恶心、呕吐症状，缓解患者不良情绪，有助于患者尽早恢复饮食。病情稳定的患者，术后6小时可进少量温水，如无恶心、呕吐、腹胀等不适，次日晨可遵医嘱进食流质饮食。待肛门排气或排便后逐步过渡至普通饮食。饮食宜遵循少食多餐、低脂、低糖、低盐、清淡的原则，禁辛辣、刺激食物。可食蔬菜和水果等，禁食豆浆、牛奶等胀气食物。肝脓肿属于消耗性疾病，应给予适当营养支持。

（四）活动指导

全麻术后尚未清醒患者除非有禁忌，应取平卧位，头偏向一侧；待患者病情稳定、清醒后，可改半卧位，以利于呼吸和引流，同时减少腹部伤口处张力，减轻术后疼痛及相关不适感。术后鼓励患者尽早下床活动，麻醉完全清醒后指导患者自主排尿，卧床6小时后指导患者床旁活动，24小时后基本恢复正常。活动遵循循序渐进原则，并根据患者术后恢复情况进行适量运动，以促进肠蠕动恢复，减少肠粘连的发生。若患者出现呼吸急促、面色苍白、眩晕等不适则立即停止。告知患者术后早期下床活动不仅能促进胃肠功能的恢复，预防术后肠胀气、粘连等并发症的发生，还可以增加肺活量，有利于肺的扩张和分泌物的排出，改善肺功能，预防呼吸道疾病和尿潴留，促进全身血液循环，利于伤口愈合，减少下肢静脉血栓形成的风险。

（五）呼吸功能锻炼

（1）束腹胸式深呼吸训练：坐位或立位，使用腹带缠绕患者腹部，松紧适宜，教患者闭口经鼻深吸气，在吸气末屏气1~2秒后缩唇缓慢呼气4~6秒（8次/分钟）。

（2）有效咳嗽咳痰：上身前倾，经鼻缓慢深吸气，屏气1~2秒后咳嗽，连续咳嗽数次，使痰在咽部附近，再用力咳出，咳嗽时双手按压伤口以保护伤口，减轻疼痛。

（3）正确拍背方式：五指并拢成空杯状，利用腕力快速有节奏地叩击背部，每次30～60秒，从下至上，从外至内，避开脊柱，宜在餐后两小时至下一餐前30分钟进行。

（4）痰液黏稠者，可予以雾化吸入，稀释痰液，利于痰液排出。

（六）疼痛管理

全麻术后患者病情稳定后，可指导患者取半坐卧位，以减轻腹部张力，还可通过播放音乐、热敷及和按摩等多种措施分散患者注意力。根据患者静息疼痛评分情况及时使用镇痛药，改善患者舒适度。药物首选非甾体抗炎药，携带自控镇痛泵的患者应对其进行健康指导。合理镇痛，科学镇痛。

（七）引流管护理

做好管道类型标记，将引流管妥善固定，保持引流管处于功能位置，定期记录外露导管的长度，减少因松动、脱管导致的其他问题。密切观察术后引流液的颜色、性状、量等。脓液黏稠者可予以生理盐水冲管，防止管道堵塞。定期更换引流袋，指导患者引流袋应低于伤口位置，防止逆行感染。

（八）伤口护理

保持伤口敷料的清洁、干燥并妥善固定。观察伤口有无红肿热痛等迹象，做好伤口的评估与记录。伤口有渗血、渗液时应做到及时换药。定期换药、操作时应严格遵守无菌原则。糖尿病患者应严格控制血糖。

（九）血糖控制

密切关注患者的血糖值，保持空腹血糖值在 9.0 mmol/L 以下、餐后2小时血糖值在11.0 mmol/L以下可以促进脓腔愈合，减少其他区域可能出现的继发感染现象。另外，应正确指导患者使用胰岛素，严重感染患者的胰岛素敏感性会显著下降，使得胰岛素用量增加。胰岛素的注射时间和患者进食时间保持同步，预防低血糖现象的产生。

（十）高热护理

密切观察体温情况，保持室内空气新鲜，定时通风，室内温度在18～22℃，湿度在50%～70%，及时更换汗湿的衣裤和床单，穿棉质衣服，保证衣服和床单位的舒适。给予物理降温，感染较重者可遵医嘱予以抗感染治疗，必要时给予解热镇痛药，观察患者出汗情况、注意保暖，观察有无出汗所致虚脱或高热惊厥等并发症。

（十一）用药护理

合理使用抗生素，注意观察口腔黏膜，有无腹泻、腹胀等，警惕二重感染，必要时做真菌培养。

（十二）术后并发症的观察及护理

1.出血：主要原因为凝血机制障碍及手术创面出血。

（1）病情观察：严密观察患者的生命体征、腹部体征，观察患者引流液的颜色、性质、量，若短时间内出现大量血性液体，应警惕腹腔出血的发生。

（2）少量出血可予以观察，监测患者的生命体征及病情变化。病情稳定者遵医嘱使用止血药物、补液等对症治疗。

（3）大出血时可表现为血压下降、出冷汗、脉搏加快、腹胀、腹痛及面色苍白、失血性休克等相关症状，需立即协助患者采取平卧位，给予心电监护、吸氧、建立静脉双通道快速补液，应用止血药物等。同时积极完善术前合血及手术准备，尽早行手术止血。

2.腹腔内感染：与脓肿形成后，腹腔内伴有较多脓肿渗液有关。

（1）严密观察患者的生命体征。

（2）观察患者的腹部体征，有无腹痛、腹胀、腹膜刺激征等表现，如有，应及时通知医生进行处理。

（3）遵医嘱合理使用抗生素抗感染。

（4）加强患者的心理护理。

3. 胆瘘：多系术中损伤胆道所致。

（1）术后出现胆瘘且未拔出引流管者，可继续经原引流管引流，无须特殊处理。无引流管者可经超声引导下置管，引流淤积胆汁。

（2）严密观察患者引流管引流情况及腹部体征，保持引流管引流通畅。

（3）有感染症状者可予以抗感染等对症处理。

4.伤口感染：由手术污染、伤口存有血肿、异物、引流不畅所致。伤口感染的临床表现包括术后2～3日体温升高，伤口胀痛或跳痛，局部红肿、压痛等。

（1）可先行试穿抽出脓液，或于波动处拆除缝线，排出脓液，放置引流，定期换药。

（2）应遵医嘱合理使用抗生素。

（3）对手术伤口情况进行密切观察，定期更换伤口药物，使伤口敷料保持清洁、干燥。

5. 肝功能异常

（1）观察患者生命体征、腹部体征，观察患者皮肤和巩膜有无黄染情况。

（2）观察患者神志情况，有无意识改变及性格改变，及时发现肝昏迷早期表现。

（3）定期监测患者的生化指标结果，有异常及时告知医生。

（4）遵医嘱使用保肝类药物。

五、出院康复指导

1.指导患者充分休息。

2.合理饮食、加强营养。饮食宜选择高能量、高蛋白、富含高维生素和纤维素的食物。

3.遵医嘱继续口服用药，不得擅自改变剂量和停药。

4.并发症的观察及处理：观察有无术后并发症的发生，如出现发热、肝区疼痛等，及时就诊，查找原因，并遵医嘱进行处理。

5.定期随诊复查，了解肝功能变化及病情复发情况。

（何 娟 李东馨雨 李红霞）

第三节 腹腔镜肝囊肿开窗引流术围手术期护理

一、手术适应证

治疗方式应根据有无明显症状和是否合并继发性疾病等因素进行选择，存在以下4种情况下时需要积极治疗。

1.巨大肝囊肿。

2.肝囊肿继发感染。

3.囊肿继发出血。

4.囊肿扭转。

二、手术禁忌证

1.严重心肺功能不全者。

2.凝血功能障碍者。

3.不能耐受人工气腹者。

4.有其他基础疾病不能耐受手术者。

三、术前护理

（一）术前评估

1.完善术前评估：包括年龄、性别、婚姻、职业、体质指数、饮食、睡眠、大小便、心理状况，既往有无高血压史、糖尿病史、手术史、传染病史，有无药物过敏史、吸烟史、饮酒史。

2.症状与体征的评估：评估患者的生命体征、腹部体征。

3.入院后完善各类风险评估：包括跌倒/坠床风险评估、压力性损伤风险评估、日常生活自理能力评估、营养风险筛查、入院疼痛评估、血栓风险评估。对高风险患者予以干预措施。

（二）心理护理

由于患者对疾病相关知识的缺乏，容易产生紧张、焦虑、恐惧等不良情绪。我们应合理把握语言的准确性和通俗性，向患者及家属耐心讲解疾病以及腹腔镜手术方法、注意事项、术后可能的并发症以及术后效果以解除患者及家属的顾虑，缓解其心理压力，提高患者依从性，从而建立良好医患关系。告知ERAS理念和流程，疾病预后及术后可能出现的呕吐、腹胀、疼痛等及解决方法。消除患者不良情绪，取得患者及家属的配合。与患者加强沟通交流，告知患者良好心理状态对加快病情恢复具有重要作用，对产生恐惧、焦虑心理的患者及时进行疏导，缓解其不适。

（三）术前准备

1.辅助检查：积极完善术前检查，常规检查包括血常规、肝肾功能、凝血常规、胸部CT、腹部CT或腹部彩超，评估有无手术禁忌证。高龄患者及有基础疾病的患者需进行全方位风险评估，特别是心肺功能的评估。

2.饮食指导：指导患者合理饮食，以高蛋白、高能量、高维生素、低脂肪、高纤维饮食为主，少食多餐。戒烟禁酒。术前1晚可正常饮食，饮食以易消化、清淡为主，禁止食用豆类、奶类以及其他易产气的食品，防止因肠胃胀气对手术视野造成影响。术前8小时禁食，4小时禁饮。

3.用药指导：对有高血压、糖尿病的患者，术前应维持其血压、血糖稳定。对焦虑、失眠的患者可遵医嘱应用镇静、助睡眠药物。高血压患者应于手术晨6时口服降压药，以维持血压稳定。

4.呼吸道准备：吸烟者积极进行戒烟，指导患者进行深呼吸训练及有效排痰的锻炼。

5.皮肤准备：腹部毛发旺盛者予以备皮，指导患者清洁脐部，做好个人卫生准备。

6.排尿训练：术前应指导患者训练卧床排尿。

四、术中护理

1.用物准备：术前仔细检查手术用品是否准确、齐全、充足，仪器设备性能是否良好，确保手术顺利进行。

2.在患者进入手术室前嘱咐患者排尽大小便，并核对手术患者的相关信息。

3.手术体位：取平卧位，头高脚低30°，充分暴露手术部位，根据囊肿部位采用向左或右30° 斜位。

4.麻醉前语言温和，平复患者心情，麻醉后加强患者生命体征观察工作，特别是呼吸循环功能监测。

5.管道管理：为保证囊肿引流充分，可放置多根不同角度的引流管，密切关注气腹释放过程中引流管的状态。术后尽早采取右侧卧位或半卧位，便于引流。

6.液体管理：限制性目标导向输液治疗，控制输液量≤1 500 mL。

7.体温管理：给予各个环节的保温（体温控制在正常范围）。

8.严格清点手术用物。

9.做好患者的转运交接工作。

五、术后护理

（一）一般护理

监测生命体征，术后应给予心电监测、氧气吸入。观察患者的神志，面色及皮肤黏膜的颜色变化。观察有无腹部压痛、腹胀和腹肌紧张等腹膜炎的表现。加强巡视，注意倾听患者的主诉，及时发现异常，通知医生并配合处理。

（二）心理护理

积极与患者交流，找出患者担心和困惑的问题并耐心解释，指导患者及家属通过各种途径了解疾病诊疗相关的新进展，使患者树立起战胜疾病的信心。通过认知行为疗法培养患者一定的心理应对策略和行为训练技巧，通过深呼吸训练、催眠疗法、肌肉放松训练、音乐疗法、情绪疗法等认知行为疗法，改变患者在治疗和康复中对疾病的消极认识，减轻临床症状，培养良好的行为方式。

（三）饮食指导

术后6小时内禁食禁饮，6小时以后可少量饮水，无腹痛、腹胀等情况后可少量流质饮食，逐步过渡到普通饮食，饮食宜高蛋白、高纤维、清淡、易消化。少食多餐，同时保证足够的液体摄入。评估患者进食的种类及量，必要时可予静脉营养支持。

（四）活动指导

评估患者的整体情况，在身体状况允许的前提下，鼓励患者早期活动。可让家属协助卧床患者进行被动运动，如按摩四肢。指导患者进行四肢屈伸运动、踝泵运动、床上坐起等。引导患者早期下床活动，避免因长期卧床导致肌肉萎缩，胃肠功能恢复缓慢。加强对患者的健康宣教，告知患者早期下床活动不仅可预防肠粘连，还可降低下肢深静脉血栓的发生风险。如患者出现呼吸急促、面色苍白、眩晕等情况立即停止活动。

（五）肺部功能锻炼

1.束腹胸式深呼吸训练：坐位或立位，使用腹带缠绕患者腹部，松紧适宜，教患者闭口经鼻深吸气，在吸气末屏气1～2秒后缩唇缓慢呼气4～6秒（8次/分钟）。

2.有效咳嗽、咳痰：上身前倾，经鼻缓慢深吸气，屏气1～2秒后咳嗽，连续咳嗽数次，使痰在咽部附近，再用力咳出，咳嗽时双手按压伤口以保护伤口，减轻疼痛。

3.正确拍背方式：五指并拢成空杯状，利用腕力快速有节奏地叩击背部，每次30～60秒，从下至上，从外至内，避开脊柱，宜在餐后两小时至下一餐前30分钟进行。

4.痰液黏稠者，可予以雾化吸入，稀释痰液，利于痰液排出。

（六）疼痛护理

应用疼痛评分表对患者进行疼痛评估，评估患者疼痛的部位、性质、程度。重视患者的主诉。分散患者注意力，教会患者减轻疼痛的方法。对于携带自控镇痛泵者，教会其合理使用镇痛泵。对于疼痛异常的患者，应及时告知医生，并配合医生进行处置。

（七）引流管护理

患者麻醉清醒后6小时可采取半卧位，利于引流及呼吸，防止引流管折叠、受压，严密观察引流液的颜色、性质、量并做好记录。指导患者下床活动时应保持引流管低于引流口平面，以防止管道脱出，防止引流液逆流引发感染，定期更换引流袋及伤口敷料，操作时应注意无菌原则。

（八）伤口护理

加强营养支持；保持伤口敷料的清洁干燥并妥善固定。伤口有渗血、渗液时应做到及时换药。定期换药、操作时应严格遵守无菌原则。观察伤口有无红肿、感染等迹象，做好伤口的评估与记录。糖尿病患者应严格控制血糖。

（九）术后并发症的观察及护理

1.术后出血：出血是手术后常见并发症。若手术伤口流出血性液体或引流管持续引流出血性液体时，应引起警惕。

（1）严密观察患者的神志、生命体征，注意有无面色苍白、心慌、四肢湿冷、血压下降等症状。

（2）注意观察患者的腹部体征，观察引流液的颜色、性质、量。当引流管引流出的血性液体较少时可予以观察，遵医嘱应用止血、补液等治疗措施，限制患者卧床休息。

（3）当引流管引流出的血性液体增多时，应立即卧床，迅速建立静脉双通道并快速补液。

（4）记录出入量，观察并记录引流液的颜色、性质、量。

（5）积极完善合血及术前准备工作，急诊行手术治疗。

（6）保持镇定，做好患者及家属的安抚、解释、沟通工作。

2. 胆瘘：术后胆瘘多由术中伤及胆管所致。

（1）术后出现胆瘘且未拔出引流管者，可继续经原引流管引流，无须特殊处理。无引流管者可经超声引导下置管，引流淤积胆汁。

（2）严密观察患者引流管引流情况及腹部体征，观察有无腹膜刺激征等症状，保持引流管引流通畅。

（3）有感染症状者可予以抗生素抗感染等对症处理。

3.术后感染

（1）术后可常规应用抗生素。

（2）严密监测患者的生命体征，注意观察有无高热、寒战等感染症状，若发生感染，应积极进行抗感染治疗。

（3）保持伤口敷料清洁干燥。

（4）予雾化吸入，指导患者有效咳嗽排痰，防止肺部感染。

（5）留置导尿管者每日进行导尿管护理，定期更换尿袋，防止尿道感染。

（6）定期更换引流袋，保证引流管引流通畅，防止逆行感染。

4. 高碳酸血症：由于术中需使用CO_2建立人工气腹，可引起高碳酸血症，严重时可发生肺栓塞。

（1）对于术后出现疲乏、烦躁和呼吸浅慢等症状的患者，可持续给予低流量、低浓度吸氧，提高患者氧分压，促进 CO_2 排出。

（2）鼓励患者早期下床活动。

5.皮下气肿：腹腔镜手术在建立 CO_2 人工气腹时，若气腹压力过高，CO_2 气体易在筋膜间隙弥散而出现皮下气肿。

（1）轻度皮下气肿对患者影响不大，一般可自行缓解，通常不需要进行特殊处理。

（2）若皮下气肿较重，可配合医生进行穿刺排气，穿刺结束后在穿刺部位局部加压包扎，保持穿刺处伤口敷料清洁干燥。

（3）观察局部血液循环及患者的生命体征，予以低流量、低浓度氧气吸入。

六、出院指导

1.养成良好生活习惯和卫生习惯，饮食清淡、生活规律，告诫患者劳逸结合，1个月内避免重体力活动，保证充足休息和睡眠。

2.按时进行门诊随访，2周后进行复查，如果出现伤口疼痛、伤口红肿、发热、呕吐、恶心、腹胀、腹痛等症状，需要及时来院接受相关检查或治疗。

（王婷婷　何　娟　唐静楠　张　艳）

第四节　腹腔镜肝切除术围手术期护理

一、手术适应证

1.良性疾病包括有症状或直径超过10 cm的海绵状血管瘤。

2.有症状的局灶性结节增生、腺瘤。

3.有症状或直径超过10 cm的肝囊肿、肝内胆管结石等。

4.肝脏恶性肿瘤包括原发性肝癌、继发性肝癌及其他少见的肝脏恶性肿瘤。

二、手术禁忌证

1.严重心肺功能不全，无法耐受全麻手术者。

2.凝血功能异常者。

3.有明显肝功能衰竭者。

4.难以耐受人工气腹者。

5.腹腔内致密粘连。

6.病变紧贴或直接侵犯大血管者。

7.病变过大影响第一、二肝门暴露和分离，无法安全进行腹腔镜下操作。

8.肝门部受侵犯以及门静脉癌栓。

三、常见术式

腹腔镜左半肝切除术、腹腔镜右半肝切除术、腹腔镜中肝切除术、腹腔镜肝叶切除术、腹腔镜肝血管瘤切除术、腹腔镜肝癌切除术等。

四、术前护理

（一）术前评估

1.完善术前评估：包括年龄、性别、婚姻、职业、BMI、饮食、睡眠、大小便、心理状况，既往有无高血压史、糖尿病史、手术史、传染病史，有无药物过敏史、吸烟史、饮酒史。

2.症状与体征的评估：评估患者的生命体征、腹部体征，有无纳差、乏力、消瘦、黄疸、腹泻等。

3.入院后完善各类风险评估：包括跌倒/坠床风险评估、压力性损伤风险评估、日常生活自理能力评估、营养风险筛查、入院疼痛评估、血栓风险评估。对高风险患者予以干预措施。

（二）心理护理

积极主动与患者进行沟通，与患者及其家属建立良好的关系，尊重患者，及时了解患者的心理需要，并尽可能予以满足。营造良好的就医环境，合理安排患者的饮食、睡眠等，使其保持良好的心理状态。利用多途径、多方式向患者及其家属进行疾病知识介绍，帮助其正确认识疾病。在术前谈话的过程中，使用通俗易懂的语言，向患者及其家属进行说明，提高他们对疾病的认识。

（三）术前准备

1.完善术前检查：向患者讲解检查的意义及注意事项，并协助其完成各项术前检查，如心肺功能检查、血常规、肝肾功能、凝血常规，腹部B超或CT等。

2.饮食指导：指导患者进食高蛋白、高能量、高维生素、低脂肪饮食，少食多餐。术前1晚可正常饮食，饮食以清淡、易消化为主，禁止食用豆类、奶类等易产气的食品，防止因肠胃胀气对手术视野造成影响。指导患者术前8小时禁食，4小时禁饮。

3.用药指导：焦虑、失眠的患者可遵医嘱应用镇痛、助睡眠药物。高血压患者应于手术晨6时口服降压药，以维持血压稳定。

4.呼吸道准备：吸烟者积极进行戒烟，指导患者进行呼吸功能锻炼，掌握正确咳嗽、咳痰的方法。

5.皮肤准备：腹部毛发旺盛者予以备皮，备皮范围应大于消毒范围。做好个人卫生准备。

6.指导患者练习床上大小便。

五、术中护理

1.用物准备：清点各器械、物品的数量及完整性，备齐手术中所需各种物品，连接各导线，调整各仪器参数

2.手术体位的选择：采取头高脚低卧位，对于肝右前下段或右后下段肿瘤，患者可取左侧卧位。可协助麻醉师更好地控制中心静脉压，保证血流灌注，减少术中出血量和输血量及术后并发症发生率。

3.管道管理：在全身麻醉后实施导尿，术中不常规留置胃管，不常规留置腹腔引流管。如需留置，需在术后24小时内排除出血及胆瘘后尽早拔除腹腔引流管；术后尽早拔除胃管及导尿管。

4.液体管理：建立静脉通道，若肿瘤较大或术前评估术中可能出血较多，可对患者进行有创动脉压监测。限制性目标导向输液治疗，输液量每天<2 500 mL。

5.术中体温管理：给予各个环节的保温（体温控制在正常范围）。除手术区域外尽量减少患者躯体暴露。肝叶切除后用37℃的生理盐水冲洗腹腔。术中维持手术室温度20～25℃，并输注加温液体。

6.术中注意事项

（1）在进行肝切除术时，护理人员应将中心静脉压控制在3～5 cmH_2O*。

（2）术中密切观察手术进程、患者生命体征及出血量。

（3）患者出现不良反应或镇痛效果不佳时配合麻醉师或医生进行处理。

7.严格清点手术用物，尤其是腹腔镜器械的小配件及纱条，杜绝任何物品遗留腹腔。

---

* 1 cmH_2O=0.1 kPa。

8.做好患者的转运交接工作。

（乐高慧　郝永丽）

六、术后护理

（一）一般护理

严密监测患者的生命体征，定时监测患者体温、脉搏、呼吸、血压及血氧饱和度的情况；观察患者腹部体征，了解有无腹痛、腹胀、腹膜刺激征等。加强巡视，主动询问，如发现异常，通知医生并配合其处理。

（二）心理护理

积极与患者沟通，鼓励患者说出内心的想法和感受；了解其关心的问题，根据患者的年龄和文化层次，以通俗易懂的语言，向患者及其家属进行疾病知识宣教及康复指导，帮助患者树立战胜疾病的信心。

（三）饮食指导

定期监测患者体重，使用营养风险评估表对患者进行营养风险评估。禁食禁饮者予以静脉营养支持。术后第1日可遵医嘱少量饮水，若无腹胀、腹痛等不适，可进食流质饮食，如米汤、蛋白粉。待肠功能恢复后，可循序渐进增加饮食，逐步过渡到半流质至普通饮食。早期避免食用易产气的食物如豆制品、牛奶等。糖尿病患者应控制总摄入量，选择无糖或低糖食物。评估患者饮食种类、量是否满足营养需求，营养状况差者可联合肠内、肠外营养支持。必要时邀请营养师对患者进行营养评估，补充患者营养。

（四）活动指导

麻醉清理且病情平稳者可采取半卧位。卧床期间，指导患者床上翻身活动的方法、踝泵运动的方法以预防下肢静脉血栓的形成。活动无耐力者可予以气压治疗或家属辅助按摩四肢，促进血液循环。术后1～2日，进行床上活动；术后第3日，可进行床旁活动，再根据患者病情及耐受程度逐渐增加活动量。

（五）呼吸功能锻炼

1.束腹胸式深呼吸训练：坐位或立位，使用腹带缠绕患者腹部，松紧适宜，教患者闭口经鼻深吸气，在吸气末屏气1～2秒后缩唇缓慢呼气4～6秒（8次/分钟）。

2.有效咳嗽、咳痰：上身前倾，经鼻缓慢深吸气，屏气1～2秒后咳嗽，连续咳嗽数次，使痰在咽部附近，再用力咳出，咳嗽时双手按压伤口以保护伤口，减轻疼痛。

3.正确拍背方式：五指并拢成空杯状，利用腕力快速有节奏叩击背部，每次30～60秒，从下至上，从外至内，避开脊柱，宜在餐后两小时至下一餐前30分钟进行。

4.痰液黏稠者，可予以雾化吸入，稀释痰液，利于痰液排出。

（六）疼痛管理

根据患者的实际情况，选择适合患者的疼痛评估方法，教会患者正确使用疼痛评估表。了解患者疼痛的原因、部位及性质，指导患者听轻音乐、聊天等方法分散患者注意力以减轻疼痛。对于携带自控镇痛泵的患者，教会其正确使用镇痛泵，并观察使用镇痛药物后的效果。疼痛仍不能耐受者可遵医嘱追加使用其他镇痛药物，首选非甾体类药物。用药后应观察药物疗效及副作用。对于已使用镇痛药而未缓解者应引起警惕，尽早查明引起疼痛的原因，必要时可行腹部CT进行鉴别。

（七）引流管护理

保持引流管处于功能位置，妥善固定，并确保引流通畅。观察引流液的颜色、性质、量并准确记录。向患者及其家属进行健康宣教，告知其勿牵拉、折叠引流管，避免引流管的意外脱出。对患者进行管道风险评估，高风险患者应做好警示标识，班班交接患者引流管。

（八）伤口护理

保持伤口敷料的清洁干燥并妥善固定，伤口持续渗液时应做到及时更换，更换时应严格遵守无菌原则。观察伤口的愈合情况，有无渗出物，如有，应加强对伤口的护理，以促进伤口愈合。

（九）并发症的观察及护理

1.腹腔出血：出血是肝切除术后的严重并发症，多发生在术后24小时内。与肝脏血管丰富、创面容易渗血或出血、凝血功能不全、结扎线头脱落有关。

（1）病情观察：严密观察患者的神志、生命体征，注意有无面色苍白、心慌、四肢湿冷、血压下降等症状。观察患者的腹部体征，有无腹痛、腹胀、腹膜刺激征的表现。观察患者引流液的颜色、性质、量，若短时间内出现大量血性液体，应警惕腹腔出血的发生。

（2）术后1～2日应卧床休息，避免剧烈咳嗽和打喷嚏；保持引流管引流通畅。少量出血时，可遵医嘱予以止血、补液等对症治疗。

（3）若引流管引流出大量鲜红色血性液体时，应警惕腹腔出血的可能。一旦出现，应即刻通知医生，建立静脉多通道，迅速补液，必要时可输血。完善合血、术前准备，尽早进行手术止血。

2.肝功能损害和肝区疼痛：主要表现为肝区疼痛和肝区闷胀不适，多见于术中切肝量较大或术中有大出血，低血压和肝门阻断时间过长等因素导致肝细胞缺氧、坏死。

（1）术后常规吸氧3～4天，以提高血氧浓度。

（2）严密观察患者的皮肤、腹围、神志等变化，如出现腹水，遵医嘱应用利尿剂的同时减少水钠摄入，减少水钠潴留。

（3）遵医嘱予以保肝药物，低蛋白者可输入人血白蛋白等。

（4）严密观察患者疼痛的部位、性质及程度，使用数字疼痛评估表对疼痛进行定级，选择合适的处理办法。可遵医嘱使用镇痛药物，并观察药物效果及副作用。对于已使用镇痛药而未缓解者应引起警惕，查明疼痛的原因，必要时可行腹部CT检查原因。

3.胆瘘：主要为创面坏死物质或钛夹脱落、肝断面胆管断端结扎不完全或闭合的细小胆管术后重新开放所致。主要表现为腹痛、腹胀、腹膜刺激征，伤口或引流管有胆汁渗出。

（1）应密切观察患者的生命体征、腹部体征，观察有无腹膜刺激征等症状。

（2）观察并记录引流液的颜色、性质、量，如有异常，应及时告知医生。

（3）保持引流管引流通畅，加强引流管护理。

（4）伤口有渗液者及时换药，换药时严格无菌操作。

4.胸腔积液：主要与手术部位、膈下积液、术后腹水、术后肝功能情况有关。

（1）少量胸腔积液可自行吸收。

（2）若胸腔积液较多，可出现发热、胸闷、胸痛、咳嗽、呼吸困难等，需行穿刺置管引流。行胸腔穿刺引流时，应严格无菌操作，观察胸腔穿刺液的性状并及时送检。同时做好胸腔引流管的护理。

（3）加强营养支持与护肝治疗，补充高蛋白食物，必要时可静脉输入人血白蛋白，纠正低蛋白血症，适度利尿，预防感染，术后早期活动，减少膈肌两侧压力差等。

5.消化道出血：原因主要是门静脉高压引起的食管胃底静脉曲张血

管破裂和应激性溃疡。

（1）严密观察患者的生命体征、腹部体征，观察患者二便的情况以及实验室检查的结果。

（2）若患者术后出现不明原因的血红蛋白下降并排除术区出血时，应警惕消化道出血的可能性。

（3）若患者出现呕血、黑便、血便等情况时应立即告知医生并启动应急处理流程，建立静脉多通道，遵医嘱补液，应用止血药物及生长抑素。

（4）观察呕血、黑便的颜色、次数、量、性状，估计出血量及程度，准确记录24小时出入量。少量呕血时可使用冰盐水+凝血酶粉或冰盐水+云南白药口服或管喂。食管胃底静脉曲张破裂导致大量呕鲜血者可经胃镜下行套扎止血，或使用双腔三囊管进行压迫止血，并观察压迫止血的效果。

（5）尽早完善术前准备，必要时行手术止血。

6.肝性脑病：大量消化道出血的患者应警惕肝性脑病情况的发生。

（1）病情观察：早期识别肝性脑病的早期征象，严密观察患者的神志及意识情况，观察患者的生命体征，观察患者肝肾功能、电解质、血氨、凝血因子等实验室检查结果。

（2）有消化道出血的患者应及时清除肠道内积血，便秘者可予灌肠或导泻。灌肠者使用温水或弱酸性溶液如白醋进行灌肠，禁用肥皂水进行灌肠。导泻可选择使用乳果糖。

（3）清醒者应合理安排饮食，限制蛋白质的摄入，饮食宜选择高能量、低蛋白、低脂肪、高维生素饮食，同时注意维持水电解质的平衡。

（4）对于腹水较多者应限制每日放腹水量。

（5）遵医嘱应用保肝类药物如精氨酸、谷氨酸等。

（6）意识不清者应做好患者安全护理，防止患者意外拔出引流管或意外坠床，对烦躁者可行保护性约束。

七、出院指导

1.饮食与活动：合理饮食，少量多餐，摄入低脂、高蛋白、高维生、新鲜、易消化食物，多吃新鲜蔬菜和水果，保持大便通畅。禁烟酒，不吃辛辣刺激、生冷的食物。劳逸结合，避免劳累和过度活动。

2. 伤口的护理：出院后每3日更换伤口敷料一次，术后10～14日，伤口愈合良好者可考虑拆除缝线。引流口处缝线应在拔管10日、伤口愈合良好后拆除。糖尿病患者应严格控制血糖，以免影响伤口愈合，并适当延长拆线时间。伤口愈合不良者，应视情况进行换药，直至伤口完全愈合。伤口完全愈合前避免洗澡。

3.遵医嘱服药。

4.教会患者正确识别并发症，如有异常及时来院就诊。

5.严格定期门诊复查。

（何　娟　李红霞　唐静楠）

第五节　肝脏射频消融术围手术期护理

一、手术适应证

1.肝血管瘤。

2.肝囊肿。

3.原发性肝癌。

4.继发性肝癌等。

二、手术禁忌证

1.严重心肺功能不全，无法耐受手术者。

2.凝血功能异常者。

3.有明显肝功能衰竭者。

4.肝功能异常者。

5.有腹水者。

三、术前护理

（一）术前评估

1.完善术前评估：包括年龄、性别、婚姻、职业、BMI、饮食、睡眠、大小便、心理状况，既往有无高血压史、糖尿病史、手术史、传染病史，有无药物过敏史、吸烟史、饮酒史。

2.症状与体征的评估：评估患者的生命体征、腹部体征，有无纳差、乏力、消瘦、黄疸、腹泻等。

3.入院后完善各类风险评估：包括跌倒/坠床风险评估、压力性损伤风险评估、日常生活自理能力评估、营养风险筛查、入院疼痛评估、血栓风险评估。对高风险患者予以干预措施。

（二）心理护理

疏导、安慰患者，鼓励患者说出内心的感受。加强与患者的沟通，与患者建立良好的护患关系，取得其信任，了解患者的心理状态。根据患者的文化程度，选择合适的沟通方式，向患者介绍疾病及手术相关知识，消除患者的恐惧。

（三）疼痛护理

教会患者正确使用疼痛评估表，评估患者疼痛的部位、性质、程度，根据不同的疼痛程度，选择合适的镇痛药物，并观察药物的疗效及不良反应。指导患者减轻疼痛的方法，如听轻音乐、与他人交谈等分散注意力。为疼痛患者提供心理支持，重视患者的主诉。

（四）营养支持

指导患者进食高蛋白、高能量、高维生素、易消化饮食。使用营养风险评估表对患者进行营养风险评估，有营养失调的患者必要时可予以肠外营养支持。合并肝硬化有肝功能损伤者，应限制蛋白摄入量。有腹水者应严格控制水、钠摄入，并记录患者24小时出入量。

（五）术前准备

1.完善术前检查：向患者讲解检查的意义及注意事项，并协助其完成各项术前检查，如心肺功能检查、血常规、肝肾功能、凝血常规、腹部B超或CT等。

2.术前宣教：术前1晚可正常饮食，饮食以清淡、易消化为主，禁止食用豆类、奶类等易产气的食品，防止因肠胃胀气对手术视野造成影响。指导患者术前8小时禁食，4小时禁饮。

3.用药指导：焦虑、失眠的患者可遵医嘱应用镇痛、助睡眠药物。高血压患者应于手术晨6时口服降压药，以维持血压稳定。

4.呼吸道准备：吸烟者积极进行戒烟，指导患者进行呼吸功能锻炼，掌握正确咳嗽、咳痰的方法。

5.皮肤准备：腹部毛发旺盛者予以备皮，备皮范围应大于消毒范围。做好个人卫生准备。

6.指导患者练习床上大小便。

四、术中护理

1.用物准备：术前仔细检查手术用品是否准确、齐全、充足，仪器设备性能是否良好，确保手术顺利进行。

2.在患者进入手术室前嘱咐患者排尽大小便，并核对手术患者的相关信息。

3.手术体位：取平卧位，头高脚底30° 卧位，充分暴露手术部位。

4.麻醉前语言温和，平复患者心情，麻醉后加强患者生命体征观察工作，特别是呼吸循环功能监测。

5.液体管理：限制性目标导向输液治疗，控制输液量≤1 500 mL。

6.体温管理：给予各个环节的保温（体温控制在正常范围）。

7.严格清点手术用物。

8.做好患者的转运交接工作。

（乐高慧）

五、术后护理

（一）一般护理

术后常规予以心电监护、吸氧，严密观察患者的神志、生命体征。观察患者腹部体征，了解有无腹痛、腹胀等。严格记录患者出入量，尤其是尿量。遵医嘱予以补液、保肝等治疗。加强巡视，主动询问，如发现异常，通知医生并配合其处理。

（二）心理护理

积极与患者沟通，鼓励患者说出内心的想法和感受；了解其关心的问题，根据患者的年龄和文化层次，以通俗易懂的语言，向患者及其家属进行疾病知识宣教及康复指导，告知患者术后常见的反应以及可能出现的并发症，帮助患者树立战胜疾病的信心。

（三）饮食指导

术后常规禁食6小时，待能进食后，指导患者饮食应由流质、半流质向正常饮食过渡。饮食宜选择清淡、易消化、优质蛋白饮食，避免辛辣、刺激食物，少量多餐，多吃蔬菜、水果。可常规予以保胃止吐药，观察有无呕吐、恶心等症状，评估患者进食的量及种类，必要时可予以肠外营养支持。

（四）活动指导

清醒且病情平稳者可采取半卧位。卧床期间，指导患者床上翻身活动的方法、踝泵运动的方法以预防下肢静脉血栓的形成。术后第一天病情稳定者可下床活动，指导患者掌握起床“三部曲”，避免体位性低血压的发生。

（五）呼吸功能锻炼

1.束腹胸式深呼吸训练：坐位或立位，使用腹带缠绕患者腹部，松紧适宜，教患者闭口经鼻深吸气，在吸气末屏气1～2秒后缩唇缓慢呼气4～6秒（8次/分钟）。

2.有效咳嗽、咳痰：上身前倾，经鼻缓慢深吸气，屏气1～2秒后咳嗽，连续咳嗽数次，使痰在咽部附近，再用力咳出，咳嗽时双手按压伤口以保护伤口，减轻疼痛。

3.正确拍背方式：五指并拢成空杯状，利用腕力快速有节奏叩击背部，每次30～60秒，从下至上，从外至内，避开脊柱，宜在餐后两小时至下一餐前30分钟进行。

4.痰液黏稠者，可予以雾化吸入，稀释痰液，利于痰液排出。

（六）疼痛管理

根据患者的实际情况，选择适合患者的疼痛评估方法，教会患者正确使用疼痛评估表。了解患者疼痛的原因、部位及性质，指导患者以听轻音乐、聊天等方法分散注意力以减轻疼痛。告知患者疼痛为术后最常见的并发症，对应用镇痛药物的患者应观察使用镇痛药物后的效果。

（七）引流管护理

术后常规不留置引流管。对留置引流管的患者应告知其引流管护理的相关知识。保持引流管处于功能位置，妥善固定，并确保引流通畅。观察引流液的颜色、性质、量并准确记录。向患者及其家属进行健康宣教，告知其勿牵拉、折叠引流管，避免引流管的意外脱出。对患者进行管道风险评估，对高风险患者应做好警示标识，班班交接患者引流管。

（八）伤口护理

保持伤口敷料的清洁、干燥并妥善固定，伤口渗液时应做到及时更换，更换时应严格遵守无菌原则。

（九）并发症的观察及护理

1.发热：术后最常见，多为手术吸收热。部分患者术后可能出现不同程度的发热，常发生在术后一周内。

（1）定时监测患者体温，若患者体温在37.5～38.5℃，可指导患者进行物理降温。

（2）当体温高于38.5℃，应使用药物降温及物理降温联合的方式，可予以柴胡注射液、复方氨林巴比妥等。

（3）若体温高于39℃，应及时完善血常规、生化、血培养等检查。根据检查结果选择合适的抗生素。

2.出血

（1）严密观察患者的生命体征、腹部体征，持续追踪患者实验室检查的结果。

（2）术后常规使用血凝酶（巴曲亭）等止血药物。观察伤口、引流管有无渗血，如有应积极实施止血措施。

（3）大出血时需积极完善术前准备。保持大便通畅，避免增加腹内压的活动。

3.胃肠道反应：主要表现为恶心、呕吐、呃逆、食欲下降等。

（1）观察患者术后有无胃肠道反应。常规予以保胃止吐类药物，使用后应观察药物疗效及有无副作用。

（2）对呕吐者观察呕吐物的颜色、性质、量。呕吐严重者可适当补充水、电解质。

（3）观察患者的饮食情况，必要时予以肠外营养支持。

（4）监测患者体征及皮肤弹性，使用营养风险评估表对患者进行营养风险评估。

（5）指导患者进食清淡、易消化、优质蛋白饮食，避免辛辣刺激的食物。

4.肝功能异常

（1）观察患者生命体征、腹部体征，观察患者皮肤和巩膜有无黄染情况。

（2）观察患者神志情况，有无意识改变及性格改变，及时发现肝昏迷早期表现。

（3）定期监测患者的生化指标结果，有异常及时告知医生。

（4）遵医嘱使用保肝类药物。

5.胆瘘

（1）严密观察患者的病情变化，注意患者腹部体征的变化，如有异常应及时采取治疗措施及护理措施。

（2）必要时可予以B超检查、腹腔穿刺等。若出现胆瘘情况应及时进行穿刺引流，保持引流管引流通畅。

（3）积极进行抗感染治疗，并注意监测患者的体温变化。

七、出院指导

1.饮食与活动：合理饮食，少量多餐，摄入低脂、高蛋白、高维生素、新鲜、易消化食物，多吃新鲜蔬菜和水果，保持大便通畅。禁烟酒，不吃辛辣刺激、生冷的食物。劳逸结合，避免劳累和过度活动。

2. 伤口的护理：出院后术后每3日更换伤口一次，有缝线者术后10可考虑拆除缝线。引流口处缝线应在拔管10日、伤口愈合良好后拆除。糖尿病患者应严格控制血糖，以免影响伤口愈合，并适当延长拆线时间。伤口愈合不良者，应视情况进行换药，直至伤口完全愈合。伤口完全愈合前避免洗澡。

3.遵医嘱按时服用保肝类药物。

4.教会患者正确识别并发症，如有异常应及时来院就诊。

5.严格定期门诊复查。

（何 娟 何 洁 李东馨雨 唐静楠）

第六节 肝脏介入治疗围手术期护理

一、手术适应证

1.肝血管瘤。

2.肝细胞肝癌。

3.转移性肝癌。

二、手术禁忌证

1.严重心肺功能不全，无法耐受手术者。

2.凝血功能异常者。

3.有明显肝功能衰竭者。

4.肝功能异常、有腹水者。

三、术前护理

（一）一般护理

1.完善术前检查，常规包括血常规、肝肾功能、凝血常规、胸部CT、腹部CT，判断有无手术禁忌证。

2.完善术前评估，包括年龄、性别、婚姻、职业、BMI、饮食、睡眠、大小便、心理，有无药物过敏史、血栓史、手术史、长期吸烟史、饮酒史。

3.症状与体征的评估：评估患者的生命体征、腹部体征，评估有无腹水、水肿、黄疸等症状，有无消瘦、贫血、低蛋白血症等。

4.完善各类风险评估：包括跌倒/坠床风险评估、压力性损伤风险评估、日常生活自理能力评估、营养风险筛查、入院疼痛评估、血栓风险评估。对高风险患者予以干预措施。

（二）心理护理

理解患者心理，对患者和家庭应有同情心，做好患者的思想工作，取得患者的理解和同意。加强与患者沟通，与患者建立良好的护患关系，取得其信任，了解患者的心理状态。对紧张、焦虑的患者应积极疏导、安慰，鼓励患者说出内心的感受。根据患者的文化程度，选择合适的沟通方式，向患者及家属解释介入治疗的方式方法、治疗的重要性及优点，缓解其术前紧张、焦虑的情绪，最大限度地减少由于心理因素导致的治疗负效应。

（三）术前准备

饮食准备：行介入治疗者，术前可不必常规禁食禁饮。但为避免术后恶心、呕吐等的症状，可于手术前2小时禁食禁饮。

皮肤准备：会阴部备皮，术前1日可洗澡。

药物准备：遵医嘱备齐术中所需药物。

四、术中护理

1.用物准备：准备术中需要的物品和药物。

2.心理护理：介入治疗是采用局麻的方式进行的，应该多关心、安慰患者以消除其恐惧心理。麻醉前，鼓励患者保持平稳心态，以防止患者血压的波动和应激的发生。告知患者术中制动的目的，针对肝区出现胀痛的患者，及时给予关心与鼓励，让患者平稳呼吸。

3.体位：术中患者尽量采取舒适体位，减少局部肢体的压迫导致的远端血运减少。考虑到患者的耐受性，尽量减少手术时间。

4.股动脉导管注入适量肝素钠、生理盐水，并在操作过程中经导管间断注入适量生理盐水，以防导管鞘及导管堵塞。

5.应在X线系统密切监视下缓慢注入碘油，并注意其流向和肿块的碘油聚集情况，避免异位栓塞。

6.护理人员应注意患者的情绪，对治疗过程中可能出现的恶心、呕吐、腹胀等不适症状及时处理，避免呕吐物吸入呼吸道引起窒息或吸入性肺炎，严重者在医生的指导下使用药物止吐。

7.术中所用器械、敷料等应严格消毒，术中应严格执行无菌技术操作原则。

8.术毕拔出股动脉导管，穿刺部位压迫20～30分钟，嘱患者绝对卧床24小时，术侧肢体伸直并制动。

9.保暖护理：维持手术室温度在26℃左右，增加保暖毯、暖风机等设备，维持患者术中体温平稳。

10.观察术中的病情变化，监测患者生命体征、体温变化、神志状况和尿量变化，如遇患者有恶心、呕吐、疼痛或呼吸困难等突发状况，给予对症处理。

11.准确清点手术物品。

12.做好患者的转运交接工作。

（郝永丽　冯　璐）

五、术后护理

（一）一般护理

严密观察患者的神志、生命体征。观察患者腹部体征，了解有无腹痛、腹胀等。严格记录患者出入量，尤其是尿量。遵医嘱予以补液、保肝等治疗。加强巡视，主动询问，如发现异常，通知医生并配合其处理。

（二）心理护理

密切观察患者的病情变化，适时关心、询问患者，倾听其主诉，并给予耐心解释。告知患者及家属行介入治疗后常见的并发症及处理办法。当患者出现不适时，应积极为其寻求解决办法，把对患者的关怀之情贯穿于治疗的始终。做好患者沟通、心理疏导工作，使其能保持积极乐观的心态，正确面对疾病，增加治疗疾病的信心。

（三）饮食护理

合理饮食，少量多餐。宜选择低脂、高蛋白、高维生素、新鲜、易消化食物，禁辛辣、刺激、生冷的食物。多吃新鲜蔬菜和水果，多饮水，保持大便通畅。

（四）活动指导

术后患者取平卧位，拔出导管后应予以持续压迫止血，可予以弹力绷带压迫止血12小时，24小时内勿下床活动。减少穿刺一侧肢体屈曲。同时观察穿刺一侧肢体的皮肤的温度、色泽，足背动脉搏动是否良好。观察穿侧部位周围有无渗血、肿胀等。24小时后可指导患者下床活动。告知患者预防体位性低血压的注意事项。

（五）疼痛管理

告知患者疼痛为术后常见症状，减轻患者的焦虑情绪。使用疼痛评估表对患者进行疼痛评估及分级，为医生的用药提供依据。了解患者疼痛的原因、部位及性质，指导患者以听轻音乐、聊天等方法分散注意力以减轻疼痛。对应用镇痛药物的患者应观察用药效果及副作用。

（六）术后并发症的观察及护理

1.栓塞后综合征：表现为术后厌食、胃部不适、恶心、呕吐、发热，右上腹部胀痛和麻痹性肠梗阻，重者于栓塞当时或栓塞后短时间内出现面色苍白、脉搏缓慢、四肢厥冷、大汗淋漓和血压下降等应激反应。

（1）术后患者可先少量饮水，如无恶心、呕吐等症状时，可进食清淡、易消化饮食。

（2）若呕吐严重，可对症予以保胃止吐药物，并观察药物疗效。

（3）告知患者及家属术后发热为常见症状，当体温低于38.5℃时，予物理降温、多饮水即可。体温大于38.5℃者，遵医嘱进行补液、退热等治疗，直至体温降至正常。

（4）腹胀者可予以镇痛药物。若出现严重应激反应，应立即予以干预措施，并做好详细护理记录。

（5）做好患者及家属的心理护理。

2.局部血肿：多由重复穿刺血管或拔出导管后压迫不当或压迫时间过短所致。

（1）观察血肿的部位、大小，有无压迫症状，有无进行性增大，观察穿刺部位纱布有无渗血。

（2）使用手掌根对穿刺部位进行压迫，至少2小时，限制患者卧位休息，减少活动，穿刺一侧肢体制动。

（3）一般无须特殊处理，观察即可。亦可在穿刺24小时以后每日使用温热水局部热敷2～3次，但应注意避免烫伤。

3.呃逆：多与术中膈神经受刺激有关。

（1）观察患者呃逆的频次，有无呼吸障碍。

（2）指导患者深吸气后迅速用力屏气，然后缓慢呼气。可重复多次。

（3）呃逆频繁者，可遵医嘱使用甲氧氯普胺（胃复安）或盐酸消旋山莨菪碱注射液，并观察用药后的效果。

（4）告知患者及家属呃逆为术后常见并发症，多数情况下可自行缓解，做好患者的心理护理。

4.胆囊炎和胆囊坏死：多为栓塞剂经肝动脉（多为肝右动脉）误栓胆囊动脉而引起胆囊壁组织的缺血，造成胆囊炎甚至胆囊坏死。

（1）注意观察患者有无先兆表现的发生，如腹痛、腹胀，发现患者异常时通知医生进行处理。

（2）出现原因不明的腹痛，可行腹部CT或B超进行确诊。一旦确诊可按根据并发症程度进行对症处理，必要时可行腹腔镜胆囊切除术。

5.肺栓塞：多为栓塞剂通过动静脉瘘进入肺动脉而形成。主要表现为呼吸困难、口唇发绀、血氧饱和度下降等。

（1）及时观察患者有无发绀、胸闷、憋气等症状，发现患者异常及时通知医生进行处理。

（2）做好患者及家属的心理护理。

（3）保持病房温湿度适宜，绝对卧床休息。避免引起腹内压增加的因素，如保持大便通畅，避免剧烈咳嗽。

（4）持续吸氧，注意监测患者的血氧饱和度。必要时可行床旁血气分析。

（5）饮食宜清淡、易消化、富含粗纤维。

6.肝癌破裂：与肝脏肿瘤过大或介入术后肝区受挤压有关。

（1）术前充分评估肿瘤的部位及大小，术中适量应用化疗药及栓塞剂。

（2）术后卧床休息24小时，术后2周内不要剧烈运动，注意避免肝区受压。

（3）一旦患者突然出现剧烈腹痛并伴有腹膜刺激征时，应警惕肝癌破裂的可能，可行急诊CT辅助诊断。

（4）肝癌破裂后，医护人员应立即启动抢救程序，监测患者的生命体征，尽早完成术前准备工作，行急诊手术。

7.肝脓肿：多由肝癌栓塞坏死的基础上继发细菌感染引起。

（1）严密观察患者的生命体征，尤其是体温的变化。体温低于38.5℃时，可予物理降温，高于38.5℃时，可使用药物降温加物理降温联合的方式进行处理。

（2）观察患者的腹部体征，有无腹痛、腹胀等并发症的发生。

（3）遵医嘱使用抗生素抗感染治疗。

（4）脓肿较大时，可在超声引导下穿刺引流，并严密观察引流液的颜色、性质、量。

（5）做好患者的心理护理。

六、出院指导

1.饮食与活动：合理饮食，少量多餐，摄入低脂、高蛋白、高维生素、新鲜、易消化食物，多吃新鲜蔬菜和水果。观察二便情况，定期监测腹围，保持大便通畅。禁烟酒，不吃辛辣、刺激、生冷的食物。劳逸结合，避免劳累和过度活动。

2. 遵医嘱服用保肝类、利尿类药物。使用利尿药物时应注意观察尿量，必要时监测电解质。

3.教会患者正确识别并发症，如有异常及时来院就诊。

4.定期复查。

（何　娟　东爱华　李红霞　唐静楠）

第七节　经导管动脉化疗栓塞术联合肝动脉灌注化疗的观察及护理

肝动脉灌注化疗（HAIC）由经导管动脉灌注化疗（TAI）演变而来，是TAI在肝脏恶性肿瘤方面的应用，即通过经皮穿刺置管于靶（肝）动脉进行长时间持续性灌注化疗药物，其相较于全身静脉化疗而言，提高了局部药物浓度和肿瘤对药物的摄取率，并将全身毒性降至最低。

一、手术适应证

1.原发性肝癌。

2.继发性肝癌。

二、手术禁忌证

1.严重心肺功能不全，无法耐受手术者。

2.凝血功能异常者。

3.有明显肝功能衰竭者。

4.肝功能异常的患者、有腹水者。

三、术前护理

（一）一般护理

1.完善术前检查，常规包括血常规、肝肾功能、凝血常规、胸部CT、腹部CT，判断有无手术禁忌证。

2.完善术前评估，包括年龄、性别、婚姻、职业、BMI、饮食、睡眠、大小便、心理，有无药物过敏史、血栓史、手术史及长期吸烟史、饮酒史。

3.症状与体征的评估：评估患者的生命体征、腹部体征，评估有无腹水、水肿、黄疸等症状，有无消瘦、贫血、低蛋白血症等。

4.完善各类风险评估：包括跌倒/坠床风险评估、压力性损伤风险评估、日常生活自理能力评估、营养风险筛查、入院疼痛评估、血栓风险评估。对高风险患者予以干预措施。

（二）心理护理

向患者及家属讲解与疾病相关的知识，根据患者的文化程度，选择合适的沟通方式，向患者及家属解释介入治疗的方式方法、治疗的重要性及优点，缓解其术前紧张、焦虑的情绪，最大限度地减少由于心理因素导致的治疗负效应。加强与患者的沟通，及时了解患者的心理状态，对焦虑的患者应积极疏导，鼓励患者说出内心的感受，亦可选择其他转移注意力的方式，如看电视、聊天等。

（三）术前准备

1.饮食准备：行经导管动脉化疗栓塞术（TACE）联合肝动脉灌注化疗者，术前可不必常规禁食禁饮，但宜选择流质饮食，饮食不易过饱。但为避免术后恶心、呕吐等症状，可于手术前2小时禁食禁饮。

2.皮肤准备：对腹股沟区域进行常规备皮，上至脐平行线，下至大腿上 1 /3，两侧至腋中线。术前1日可洗澡。

3.药物准备：遵医嘱备齐术中所需药物。

四、术中护理

1.用物准备：准备术中需要的物品和药物。

2.心理护理：介入治疗是采用局麻的方式进行的，应该多关心安慰患者以消除其恐惧心理。麻醉前，鼓励患者保持平稳心态，以防止患者血压的波动和应激的发生。告知患者术中制动的目的，针对肝区出现胀痛的患者，及时给予关心与鼓励，让患者平稳呼吸。

3.体位：术中患者尽量采取舒适体位，减少局部肢体的压迫导致的远端血运减少。考虑到患者的耐受性，尽量减少手术时间。

4.插入股动脉导管前经导管注入适量肝素钠、生理盐水，并在操作过程中经导管间断注入适量生理盐水，以防导管鞘及导管堵塞。

5.应在X线系统密切监视下缓慢注入碘油，并注意其流向和肿块的碘油聚集情况，避免异位栓塞。

6.护理人员应注意患者的情绪，对治疗过程中可能出现的恶心、呕吐、腹胀等不适症状及时处理，避免呕吐物吸入呼吸道引起窒息或吸入性肺炎，严重者在医师的指导下使用药物止吐。

7.术中所用器械、敷料等应严格消毒，术中应严格执行无菌技术操作原则。

8.术毕，应将股动脉置管固定妥当，对穿刺部位进行包扎时应确认无渗血，管道连接紧密。转运过程中应加强对穿刺部位的观察。

9.保暖护理：维持手术室温度在26℃左右，增加保暖毯、暖风机等设备，维持患者术中体温平稳。

10.观察术中的病情变化，监测患者生命体征、体温变化、神志状况和尿量变化，如遇患者有恶心、呕吐、疼痛或呼吸困难等突发状况，给予对症处理。

11.准确清点手术物品。

12.做好患者的转运交接工作。

（何 娟　李红霞　李东馨雨）

五、术后护理

（一）一般护理

严密观察患者的神志，每班监测患者的生命体征，尤其是体温、脉搏、血压。一般情况下应将收缩压控制在90～140 mmHg，舒张压控制在60～90 mmHg。观察患者腹部体征，了解有无腹痛、腹胀等。严格记录患者出入量，尤其是尿量。遵医嘱予以补液、保肝等治疗。加强巡视，主动询问，如发现异常，通知医生并配合其处理。

（二）心理护理

密切观察患者的病情变化，适时关心、询问患者，倾听其主诉，并给予耐心解释。告知患者及家属行肝动脉灌注化疗治疗期间常见的并发症及处理办法。当患者出现不适时，应积极予以解决，把对患者的关怀之情贯穿于治疗的始终。与患者及家属勤沟通，了解患者的心理状态，对焦虑者予以疏导。

（三）饮食护理

对无恶心、呕吐者，鼓励共多饮水，每日2 000～3 000 mL，以促进药物代谢，减少相关并发症的发生。饮食宜清淡、易消化，可根据患者的口味提供饮食。嘱少量多餐，禁辛辣、刺激、生冷的食物，多吃新鲜蔬菜和水果。

（四）活动指导

患者进行肝动脉灌注化疗治疗期间，宜平卧位、半卧位（<30°）或侧卧位（轴线翻身 60°），患侧肢体禁止弯曲，避免导管扭曲、打折。健侧肢体可自由活动，患侧肢体可做肌肉等长收缩及床上平移运动，指导家属按摩双下肢，预防压力性损伤及深静脉血栓形成。灌注结束拔管后穿刺处可用手掌根压迫30分钟，确认无渗血、肿胀等后再予弹力绷带加压包扎12小时。卧床期间应密切观察穿刺一侧肢体的皮肤的温度、色泽，足背动脉搏动是否良好，有无疼痛、肿胀。观察穿刺部位周围有无渗血、肿胀、淤血等。

（五）疼痛管理

告知患者疼痛为术后常见症状，减轻患者焦虑的情绪。使用疼痛评估表对患者进行疼痛评估及分级，为医生的用药提供依据。了解患者疼痛的原因、部位及性质，指导患者对听轻音乐、聊天等方法分散注意力以减轻疼痛。对重度疼痛的患者，护士应及时汇报医生，排除异位栓塞及其他急腹症的可能后，遵医嘱予镇静、镇痛类药物治疗。对应用镇痛药物的患者应观察用药效果及副作用。疼痛剧烈、完全不能耐受肝动脉灌注化疗者，可暂停治疗或终止治疗。

（六）导管管理

患者术后股动脉穿刺处留置导管，应予妥善固定，患侧肢体制动，避免大幅度活动，防止导管扭曲、打折。化疗药物灌注期间，因肝动脉压力大，易出现回血现象，药物更换不及时易致回血凝固，导致堵管。因此，灌注期间应经常巡视病房，观察导管及微量泵的使用情况，做到心中有数。在药液全部泵完前配置好下一组药液。若药液配置不及时，应使用肝素钠稀释液维持导管通畅。发现导管堵塞时，检查是否打折，若是回血导致堵塞，可使用肝素钠进行导管疏通。

（七）术后并发症的观察及护理

1.胃肠道反应：表现为术后厌食、胃部不适、恶心、呕吐。

（1）术后患者可先少量饮水，如无恶心、呕吐等症状，可进食清淡、易消化饮食。鼓励患者多饮水。

（2）观察患者情况，呕吐物颜色、性质、量以及呕吐次数。肝动脉灌注化疗期间，常规使用保胃止吐药物，如盐酸帕洛诺司琼注射液、盐酸甲氧氯普胺等，并观察药物疗效。

（3）呕吐症状严重者，指导患者呕吐时头偏向一侧，避免误吸。根据患者的病情，可予暂禁食，并予以静脉补液治疗。

2.发热：表现为体温升高。

（1）定期监测体温。肝动脉灌注化疗期间，患者可出现不同程度的发热，一般持续 3～5天。若患者体温在37.5～38.5℃，可指导患者进行物理降温。

（2）当体温高于38.5℃，应使用药物降温及物理降温联合的方式，可予以柴胡注射液、复方氨林巴比妥、地塞米松磷酸钠注射液等。

（3）若体温高于39℃，应及时完善血常规、生化、血培养等检查，根据检查结果选择合适的抗生素。

（4）鼓励患者多饮水。出汗较多时及时更换衣物，保持皮肤清洁、干燥。

3.肝肾功能损坏的护理：肝动脉灌注化疗会影响患者肝功能，严重者出现肝功能衰竭及肝昏迷。

（1）观察患者生命体征、腹部体征，观察患者皮肤和巩膜有无黄染情况。

（2）观察患者神志情况，有无意识改变及性格改变，及时发现肝昏迷早期表现。

（3）定期监测患者的生化指标结果，有异常及时告知医生。

（4）遵医嘱使用保肝类药物。

（5）鼓励患者多饮水，每日2 000～3 000 mL，促进药物代谢，保护肾功能。

六、出院指导

1.饮食与活动：合理饮食，少量多餐，摄入低脂、高蛋白、高维生素、新鲜、易消化食物，多吃新鲜蔬菜和水果。观察二便情况，定期监测腹围，保持大便通畅。禁烟酒，不吃辛辣、刺激、生冷的食物。劳逸结合，避免劳累和过度活动。

2. 遵医嘱服用保肝类、利尿类药物。使用利尿药物时应注意观察尿量，必要时监测电解质情况。

3.教会患者正确识别并发症，如有异常及时来院就诊。

4.定期复查。

（何 娟　李东馨雨）

第七章

腹腔镜胆道手术围手术期护理

第一节 概 述

一、胆道系统解剖

胆道系统包括肝内胆管和肝外胆管（左右肝管和肝总管、胆总管、胆囊管、胆囊），胆道起于毛细胆管，终末端与胰管汇合，开口于十二指肠乳头，外有Oddi括约肌围绕。

二、胆道系统生理功能

胆道系统具有分泌、储存、浓缩、输送胆汁的功能。

三、病因及临床表现

（一）胆囊结石

1.病因：胆囊结石的成因非常复杂，与很多种因素有关。任何能影响胆固醇与胆汁酸磷脂浓度比例和造成胆汁淤积的因素都能导致结石形成。

2.临床表现：胆绞痛，位于右上腹或上腹部，呈阵发性或持续疼痛阵发性加剧，可向右肩胛部和背部放射。

（二）肝外胆管结石

1.病因：胆道感染、胆汁淤积、胆道寄生虫、胆管解剖异常、胆道感染疾病。

2.临床表现：一般无症状或仅有上腹部不适，结石造成梗阻可出现腹痛（多发生在剑突下或右上腹，多为绞痛，常伴恶心、呕吐）或黄疸。

（三）肝内胆管结石

1.病因：目前肝内胆管结石病因尚未完全清楚，现认为主要与胆道感染（胆道慢性炎症）、胆道寄生虫（如蛔虫、华支睾吸虫）、胆汁淤滞、胆道结构异常等有关。

2.临床表现：上腹痛、上腹隐痛不适、寒战、高热等胆道感染症状，严重者还可能出现全身脓毒血症，甚至出现感染性休克。

（四）急性胆囊炎

1.病因：急性胆囊炎是由胆囊管阻塞和细菌侵袭引起的胆囊炎症。

2.临床表现：右上腹阵发性绞痛，常在饱餐后及夜间发作。

（五）慢性胆囊炎

1.病因

（1）急性或亚急性胆囊炎反复发作。

（2）长期存在的胆囊结石致胆囊功能异常。

（3）细菌、病毒感染或胆盐与胰酶引起的慢性胆囊炎。

2.临床表现：无特异的症状和体征，多数患者有胆绞痛症状，餐后上腹饱胀、嗳气，可出现右上腹和肩背部隐痛。

（六）急性梗阻性化脓性胆管炎

1.病因：在胆道梗阻的基础上伴发胆管急性化脓性感染和积脓，胆道高压、大量细菌内毒素进入血液，多菌种、强毒力的厌氧与需氧菌导致混合性败血症、内毒素血症、氮质血症、高胆红素血症、中毒性肝炎、感染性休克以及多器官功能衰竭等一系列严重并发症。

2.临床表现：腹痛、发热、黄疸、休克、精神症状等急性症状，也就是典型的Charcot三联征及Reynold五联征。

（七）胆囊息肉及良性病变

1.病因：胆囊壁向胆囊腔内突出并隆起的病变，由于胆囊息肉术前无法确定性质，故统称为“胆囊息肉样病变”或“胆囊隆起样病变”。

2.临床表现：无症状，多由体检发现，少数人右上腹痛。

（八）胆囊腺瘤

1.病因：是胆囊常见的良性肿瘤，约占胆囊切除标本的1.1%。可单发或多发，直径0.5～2.0 cm，最大者可充满胆囊。胆囊腺瘤的恶变率约为1.5%，一直被认为是胆囊癌的癌前病变，一旦确诊，宜手术切除。

2.临床症状：无症状，多由体检发现。

（九）胆囊腺肌症

1.病因：发病机制尚不完全清楚。主要表现为无症状胆囊肿块或胆囊壁增厚。

2.临床表现：部分患者无临床症状，多数患者表现为右上腹隐痛等。

（十）胆囊癌

1.病因：研究表明约85%的胆囊癌患者合并胆囊结石，胆囊息肉直径＞10 mm或短期内息肉快速生长也是发生胆囊癌的危险因素。胆囊癌患者常合并胆囊慢性炎症以及存在胆囊癌相关的肿瘤抑制基因。胆囊癌的发生发展是基因、环境、本身疾病等多种因素综合作用的结果，发病机制复杂。

2.临床表现：早期无特异性症状，晚期可出现右上腹痛，可放射至肩背部。部分患者因上腹痛诊断为胆囊结石，术后行病理检查而确诊为胆囊癌。

（十一）胆管癌

1.病因：目前本病病因尚不十分清楚，导致胆管癌的主要有胆管结石、原发硬化型胆管炎、华支睾吸虫等。约1/3胆管癌晚期患者的胆管内有结石。而5%～10%的胆管结石会恶化成胆管癌。肝吸虫可导致体内胆汁大量淤积，胆管周围管壁纤维化，胆道黏膜增生，诱发慢性胆管癌。

2.临床表现：黄疸、肝大、胆囊肿大、右上腹疼痛、寒战、高热、黄疸，甚至出现休克。

（十二）胆道蛔虫症

1.病因：胆道蛔虫症是指蛔虫经十二指肠钻入胆道，引起胆道口Oddi括约肌痉挛而发生腹部阵发性绞痛。由于卫生条件改进和大众卫生意识的加强，其发病率呈逐年下降趋势，如今已不多见。

2.临床表现：突发上腹部钻顶样疼痛，但腹部体征常稍轻或无。

（李爱华　夏　波）

第二节 腹腔镜胆囊切除术围手术期的护理

一、手术适应证

1.有症状和（或）并发症的胆囊结石。

2.急、慢性胆囊炎。

3.有症状的和有手术指征的胆囊隆起性疾病等。

二、手术禁忌证

1.有严重并发症的急性胆囊炎。

2.梗阻性黄疸。

3.胆囊隆起性疾病疑为癌变者。

4.腹膜炎。

5.有出血性疾病或凝血功能障碍。

6.怀疑胆囊癌者。

7.人工气腹不耐受者。

三、术前护理

（一）术前评估

1.患者腹部体征情况，有无腹痛等不适，及时对症处理。

2.各项检查完成情况。常规术前检查包括心电图、胸部CT、各项实验室检查（血常规、凝血功能、肝功能、肾功能、感染性疾病筛查、血型）、腹部彩超。

3.关注患者既往史，如有高血压、糖尿病应纠正至正常水平方可接受手术治疗。

（二）术前准备

1.告知患者术晨更衣，头发较长的女患者应将头发梳成左右两条辫子。

2.剪去过长的指甲，告知患者所有金属物品、活动性义齿等一切可取的物件全部取下。

3.检查患者皮肤、四肢活动、腕带情况，完成手术部位标记。

4.嘱患者术前禁食6小时、禁饮2小时。

5.与患者加强沟通，将术后注意事项提前告知患者，让患者术后更好地配合，促进康复。

（三）心理护理

及时与患者和家属沟通，增强患者对手术的信心，引导患者正确对待疾病，保持良好的情绪。良好的环境和舒适的感觉有利于身心健康，使之保持最佳的心理状态。

四、术中护理

1.术前1天进行访视，强化认知干预。介绍腹腔镜胆囊切除术的相关流程，包括术前注意事项、手术室环境、手术体位、手术方法、所需要的时间、相关配合事项等。

2.器械、仪器、物品准备：根据手术通知按照腹腔镜手术器械清单准备物品，确认物品是否齐全或处于良好状态。

3.环境管理：术前1小时启动空气层流系统，控制室内温度为23～26℃，湿度为50%～70%。调节充气保温毯，设定温度为43℃，1小时后下调至38℃，术中使用的液体提前加温至36～38℃。目的在于维持患者术中体温为36～37℃。

4.迎接患者：术日于手术室门口迎接患者，给予信息支持、健康教育和心理安慰，再次告知患者术中所需体位，并交代相关注意事项。

5.信息核对：根据患者的手术信息检查医嘱信息，患者是否佩戴贵重首饰，是否有金属植入物和义齿，是否携带临床资料，查对手腕带。

6.麻醉配合：协助患者摆放手术体位，妥善固定，避免患者滑落、坠床；建立静脉通路，配合麻醉医生完成操作，协助给药。

7.密切观察生命体征。若术中出现低体温（$<$36℃），则及时调高保温毯温度和手术室室温。

8.控制术中使用的液体量，术中使用林格氏液以10～15 ml/（kg·h）输入，既能避免加重患者的心肺负担，又能维持有效灌注量。

9.观察患者有无不良反应，控制手术间门户，监督手术人员无菌技术。

10.手术标本取出后，采用固定液处理。清点用物。

11.术毕，清洁患者皮肤、穿好病号服、协助患者取平卧位、平挪到平车上，再次查对，护送患者离开手术室。

12.术后1天回访，了解患者的疼痛状况、胃肠功能恢复情况及护理满意度，如有异常情况及时通知医生处理。

（乐高慧　郝永丽）

五、术后护理

（一）一般护理

全麻术后患者给予平卧位，给予吸氧、心电监测。对于年老体弱者应协助做好翻身拍背工作，适当在床上做四肢活动，防止压力性损伤、肺部感染、深静脉血栓等并发症发生。交代患者术后暂禁食禁饮，清醒患者术后4～6小时可进少量水，术后6小时内需自解小便。

（二）心理护理

术后患者返回病房时，护理人员应温柔热情地迎接。动作轻柔，认真听取患者对手术以及自身不适的反馈，并及时对反馈进行对症处理。应告知患者手术成功，以缓解患者的焦虑紧张情绪，与患者沟通其他开心的事情来转移疼痛或焦虑情绪。肯定患者自我安慰、照顾的行为，增强患者信心。

（三）饮食指导

术后第一天可进食少量稀饭，由半流质到流质，逐渐过渡到正常饮食，饮食要求以清淡、易消化为主，避免油腻。术后1～3个月，身体基本已经适应消化系统的变化，可正常进食。

（四）活动指导

术后第二天就可以下床进行活动，但鼓励患者循序渐进地活动，床边行走后可走廊行走，再爬楼梯，以促进肠道蠕动，防止肠粘连。

（五）疼痛管理

使用超前镇痛管理。通过疼痛评分尺等工具进行动态评估，遵医嘱使用镇痛药，同时要教会患者如何正确评估自己疼痛的部位、性质。护理人员要相信患者的主观感受，根据患者疼痛评分进行对症处理。护理人员应为患者提供一个舒适安静的环境，教会患者转移注意力的方法，比如听轻音乐、看书、聊天等。

（六）引流管护理

带有引流管的患者，要注意翻身时不要牵拉折叠引流管，保持引流管引流通畅并且妥善固定。观察引流液的颜色、性质、量，若出现鲜红色液体从引流管或者敷料渗出，及时告知护理人员。术后一般24～48

小时可拔除引流管。

（七）伤口护理

观察伤口敷料，有无渗血、渗液，定期更换（一般2～3天进行伤口换药）。

（八）术后并发症的观察及护理

1.感染

（1）严密观察患者的腹部体征，重视患者主诉，如出现腹痛等腹部体征，及时查看。

（2）监测患者生命体征。如出现体温升高至39℃，及时处理。关注患者实验室检查结果，如降钙素、白细胞、中性粒细胞等炎性指标变化，根据患者情况，遵医嘱使用抗生素。

（3）如患者有引流管，要保证引流管妥善固定，引流通畅，避免扭曲、打折等情况出现，严密观察引流液颜色、性质，正确记录出入量。

2.胆瘘

（1）观察患者的腹部体征和生命体征，出现腹痛等症状应及时通知医生查看，重视患者的主诉。

（2）保持引流管引流通畅，妥善固定，观察引流液的颜色及性质，如出现胆汁样引流液，及时通知医生处理。

3.出血

（1）临床表现为黑便、引流管引流出大量血性液体，以及血红蛋白进行性下降。发现以上症状及时通知医生。

（2）严密观察患者腹部体征，如有腹痛、腹胀不适，及时通知医生查看。

（3）建立静脉通道，严密监测生命体征变化，患者暂停进食，并遵医嘱给予合理止血药物进行治疗，密切观察患者反应。及时给予心理疏导，减轻其焦虑情绪，使其积极配合治疗。需行急诊手术时，迅速完成术前准备。

4.皮下气肿

皮下气肿是腹腔镜手术常见并发症。常由充气针穿透皮肤、高腹腔压力引起CO_2进入皮下组织间隙所致。表现为局部皮肤呈捻发音及疼痛。常规给予吸氧，观察患者的血氧饱和度，轻度皮下气肿一般24~72小时可自行吸收。

五、出院指导

从事脑力劳动者一周后可正常工作，工作期间避免过分劳累。3个月内避免抬举重物及重体力劳动。劳逸结合，适当锻炼，如散步、慢跑。平时要保持心情愉快，避免紧张和情绪激动。伤口敷料手术一周后可自行揭除。有出院带药者，需按时服药物。患者出院一个月后在当地门诊随访。自我观察伤口情况，若出现腹痛、腹胀、伤口不适等情况应及时就诊。

（李爱华　李红霞　唐静楠）

第三节　腹腔镜胆总管切开取石术、T管引流术围手术期的护理

一、手术适应证

单纯胆总管结石。

二、手术禁忌证

1.有出血性疾病或凝血功能障碍。

2.严重心肺功能不全。

3.人工气腹不耐受者。

三、术前护理

（一）术前评估

1.观察患者的腹部体征情况，如存在腹痛等症状，需对症处理。

2.监测生命体征、神志，皮肤及巩膜有无黄染，皮肤有无瘙痒情况。

3.各项检查完成情况。常规术前检查包括心电图、胸部CT、上腹部CT、各项实验室检查（血常规、凝血功能、肝功能、肾功能、感染性疾病筛查、血型）、腹部彩超、超声心动图，有肺功能异常或年龄超过70岁需做肺功能监测。

4.关注患者既往史，如有高血压、糖尿病应纠正至正常水平方可接受手术治疗。

（二）心理护理

1.了解患者是否知道病情，对病情的接受程度，以及治疗的态度。是否出现焦虑、恐惧及放弃治疗等心理。鼓励患者说出内心感受，教会患者放松的方法，如倾诉、听轻音乐，鼓励家属及朋友给予患者支持和鼓励。

2.多与患者沟通，讲解成功案例，增强患者对手术的信心，引导患者正确对待疾病，保持良好的情绪。

3.行个体化的心理护理。

四、术中护理

1.患者入室后，由巡回护士对患者的身份信息、手术名称、手术位置和标记进行核对，确认无误后一同在手术核查表上签字。

2.建立静脉通道，通常建立2～3个有效通道，以便给予患者补液及用药。

3.检查所有器械和物品的质量、数量，确保无误。尤其注意分开摆放胆道镜与腹腔镜。避免两种仪器镜头发生碰撞。

4.体位：建立人工气腹后，使患者保持头高脚低向左倾斜卧位，为预防手术时因调整患者体位而导致患者身体移动，应使用约束带固定患者双下肢。

5.术中体温管理：控制室内温度在23～26℃，湿度在50%～70%，减少患者肢体暴露，维持核心体温在36～36.5℃。

6.限制性补液：术中以目标导向为基础的限制性容量治疗策略，是减少围手术期液体过负荷、心肺过负荷的最佳方法。

7.术中密切关注患者生命体征变化，保证手术台物品充足，必须严格执行“三查八对”制度，同时关注手术进展情况，确保仪器正常工作并按手术需要及时调节参数。妥善保管取出的结石，以防掉落或遗失。

8.结束手术后，还原所有仪器设备，关上机器开关及总电源。手术室护理人员配合器械护理人员整理好后仪器妥善保管，避免其歪曲、受压。

9.术后配合巡回护理人员再次清点并检查各项器械及物品的数目和性能，核对无误后，缝合穿刺孔，固定引流管。

10.术毕观察患者生命体征，在各项生命体征未发生异常的情况下将患者送至病房，并与病房护理人员做好交接。

五、术后护理

（一）一般护理

全麻术后患者给予平卧位，有引流管者妥善固定各种引流管，给予吸氧、心电监测至次日晨。对于年老体弱者应协助做好翻身工作，每2～3小时使用翻身枕进行翻身，教会患者适当在床上做四肢活动，防止压力性损伤、深静脉血栓等并发症的发生。向家属交代术后注意事项，并取得配合。

（二）心理护理

1.鼓励患者主动说出内心感受，针对不同的情况，疏导患者情绪，减轻患者的负性情绪。鼓励家属及亲友给予患者支持和关怀。

2.认真听取患者对手术以及自身不适的反馈，并及时对反馈进行对症处理。

3.分享真实的成功案例，以对患者进行鼓励、支持，增加其治疗信心。

（三）饮食指导

1.术后第一天进食少量水及米汤，逐步过渡到流质、半流质、软食的摄入。根据患者的恢复情况和身体状况调节。

流质饮食：牛奶、清稀饭、果汁、蔬菜汁、藕粉、豆浆。

半流质饮食：粥类、牛奶、鸡蛋羹、豆腐脑。

软食：面条、豆腐、混沌、软饭、包子、馒头。

2.进食原则：禁忌辛辣、油腻、产气食物，坚持少量多餐，避免暴饮暴食等。产气食物有玉米、土豆、红薯、萝卜、洋葱。

3.术后患者肠道功能恢复，可适当摄入丰富菜品及少量水果，增加食物多样性。

（四）活动指导

1.术后返回病房，病情平稳者每2小时翻身一次。

2.术后第一天，鼓励患者床上活动，如双手握拳，双手肘、双膝关节屈伸运动等，术后第二天、第三天可适当延长运动时间，并协助患者起床。

3.下床活动时，可遵循起床起床“三部曲”。

4.根据患者的个体化情况评估结果，控制活动时长。

（五）呼吸功能锻炼

1.术后第一天指导患者行呼吸功能锻炼，教会患者正确的深呼吸方式，进行有效的拍背咳嗽咳痰，遵医嘱予雾化吸入。

2.床上吹气球锻炼：术后24小时左右开始继续使用吹气球法进行心肺功能锻炼（使气球直径达到10～20 cm，每次练习5～10分钟，每天练习2～5次）。

3.腹式呼吸锻炼：能够增加膈肌的活动范围，而膈肌的运动情况直接影响肺的通气量。坚持腹式呼吸，可使膈肌活动范围增加，能帮助肺功能的改善。

4.呼吸功能锻炼：一般采用呼吸功能训练器。使用此锻炼可以更好地恢复肺生理功能，吸入空气，胸廓扩大，肺随之扩大，肺的容量增加，最终达到帮助肺功能恢复的目的。患者于术后第一天开始训练，每日3次，每次15～20分钟。

（六）疼痛管理

1.采用超前阵痛模式。根据患者情况，术前、术后规范定时使用镇痛药物，以降低和减缓患者疼痛，提高患者生活质量，加速机体恢复。

2.采用疼痛评分表进行动态疼痛评估。及时了解患者的疼痛情况，及时处理。

3.教会患者转移疼痛注意力的方法，如听轻音乐，深呼吸等。如效果不佳，根据疼痛评估情况，及时加用镇痛药物，并观察用药后的效果。

（七）引流管护理

1.血浆引流管护理

（1）观察引流液颜色、性质、量。

（2）妥善固定引流管，连接防反流的引流袋。

（3）保持通畅，定时挤捏管道，勿折叠、扭曲、压迫管道，每日倾倒引流液，准确记录24小时引流量。

（4）预防感染，每周2次更换引流装置，注意无菌操作。

2. T管护理

（1）观察引流液颜色、性质、量。正常胆汁为棕黄色，无杂质，似“菜油样”，正常量为600～1 000 mL/d。如出现胆汁稀薄、引流出血性液、浑浊样液体等情况，提示存在肝功能较差、胆道出血和胆道感染情况，需及时处理。还要观察引流液中有无引流出残余结石，避免堵管。

（2）妥善固定引流管，连接防反流的引流袋。

（3）保持通畅，定时挤捏引流管，勿折叠、扭曲、压迫引流管，每日倾倒引流液，准确记录24小时引流量。如引流量锐减或未引流出液体，需及时排除堵管等情况。

（4）固定与体位要求：引流袋不可高于伤口，一般放置于伤口下方，平卧时放置于床旁。防止引流液反流。翻身活动时注意保护引流管，防止引流管被拔出。

（5）食欲较差者，可将每日引流出的胆汁用纱布等物品滤过后口服，因其口感较差，可加入柠檬汁调味，便于食用。

（6）健康教育：向患者及家属讲解引流管的重要性等。带管出院者，需交代其妥善固定，保证通畅引流，定时更换，可进食稍咸的食物以补充丢失的盐分。

（7）夹管：术后3～4周，患者无腹痛、发热、黄疸等情况，可进行夹管。方法：饭前饭后1小时夹闭→白天夹闭，晚上开放 →全天夹闭。每个阶段持续2～3天，无不适再递增。夹管期间，注意关注有无腹痛、发热、黄疸等情况，如发生以上情况，需暂停夹管。

（8）拔管：腹腔镜患者术后1～2个月门诊复查，行胆道镜检查，无残余结石、狭窄，窦道形成好后，即可拔管。

（八）伤口护理

伤口保持清洁干燥，每3～4天定期换药，如有渗液或脱落，及时更换。

（九）术后并发症的观察及护理

1.感染

腹腔感染、肺部感染、尿路感染常见。

（1）监测患者生命体征。如出现体温升高至39℃，及时处理。关注患者实验室检查结果，如降钙素、白细胞、中性粒细胞等炎性指标变化，术后常规遵医嘱使用抗生素。

（2）对于有引流管的患者，要保证引流管妥善固定，引流通畅，避免扭曲、打折等情况出现，严密观察引流液颜色、性质，正确记录出入量。

（3）定期更换各引流管，注意无菌操作，避免逆行感染。

（4）指导患者拍背、咳嗽、咳痰，不易咳出者遵医嘱予雾化吸入，行呼吸功能锻炼，帮助肺功能恢复，避免肺部感染。

（5）对留置导尿管的患者，1天行2次导尿管护理。在安置导尿管和导尿管护理中要注意无菌操作。前列腺疾病或老年人患者比普通患者可适当多留置1天。遵医嘱早日拔管。

2.胆瘘

（1）观察患者的腹部体征和生命体征，出现腹痛等症状应及时通知医生查看，重视患者的主诉。

（2）保持引流管引流通畅，妥善固定，观察引流液的颜色及性质，如出现胆汁样引流液，及时通知医生处理。

3.出血

（1）腹腔出血临床表现为引流管引流出大量血性液体，血红蛋白进行性下降，如发现以上症状应立即通知医生，如出血量较大，大于300 mL，立即夹管。

（2）如出现T管引流出血性液体，需警惕胆道出血。

（3）严密观察患者腹部体征，如有腹痛、腹胀等不适，及时通知医生查看。

（4）建立2～3条静脉通道，严密监测生命体征变化，特别是血压、心率变化，患者暂停进食，并遵医嘱给予合理止血药物进行治疗，密切观察患者反应。及时给予心理疏导，减轻其焦虑情绪，使其积极配合治疗。需行急诊手术时，迅速完成术前准备。

4.皮下气肿

皮下气肿是腹腔镜手术常见并发症，常由充气针穿透皮肤、高腹腔压力引起CO_2进入皮下组织间隙所致。表现为局部皮肤有捻发音及疼痛。常规给予吸氧，观察患者的血氧饱和度，轻度皮下气肿一般24～72小时可自行吸收。

六、出院指导

1.饮食清淡、易消化，禁忌辛辣、油腻、产气食物，坚持少量多餐，避免暴饮暴食，注意均衡搭配。

2.保持伤口清洁干燥，3～4天定期换药，如有渗血、渗液、及时更换。

3.3个月内避免重体力劳动。可散步、慢走，可根据个人身体恢复情况，循序渐进增加运动量。

4.保持心情愉悦，与家人及亲友保持良好沟通。

5.保持T管引流通畅，避免打折、扭曲、脱落，每周更换引流袋。

5.出院后1～3个月定期复查。

（李爱华　李云丽　李红霞　唐静楠）

第四节　腹腔镜胆肠吻合术围手术期的护理

一、手术适应证

1.不能切除的胰腺癌。

2.胆肠吻合口狭窄。

二、手术禁忌证

1.有出血性疾病或凝血功能障碍。

2.严重心肺功能不全。

3.人工气腹不耐受者。

三、术前护理

（一）术前评估

1.观察患者的腹部体征情况。

2.监测生命体征、神志，皮肤及巩膜有无黄染，皮肤有无瘙痒情况。

3.评估患者的营养情况，必要时予营养支持。

4.各项检查完成情况。常规术前检查包括心电图、胸部CT、上腹部CT、各项实验室检查（血常规、凝血功能、肝功能、肾功能、感染性疾病筛查、血型）、腹部彩超、超声心动图、有肺功能异常或年龄超过70岁者需做肺功能监测。

5.关注患者既往史，如有高血压、糖尿病应纠正至正常水平方可接受手术治疗。

（二）心理护理

1.了解患者是否知道病情，对病情的接受程度，以及治疗的态度。是否出现焦虑、恐惧及放弃治疗等心理。鼓励患者说出内心感受，教会患者放松的方法，如倾诉、听轻音乐，鼓励家属及朋友给予患者支持和鼓励。

2.多与患者沟通，讲解成功案例，增强患者对手术的信心，引导患者正确对待疾病，保持良好的情绪。

3.行个体化的心理护理。

四、术后护理

（一）一般护理

全麻术后予患者平卧位，有引流管者妥善固定各种引流管，给予吸氧、心电监测。对于年老体弱者应协助患者做好翻身拍背工作，适当在床上做四肢活动，防止压力性损伤、肺部感染、深静脉血栓等并发症发生。向患者交代术后注意事项。

（二）心理护理

1.鼓励患者主动说出内心感受，针对不同的情况，疏导患者情绪，减轻患者的负性情绪。鼓励家属及亲友给予患者支持和关怀。

2.认真听患者对手术以及自身不适的反馈，并及时根据反馈进行对症处理。

3.分享真实的成功案例，以对患者进行鼓励、支持，以增加其治疗信心。

（三）饮食指导

术后第一天进食少量水及米汤，逐步过渡到流质、半流质、软食。具体根据患者的恢复情况和身体状况调节。

（四）活动指导

1.术后返回病房，病情平稳者每2小时翻身一次。

2.术后第一天，鼓励患者床上活动，双手握拳，双手肘、双膝关节屈伸运动等，术后第二天、第三天可适当延长运动时间，并协助患者起床。

3.下床活动时，可遵循起床“三部曲”，即床上坐起1分钟，双足下垂于床沿坐一分钟，床边站立1分钟。

4.根据患者的个体化情况评估，控制活动时长。

（五）呼吸功能锻炼

1.术后第一天指导患者行呼吸功能锻炼，教会患者正确的深呼吸方式，进行有效的拍背咳嗽咳痰，遵医嘱予雾化吸入。

2.床上吹气球锻炼：术后24小时左右开始使用吹气球法进行心肺功能锻炼（使气球直径达到10～20 cm，每次练习5～10分钟，每天练习2～5次）。

3.腹式呼吸锻炼：能够增加膈肌的活动范围，而膈肌的运动直接影响肺的通气量。坚持腹式呼吸，可使膈肌活动范围增加，能帮助肺功能的改善。

4.呼吸功能锻炼：一般采用呼吸功能训练器。使用此方法可以更好地恢复肺生理功能，通过吸入空气，胸廓扩大，肺随之扩大，肺的容量增加，最终达到帮助肺功能恢复的目的。患者于术后第一天开始训练，每日3次，每次15～20分钟。

（六）疼痛管理

1.根据患者需要，麻醉师在术后安置自控镇痛泵，术后指导患者和家属自控镇痛泵的正确使用方法。

2.采用超前期阵痛模式。根据患者情况，术前、术后规范定时使用镇痛药物，以降低和减缓患者疼痛，提高患者生活质量，加速机体恢复。

3.采用疼痛评分，进行动态疼痛评估。及时了解患者的疼痛情况，及时处理。

4.教会患者转移疼痛注意力的方法，如听轻音乐、深呼吸等措施。如效果不佳，极据疼痛评估结果，及时加用镇痛药物，并观察用药后的效果。

（七）引流管护理

1.观察引流液颜色、性质、量。

2.妥善固定引流管，连接防反流的引流袋。

3.保持通畅，定时挤捏管道，勿折叠、扭曲、压迫管道，每日倾倒引流液，准确记录24小时引流量。

4.预防感染，每周2次更换引流装置，注意无菌操作。

（八）伤口护理

伤口保持清洁干燥，定期换药，每3～4天1次，如有渗液或脱落，及时更换。

（九）术后并发症的观察及护理

1.感染

常见的为腹腔感染、肺部感染、尿路感染。

（1）监测患者生命体征。如出现体温升高至39℃，及时处理。关注患者实验室检查结果，如降钙素、白细胞、中性粒细胞等炎性指标变化，术后常规遵医嘱使用抗生素。

（2）如有安置引流管的患者，要保证引流管妥善固定，引流通畅，避免扭曲、打折等情况出现，严密观察引流液颜色、性质，正确记录出入量。

（3）定期更换各引流管，主要无菌操作，避免逆行感染。

（4）指导患者拍背、咳嗽咳痰，不易咳出者遵医嘱予雾化吸入，行呼吸功能锻炼，帮助肺功能恢复，避免肺部感染。

（5）留置导尿管的患者，1天2次行导尿管护理。在安置导尿管和导尿管护理中要注意无菌操作。前列腺疾病或老年人患者比普通患者可适当多留置1天。遵医嘱早日拔管。

2.胆瘘

（1）观察患者的腹部体征和生命体征，出现腹痛等症状应及时通知医生查看，重视患者的主诉。

（2）保持引流管引流通畅，妥善固定，观察引流液的颜色及性质，如出现胆汁样引流液，及时通知医生处理。

3.出血

（1）腹腔出血临床表现为引流管引流出大量血性液体，血红蛋白进行性下降，发现以上症状立即通知医生，如出血量较大，大于300 mL，立即夹管。

（2）如出现T管引流出血性液体，需警惕胆道出血。

（3）严密观察患者腹部体征，如有腹痛、腹胀等不适，及时通知医生查看。

（4）建立2～3条静脉通道，严密监测生命体征变化，特别是血压、心率变化，患者暂停进食，并遵医嘱给予合理止血药物进行治疗，密切观察患者反应。及时给予心理疏导，减轻焦虑情绪，使其积极配合治疗。需行急诊手术时，迅速完成术前准备。

4.皮下气肿

皮下气肿是腹腔镜手术常见并发症。常由充气针穿透皮肤，高腹腔压力引起CO_2进入皮下组织间隙所致。表现为局部皮肤有捻发音及疼痛。常规给以吸氧，观察患者的血氧饱和度，轻度皮下气肿一般24～72小时可自行吸收。

五、出院指导

1.饮食应清淡、易消化，禁忌辛辣、油腻、产气食物，坚持少量多餐，避免暴饮暴食，注意均衡搭配。

2.保持伤口清洁干燥，每3～4天定期换药1次，如有渗血渗液及时更换。

3.3个月内避免重体力劳动。可散步、慢走，可根据个人身体恢复情况，循序渐进加大运动量。

4.保持心情愉悦，与家人及亲友保持良好沟通。

（李爱华　李东馨雨）

第五节　腹腔镜胆囊癌根治术围手术期的护理

一、胆囊癌发病相关危险因素

（一）胆囊癌发病确定危险因素

1.胆囊结石。

2.胆囊息肉样病变。

3.胆囊慢性炎症。

4.“保胆取石”术后。

（二）胆囊癌发病可能危险因素

1.先天性胰胆管汇合异常。

2.胆囊腺肌症。

3.胆道感染。

4.肥胖与糖尿病。

5.高龄、女性（雌激素）。

6.原发性硬化性胆管炎。

7.遗传学和基因突变。

8.吸烟及化学暴露。

二、手术禁忌证

1.严重心肺功能不全。

2.肿瘤多发转移。

3.人工气腹不耐受者。

三、术前护理

（一）术前评估

1.观察患者的腹部体征情况。

2.监测其生命体征、神志，皮肤及巩膜有无黄染，皮肤有无瘙痒情况。

3.评估患者的营养情况，必要时予营养支持。

4.各项检查完成情况。常规术前检查包括心电图、胸部CT、上腹部

CT、各项实验室检查（血常规、凝血功能、肝功能、肾功能、感染性疾病筛查、血型）、腹部彩超、超声心动图、有肺功能异常或年龄超过70岁需做肺功能监测。

5.关注患者既往史，如有高血压、糖尿病应纠正至正常水平方可接受手术治疗。

（二）心理护理

1.了解患者是否知道病情，对病情的接受程度，以及治疗的态度。评估患者是否出现焦虑、恐惧及放弃治疗等心理。大部分恶性肿瘤患者出现焦虑和恐惧心理是因为对疾病的不了解，对恶心肿瘤的认识不深入。责任护士要加强这方面的健康宣教，消除患者恐惧心理。

2.患者不了解自身疾病时，不可盲目地讲解与肿瘤相关的治疗及预后等敏感术语，避免导致患者受到沉重打击。

3.鼓励患者说出内心感受，教会患者放松的方法，如倾诉、听轻音乐，鼓励家属及朋友给予患者支持和鼓励。

4.多与患者沟通，讲解成功案例，增强患者对手术的信心，引导患者正确对待疾病，保持良好的情绪。

5.行个体化的心理护理。

四、术中护理

1.用物准备：器械、仪器、物品准备，根据手术通知按照腹腔镜手术器械清单准备物品，按照手术需要摆放;检查腹腔镜、气腹机、光源、摄像系统、电凝钩、钛夹钳等是否齐全或处于良好状态。

2.体位：患者采取的是仰卧大字分腿位，麻醉完成脐部打孔建立人工气腹后将患者调至为头高足低30° 并向右倾斜。患者术前平卧于手术床正中，手术床尾两块分开30° ~45° ，双腿分开并妥善固定在手术床尾板上，头架固定于床头并对患者使用约束带进行约束固定和保护。

3.术毕清点手术用物，关闭伤口。清点台上的所有器械、纱布、纱球、纱条等用物无误后，开始撤下所有器械用物。结束后再次清点手术的所有用物。

4.液体管理：控制术中使用的液体量，术中补液量为10～15 ml/（kg·h），既能避免加重患者的心肺负担，又能维持有效灌注量。

5.术中体温管理：控制室内温度在23～26℃，湿度在50%～70%，减少患者肢体暴露，维持核心体温在36～36.5℃；

6.术后麻醉复苏关注点

（1）固定约束患者以防患者在麻醉复苏时躁动而发生坠床。

（2）严密观察、监测患者的各项生命体征。

（3）保持引流的通畅并对引流管进行妥善的固定。

（4）调节室温以协助患者的麻醉复苏。

（5）患者拔管后送至复苏室观察，苏醒好后送至病房完成交接。

（乐高慧）

五、术后护理

（一）一般护理

全麻术后患者给予平卧位，有引流管者妥善固定各种引流管，给予吸氧、心电监测。对于年老体弱者应协助做好翻身拍背工作，适当在床上做四肢活动，防止压力性损伤、肺部感染、深静脉血栓等并发症发生。向患者交代术后注意事项。

（二）心理护理

1.鼓励患者主动说出内心感受，针对不同的情况，疏导患者情绪，减轻患者的负性情绪。鼓励家属及亲友给予患者支持和关怀。

2.认真听患者对手术以及自身不适的反馈，并及时根据反馈进行对症处理。

3.分享真实的成功案例，以对患者进行鼓励、支持，以增加其治疗信心。

（三）饮食指导

1.术后第一天进食少量水及米汤，逐步过渡到流质、半流质、软食的摄入。根据患者的恢复情况和身体状况调节。

流质饮食：牛奶、清稀饭、果汁、蔬菜汁、藕粉、豆浆。

半流质饮食：粥类、牛奶、鸡蛋羹、豆腐脑。

软食：面条、豆腐、混沌、软饭、包子、馒头。

2.进食原则禁忌辛辣、油腻、产气食物，坚持少量多餐，避免暴饮暴食等。产气食物有玉米、土豆、红薯、萝卜、洋葱。

3.术后患者肠道功能恢复，可适当摄入丰富菜品及少量水果，增加食物多样性。

4.根据患者食物摄入情况及营养筛查评估结果，遵医嘱静脉输入肠外营养。

（四）活动指导

1.术后返回病房，病情平稳者每2小时翻身一次。

2.术后第一天，鼓励患者床上活动，双手握拳，双手肘、双膝关节屈伸运动等，术后第二天、第三天可适当延长运动时间，并协助患者起床。

3.下床活动时，可遵循起床起床三部曲“做起1分钟、双足下垂床沿做一分钟、床边站立1分钟”。

4.根据患者的个体化情况评估，控制活动时长。

（五）呼吸功能锻炼

1.术后第一天指导患者呼吸功能锻炼，教会患者正确的深呼吸方式、进行有效的拍背咳痰、遵医嘱雾化吸入。

2.床上吹气球锻炼：术后24 h左右开始继续使用吹气球法进行心肺功能锻炼（使气球直径达到10～20 cm，每次练习5～10分钟，每天练习2～5次）。

3.呼吸功能锻炼：一般采用呼吸功能训练器。使用此锻炼可以更好的恢复肺生理功能，通过空气吸入，胸廓扩大，肺随之扩大，肺的容量增加，最终达到帮助肺功能恢复的目的。患者于术后第一天开始训练，每日3次，每次15～20分钟。

（六）疼痛管理

1.根据患者需要，麻醉师在术后安置自控镇痛泵（PCA），术后指导患者和家属自控镇痛泵的正确使用。

2.采用超前期阵痛模式。根据患者情况，术前、术后规范定时使用镇痛药物，以降低和减缓患者疼痛，提高患者生活质量，加速机体恢复。

3.采用疼痛评分，动态进行疼痛评估。及时了解患者的疼痛情况，及时处理。

4.教会患者转移疼痛注意力的方法，如：听轻音乐，深呼吸等措施。如效果不佳，通过疼痛评估，及时加用阵痛药物，并观察用药后的效果。

（七）引流管护理

1.观察引流液颜色、性质、量。

2.妥善固定引流管，连接防反流的引流袋。

3.保持通畅，定时挤捏管道，勿折叠、扭曲、压迫管道，每日倾倒引流液，准确记录24小时引流量。

4.预防感染，每周2次更换引流装置，注意无菌操作。

（八）伤口护理

伤口保持清洁干燥，每3～4天定期换药1次，如有渗液或脱落，及时更换。

（九）术后并发症的观察及护理

1.出血

（1）腹腔出血临床表现引流管引流出大量血性液，血红蛋白进行性下降，发现以上症状立即通知医生，如出血量较大，大于300 mL，立即夹管。

（2）严密观察患者腹部体征，如腹痛腹胀不是，及时通知医生查看。

（3）建立2～3条静脉通道，严密监测生命体征变化，特别是血压、心率变化，患者暂停进食，并遵医嘱给予合理止血药物进行治疗，密切观察患者反应。及时给予心理疏导，减轻焦虑情绪，使其积极配合治疗。需行急诊手术时，迅速完成术前准备。

2.感染：常见于腹腔感染、肺部感染、尿路感染。

（1）监测患者生命体征。如出现体温升高至39℃，及时处理。关注患者实验室检查结果，如降钙素、白细胞、中性粒细胞等炎性指标变化，术后常规遵医嘱使用抗生素。

（2）如有引流管的患者，要保证引流管妥善固定，引流通畅，避免扭曲、打折等情况出现，严密观察引流液颜色、性质，正确记录出入量。

（3）定期更换各引流管，主要无菌操作，避免逆行感染。

（4）指导患者拍背、咳嗽咳痰、不易咳出者遵医嘱予雾化吸入，行呼吸功能锻炼，帮助肺功能恢复，避免肺部感染。

（5）留置导尿管的患者，1天2次行导尿管护理。在安置导尿管和导尿管护理中要注意无菌操作。前列腺疾病或老年人患者比普通患者可适当多留置1天。遵医嘱早日拔管。

3.胆瘘

（1）观察患者的腹部体征和生命体征，出现腹痛等症状应及时通知医生查看，重视患者患者的主诉。

（2）保持引流管引流通畅，妥善固定，观察引流液的颜色及性质，如出现胆汁样引流液，及时通知医生处理。

4.皮下气肿。是腹腔镜手术常见并发症。常由充气针穿透皮肤，高腹腔压力引起CO_2进入大概皮下组织间隙所致。表现为局部皮肤呈捻发音及疼痛。常规给以吸氧，观察患者的血氧饱和度，轻度一般24～72小时可自行吸收。

六、出院指导

1.饮食清淡易消化，禁忌辛辣、油腻、产气食物，坚持少量多餐，避免暴饮暴食，注意均衡搭配。

2.保持伤口清洁干燥，3～4天定期换药，如有渗血渗液及时更换。

3.3个月内勿重体力劳动。可散步、慢走，可根据个人身体恢复情况，需循序渐进运动量。

4.保持心情愉悦，与家人及亲友保持良好沟通。

（李爱华　李红霞　夏　波　唐静楠）

第六节 腹腔镜肝门部胆管癌根治术围手术期的护理

一、手术适应证

1.肝门部胆管癌Bismuth Ⅰ型、Bismuth Ⅱ型、Bismuth Ⅲa型、Bismuth Ⅲb型、Bismuth Ⅴ型。

2.肿瘤病灶可以获得根治性切除。

3.肿瘤侵犯周围血管，甚至出现淋巴结转移，但依然可彻底切除。

4.没有无法切除的病灶，没有远处器官的转移。

5.没有明显的手术禁忌证，患者身体情况能够耐受手术。

二、手术禁忌证

1.严重心肺功能不全。

2.肿瘤多发转移。

3.人工气腹不耐受者。

三、术前护理

（一）术前评估

1.观察患者的腹部体征情况。

2.监测生命体征、神志，皮肤及巩膜有无黄染，皮肤有无瘙痒情况。

3.改善患者全身营养状况，纠正营养不良和贫血。给予高糖、高蛋白、高维生素饮食，严重营养不良者予全胃肠外营养支持。

4.心理状态评估：了解患者是否知道病情，对病情的接受程度，以及治疗的态度。是否出现焦虑、恐惧及想放弃治疗等心理。

5.各项检查完成情况。常规术前检查包括心电图、胸部CT、上腹部CT、各项实验室检查（血常规、凝血功能、肝功能、肾功能、感染性疾病筛查、血型）、腹部彩超、超声心动图，有肺功能异常或年龄超过70岁者需做肺功能监测。

6.关注患者既往史，如有高血压、糖尿病应纠正至正常水平方可接受手术治疗。

（二）心理护理

1.了解患者是否知道病情，对病情的接受程度，以及治疗的态度。评估患者是否出现焦虑、恐惧及放弃治疗等心理。大部分恶性肿瘤患者出现焦虑和恐惧心理是因为对疾病的不了解，对恶性肿瘤的认识不深入。责任护士要加强这方面的健康宣教，消除患者恐惧心理。

2.患者不了解自身疾病时，不可盲目地讲解与肿瘤相关的治疗及预后等敏感术语，避免导致患者受到沉重打击。

3.鼓励患者说出内心感受，教会患者放松的方法，如倾诉、听轻音乐，鼓励家属及朋友给予患者支持和鼓励。

4.多与患者沟通，讲解成功案例，增强患者对手术的信心，引导患者正确对待疾病，保持良好的情绪。

5.行个体化的心理护理。

四、术中护理

1.手术前1天访视患者，手术当天热情迎接患者，做好患者心理护理。严格执行三查八对，核对患者信息。

2.物品准备：正确连接和使用各种仪器设备，调节好参数。准确清点所有物品，及时供应台上所需物品。

3.体位：平卧分腿位，即“人”字形体位，主刀医生站患者两腿之间，麻醉前使患者臀部位于腿板连接处，避免麻醉后拖拉患者。将两腿板分开外展30°～45°，在腘窝及双脚踝处用抗压软垫保护，约束带固定双下肢于腿板上。建立人工气腹后摇床至头高脚低30°，向左倾斜15°，利于手术暴露。

4.管道管理：尽量避免放置胃管、引流管。术后，尽早拔除胃管、导尿管及各种引流管，尽快恢复饮食，控制恶心、呕吐和肠麻痹现象。

5.温度管理：调节好室间温度与湿度，减少暴露时间，注意输液加温等，可以保持术中患者体温的恒定，减少各种并发症的发生。

6.限制性补液：依据患者实际情况来进行补液，避免大量输液造成患者组织水肿、伤口愈合延缓等问题。

7.预防压力性损伤：保持床单干燥、平整、整洁，必要时骶尾部贴安普贴保护，预防压力性损伤形成。

8.密切观察病情变化，定时做动脉血气分析，与麻醉医生做好交流，避免高碳酸血症的发生，做好其他人工气腹并发症的预防。

9.严格遵守无瘤技术，使用一次性组织取出器，严防肿瘤伤口种植。术中清理淋巴结较多，使用专用无菌冰格盛放，器械护理人员准确记录标本的名称顺序，必要时请巡回护理人员协助记录，确保标本准确无误。

10.清点手术物品。

（郝永丽）

五、术后护理

（一）一般护理

全麻术后患者给予平卧位，有引流管者妥善固定各种引流管，给予吸氧、心电监测，病情平稳者监护至次日晨。对于年老体弱者应协助做好翻身拍背工作，适当在床上做四肢活动，防止压力性损伤、肺部感染、深静脉血栓等并发症发生。向患者交代术后注意事项。

（二）心理护理

1.鼓励患者主动说出不适及内心感受。

2.针对不同的情况，疏导患者情绪，减轻患者的负性情绪。鼓励家属及亲友给予患者支持和关怀。

3.分享真实的成功案例，以对患者进行鼓励、支持，以增加其治疗信心。

（三）饮食指导

1.术后第一天进食少量水及米汤，逐步过渡到流质、半流质、软食的摄入。根据患者的恢复情况和身体状况调节。

2.进食原则：禁忌辛辣、油腻、产气食物，坚持少量多餐，避免暴饮暴食等。

3.术后患者肠道功能恢复，可适当摄入丰富菜品及少量水果，增加食物多样性。

4.根据患者食物摄入情况及营养筛查评估结果，遵医嘱静脉输入肠外营养。

（四）活动指导

1.术后返回病房，病情平稳者每2小时翻身一次。

2.术后第一天，鼓励患者床上活动，双手握拳，双手肘、双膝关节屈伸运动等，术后第二天、第三天可适当延长运动时间，并协助患者起床。

3.下床活动时，可遵循起床起床“三部曲”，即床上坐起1分钟，双足下垂于床沿坐一分钟，床边站立1分钟。

4.根据患者的个体化情况评估结果，控制活动时长。

（五）呼吸功能锻炼

1.术后第一天指导患者进行呼吸功能锻炼，教会患者正确的深呼吸方式，进行有效的拍背咳痰，遵医嘱予雾化吸入。

2.床上吹气球锻炼：术后24小时左右开始使用吹气球法进行心肺功能锻炼（使气球直径达到10~20 cm，每次练习5~10分钟，每天练习2~5次）。

3.呼吸功能锻炼：一般采用呼吸功能训练器。使用此方法可以更好地恢复肺生理功能，通过吸入空气，胸廓扩大，肺随之扩大，肺的容量增加，最终达到帮助肺功能恢复的目的。患者于术后第一天开始训练，每日3次，每次 15~20分钟。

（六）疼痛管理

1.根据患者需要，麻醉师在术后安置自控镇痛泵，术后指导患者和家属自控镇痛泵的正确使用方法。

2.采用超前期镇痛模式。根据患者情况，术前、术后规范定时使用镇痛药物，以降低和减缓患者疼痛，提高患者生活质量，加速机体恢复。

3.采用疼痛评分，进行动态疼痛评估。及时了解患者的疼痛情况，及时处理。

4.教会患者转移疼痛注意力的方法，如听轻音乐，深呼吸等措施。如效果不佳，根据疼痛评估结果，及时加用镇痛药物，并观察用药后的效果。

（七）引流管护理

1.观察引流液颜色、性质、量。

2.妥善固定引流管，连接防反流的引流袋。

3.保持通畅，定时挤捏管道，勿折叠、扭曲、压迫管道，每日倾倒引流液，准确记录24小时引流量。

4.预防感染，每周2次更换引流装置，注意无菌操作。

5.加强对患者和家属引流管护理的健康宣教。强调其重要性，勿滑脱，下地活动前要妥善固定，避免其掉地、高于伤口部位等导致逆行感染。

（八）术后并发症的观察及护理

1.感染

常见的为腹腔感染、肺部感染、尿路感染。

（1）监测患者生命体征。如出现体温升高至39℃，及时处理。关注患者实验室检查结果，如降钙素、白细胞、中性粒细胞等炎性指标变化，术后常规遵医嘱使用抗生素。

（2）如有安置引流管的患者，要保证引流管妥善固定，引流通畅，避免扭曲、打折等情况出现，严密观察引流液颜色、性质，正确记录出入量。

（3）定期更换各引流管，主要无菌操作，避免逆行感染。

（4）指导患者拍背、咳嗽咳痰，不易咳出者遵医嘱予雾化吸入，行呼吸功能锻炼，帮助肺功能恢复，避免肺部感染。

（5）留置导尿管的患者，1天2次行导尿管护理。在安置导尿管和导尿管护理中要注意无菌操作。前列腺疾病或老年人患者比普通患者可适当多留置1天。遵医嘱早日拔管。

2.胆瘘

（1）观察患者的腹部体征和生命体征，出现腹痛等症状应及时通知医生查看，重视患者的主诉。

（2）保持引流管引流通畅，妥善固定，观察引流液的颜色及性质，如出现胆汁样引流液，及时通知医生处理。

3.出血

（1）腹腔出血临床表现为引流管引流出大量血性液体，血红蛋白进行性下降，发现以上症状立即通知医生，如出血量较大，大于300 mL，立即夹管。

（2）严密观察患者腹部体征，如有腹痛、腹胀等不适，及时通知医生查看。

（3）建立2～3条静脉通道，严密监测生命体征变化，特别是血压、心率变化，患者暂停进食，并遵医嘱给予合理止血药物进行治疗，密切观察患者反应。及时给予心理疏导，减轻焦虑情绪，使其积极配合治疗。需行急诊手术时，迅速完成术前准备。

4.皮下气肿

皮下气肿是腹腔镜手术常见并发症。常由充气针穿透皮肤，高腹腔压力引起CO_2进入皮下组织间隙所致。表现为局部皮肤有捻发音及疼痛。常规给以吸氧，观察患者的血氧饱和度，轻度皮下气肿一般24～72小时可自行吸收。

六、出院指导

1.饮食应清淡、易消化，禁忌辛辣、油腻、产气食物，坚持少量多餐，避免暴饮暴食，注意均衡搭配。

2.保持伤口清洁干燥，每3～4天定期换药1次，如有渗血渗液及时更换。

3.3个月内避免重体力劳动。可散步、慢走，可根据个人身体恢复情况，循序渐进加大运动量。

4.保持心情愉悦，与家人及亲友保持良好沟通。

5.保持T管引流通畅，避免打折、扭曲、脱落，每周更换T管。

（李爱华　东爱华　李红霞　唐静楠）

第七节　经皮肝穿刺胆道引流术的观察与护理

一、适应证

1.晚期胆管肿瘤引起的恶性胆道梗阻，行姑息性胆道引流。

2.深度黄疸患者的术前准备。

3.急性胆道感染。

4.良性胆道狭窄经过多次胆道修补，胆道重建以及胆肠吻合口狭窄等，造成阻塞性黄疸的患者。

二、禁忌证

1.有严重出血倾向者，全身各脏器功能衰竭者。

2.有大量肝前腹水者。

3.不能够配合手术，对碘过敏，有严重凝血机能障碍者。

4.严重心、肝、肾功能衰竭。

5.肝内胆管被肿瘤分隔成多腔，不能引流整个胆管系统者。

三、术前护理

（一）术前准备

1.掌握患者详细情况，有无碘过敏史。

2.检查血常规、胆红素、凝血功能、心肺功能。

3.患者准备：禁食禁饮8～12小时。

4.用物准备：利多卡因、引流袋、穿刺包、敷贴等。

（二）心理护理

对于无法面对自身疾患者、存在思想负担者、存在消极思想甚至拒绝接受治疗者，护理人员应加强沟通交流，鼓励患者表达自我感受，以安慰、同情的态度与患者交流，并向其作必要的解释，向其介绍手术治疗成功病例，提升其治疗与护理依从性。

四、术后护理

1.一般护理：严密监测生命体征，注意观察有无腹痛、腹胀、恶心、呕吐等异常情况。观察实验室检查结果，如血清淀粉酶浓度、血常规、凝血功能，水和电解质、酸碱平衡情况。术后遵医嘱予补液、抗感染、止血等治疗。

2.术后饮食：一般禁食24小时，24小时后如血清淀粉酶浓度正常、无腹痛即可给予无脂流食、无脂半流食、低脂普食。食欲较差者，可给予高能量营养静脉滴注补充营养。给予优质蛋白质，长期行引流者易出现电解质紊乱，应适当进食香蕉、橘子、香菇等含钾高的食物，定期复查电解质，必要时遵医嘱补钾治疗。多饮水，以冲洗尿中过量的胆盐淤积。

3.术后活动：术后卧床休息24小时，宜采取半卧位，利于胆汁引流。

2.引流管护理：引流管妥善固定，保证引流通畅。准确记录24小时引流量。班班交接引流管，观察引流液颜色、性质、量。正常每日胆汁引流量为300～500 mL，正常胆汁呈棕黄色或金黄色，感染性胆汁呈墨绿色，胆道内出血胆汁呈血性暗红色。若引流液量减少，颜色变金黄色，浑浊减轻，提示好转，可能局部炎症得到控制，胆道狭窄改善、胆管部分或完全通畅。若量骤减或无引流液，并发右上腹疼痛、发热（排除引流管受积压、扭曲），可用少量生理盐水冲管后回抽，若回抽物为胆汁，一般为引流管开口紧贴胆管壁，调整引流管位置即可；若回抽物为混浊液或黄白色脓液，及时汇报医生，进行抗感染治疗。

3.皮肤护理：清洁皮肤，做好基础护理，避免出现瘙痒。关注患者巩膜黄染减退情况、尿量和尿颜色的变化，做好记录。

五、并发症的观察及护理

1.胆道感染：胆汁在造影剂的作用下逆向流入血液，引发败血症和菌血症，表现为PTCD后30分钟至数小时内骤起畏寒、高热、右上腹胀痛、白细胞计数升高、黄疸加深，严重者可出现中毒性休克表现。由于引流管与外界或肠道相通，增加了细菌进入胆道的机会，且细菌容易附壁聚集在支架或引流管内壁及手术过程中无菌操作不严格等，极易发生胆道感染。

（1）严密观察患者的生命体征、有无腹痛、高热、寒战及意识改变的情况。

（2）应用足量抗生素控制感染，保持引流通畅。

（3）必要时行缓慢胆道冲洗，每日1次。

（4）保持胆管引流通畅和行预防性抗感染治疗是预防胆道感染的关键。

2.胆道出血：PTCD手术操作较复杂，置入支架过程中患者血管破裂风险较大，部分患者的凝血功能较差，患者胆道出血概率大。多考虑为穿刺时胆管壁小血管损伤，胆汁引流后小血管受压减小导致的胆管减压后出血。表现为引流液为血性胆汁。

（1）绝对卧床休息。

（2）观察血压、脉搏、呼吸、面色及意识状态变化情况。

（3）观察胆汁引流的颜色、量、性质的变化。

（4）遵医嘱静脉输注止血药物。

3.胆汁渗漏：是严重并发症，多为穿刺失败或胆管内压力过大，胆汁沿针孔流入腹腔，引起胆汁性腹膜炎，须外科处理。

（1）保持引流通畅，并报告医生加强抗生素治疗。

（2）及时更换敷料并注意保护皮肤，必要时予以封堵填塞。

（3）严密观察生命体征及腹痛的性质、部位、程度及体温波动情况。

4.导管阻塞：与PTCD管细长易扭曲、护士操作不规范、PTCD术后早期胆汁浓度较高、出血的存在和血块的形成有关。

妥善固定PTCD管及引流袋，避免导管受压或扭曲，每日记录引流液的量，如骤然锐减，或未见引流液，及时通知医生。做好导管冲洗，动作宜慢，防止用力过猛，胆道压力增大，胆汁逆流入肝内胆管引起肝内胆管阻塞。保持单通开关的使用方向正确，边冲边放，冲完后将单通开关打开。

六、出院指导

1.避免过度活动或提重物。

2.保持引流管处伤口敷料干燥、清洁，伤口纱布脱落应及时来门诊更换。

3.观察引流液量、颜色等。

4.下床活动时引流袋不能高于肝脏水平。

5.引流袋须固定于同侧上身衣服。

6.翻身或移动时，请勿压迫到导管。

7.切忌洗浴时污染引流口，最好擦浴。

8.从近心端向远心端挤压引流管，看看是否通畅。

9.出现以下情况须及时到医院就诊。

（1）黄疸、灰色便、有血液流出、胆汁黏稠及管内含凝血块。

（2）发热、寒战或引流管堵塞或滑脱。

（3）分泌物或胆汁有恶臭味及化脓物或引流超过1 000 mL。

（4）有腹胀、腹痛、腹肌紧张、呕吐等症状。

（李红霞　李爱华）

第八节　经内镜逆行胰胆管造影术的护理与观察

一、适应证

1.胆管结石。

2.急性胆源性胰腺炎。

3.十二指肠乳头癌。

4.慢性胰腺炎。

5.胰管结石。

6.胆管癌及胰头癌引起的黄疸。

7.胆管狭窄。

二、禁忌证

1.严重的肝硬化、门脉高压患者。

2.存在妊娠并发症者。

3.食管、幽门、十二指肠狭窄。

4.严重心肺功能不全。

5.急性胰腺炎及慢性胰腺炎急性发作者，急性胆道感染。

6.造影剂过敏。

三、术前护理

（一）术前评估

心肺功能、梗阻的部位、过敏史。

（二）术前准备

1.嘱患者禁食6～8小时，术前常规更换病员服。

2.药品准备：山莨菪碱（654–2）、盐酸哌替啶（杜冷丁）、碘海醇注射液（欧乃派克）、利多卡因、地西泮（安定）。

3.心理护理：向患者及家属介绍ERCP的目的、手术过程及术后并发症的相关注意事项，避免术前过度紧张，取得患者的配合。

四、术后护理

1.一般护理：术后24小时禁食，24小时后进流质饮食，逐步过渡到正常饮食。术后遵医嘱正确使用生长抑素、奥曲肽等抑制胰腺分泌的药物。

2.鼻胆管护理：术后妥善固定鼻胆管，将其固定在鼻翼、面颊和床边。对留置鼻胆管的患者耐心解释引流管的必要性与重要性，准确、及时记录24小时出入量。

3.皮肤护理：清洁皮肤，做好基础护理，避免出现瘙痒。关注患者巩膜黄染减退情况、尿量和尿液颜色的变化，做好记录。

五、并发症的观察及护理

1.胰腺炎

（1）观察：密切观察患者的神志、生命体征、腹部体征及血清淀粉酶浓度及血象情况。

（2）护理：遵医嘱正确使用生长抑素及抗生素，保持引流管通畅。暂禁食禁饮，予肠外营养供给。维持静脉通路。

2.穿孔

（1）观察：影像学发现膈下或后腹膜游离气体或皮下气肿。严密观察患者一般情况及腹部体征情况，遵医嘱使用抗生素，严重者行手术治疗。

（2）护理：确定腹痛原因，及时对症处理，维持静脉通道，必要时立即行术前准备，准备急诊手术。

3.出血

（1）观察：是否有呕血、黑便等消化道出血的表现及血红蛋白进行性下降。严密观察患者腹部体征，如出血、腹痛加重，及时通知医生，协助处理，及时关注血红蛋白情况。

（2）护理：严密观察患者的生命体征、腹部体征。建立静脉通道，观察记录大便形状、颜色变化。患者暂停进食，并遵医嘱给予止血药物进行治疗，密切观察患者反应。禁食期间加强营养摄入，提高患者免疫力。患者出血时，护理人员立即止血，及时给予心理疏导，减轻焦虑情绪，使其积极配合治疗。

4.胆道感染

（1）观察：胆道感染主要表现为寒战、黄疸、恶心、呕吐等，并伴有高热，出现相关症状时及时处理。

（2）护理：严密观察患者生命体征情况，患者出现高热时及时进行物理及药物降温，必要时选择抗生素治疗。及时关注患者生化、血常规、C反应蛋白等敏感指标。

（李爱华）

第八章

常用围手术期各项评估表

表 8–1　NRS 2002 评估表

评估项目	评估内容	评分（分）
疾病	髋部骨折	1
	慢性疾病急性发作或有并发症者	
	COPD急诊发作或伴有并发症者	
	长期血液透析	
	肝硬化急性发作或有并发症者	
	实体恶性肿瘤患者	
	糖尿病	
	由于慢性疾病的并发症入院，非卧床，蛋白质需求轻度增加，但可通过强化膳食或口服营养补充满足	
	腹部大手术	2
	脑卒中	
	重度肺炎	
	血液恶性肿瘤	
	由于疾病、大手术后或感染，患者卧床，蛋白质需求增加，但仍可通过人工营养满足	
	颅脑损伤	3
	骨髓移植	
	APACHE评分大于10分的ICU患者	
	接受呼吸机支持、血管活性药物等治疗的重症患者，完全卧床，蛋白质需求明显增加，且无法通过人工营养满足，但营养支持可以减缓蛋白质分解及氮消耗	

续表

评估项目	评估内容	评分（分）
营养状态	BMI<18.5	3
	因严重胸腹水、水肿得不到准确BMI值时，无严重肝肾功能异常者，用白蛋白浓度代替，白蛋白小于30 g/L	
	体重下降>5%是在：3个月内	1
	体重下降>5%是在：2个月内	2
	体重下降>5%是在：1个月内	3
	一周内进食量较从前减少：25%～50%	1
	一周内进食量较从前减少：51%～75%	2
	一周内进食量较从前减少：76%～100%	3
年龄	年龄≥70岁	1
	年龄<70岁	0
总分≥3分处于营养高风险		

表 8-2 患者自理能力风险因素评估表

评估内容	分级	评分（分）
进食	可独立进食	10
	需部分帮助	5
	需极大帮助或完全依赖他人，或留置胃管	0
洗澡	准备好洗澡水后，可自己独立完成洗澡过程	5
	在洗澡过程中需他人帮助	0
修饰	可自己独立完成	5
	需他人帮助	0
穿衣	可独立完成	10
	需部分帮助	5
	需极大帮助或完全依赖他人	0

续表

评估内容	分级	评分（分）
控制大便	可控制大便	10
	偶尔失控，或需要他人提示	5
	完全失控	0
控制小便	可控制小便	10
	偶尔失控，或需要他人提示	5
	完全失控或留置导尿管	0
如厕	可独立完成	10
	需部分帮助	5
	需极大帮助或完全依赖他人	0
床椅转移	可独立完成	15
	需部分帮助	10
	需极大帮助	5
	完全依赖他人	0
平地行走	可独立平地行走45 m	15
	需部分帮助	10
	需极大帮助	5
	完全依赖他人	0
上下楼梯	可独立上下楼梯	10
	需部分帮助	5
	需极大帮助或完全依赖他人	0
评估结果	轻度依赖，少部分需他人照护	60 ~ 100
	中度依赖，大部分需他人照护	45 ~ 55
	重度依赖，全部需要他人照护	0 ~ 40

表 8–3　静脉血栓栓塞风险评估表

评分	病史	实验室检查	手术
1分/项	年龄41～60 岁 肥胖（BMI≥25 kg/m^2） 妊娠期或产后（1个月内） 口服避孕药或激素替代治疗 卧床患者 炎症性肠病史 下肢水肿 静脉曲张 严重的肺部疾病，含肺炎（1月内） 肺功能异常，COPD 急性心肌梗死 充血性心力衰竭（1个月内） 败血症（1个月内）		计划小手术 大手术史（1个月内）
2分/项	年龄61～74岁 石膏固定（1个月内） 患者需卧床>72小时 既往或现患恶性肿瘤		中心静脉置管 腹腔镜手术（>45 分钟） 大手术（>45分钟） 关节镜手术
3分/项	年龄≥75岁 深静脉血栓/肺栓塞史 血栓家族病史 肝素引起的血小板减少HIT 先天或后天血栓形成	抗心磷脂抗体阳性 凝血酶原20210A阳性 因子Vleiden 阳性 狼疮抗凝物阳性 血清同型半胱氨酸升高	
5分/项	脑卒中（1个月内） 急性脊髓损伤（瘫痪1个月内）		选择性下肢关节置换术 髋关节、骨盆或下肢骨折 多发性创伤（1个月内）

0～1分	低危
2分	中危
3～4分	高危
≥5分	极高

表 8–4 跌倒 / 坠床风险因素评估表

项目	评估内容	评分（分）
年龄	6～64岁	0
	<6岁或65～75岁	1
	76～80岁	2
	>80岁	3
认知能力	认知正常	0
	认知障碍	1
走动能力	步态平稳或卧床无法移动	0
	步态不稳或需要使用助行器/轮椅	1
排泄	能自行如厕	0
	失禁频尿/腹泻或需要他人协助如厕	1
住院前一年跌倒/坠床史	无	0
	有	1
目前使用镇静/镇痛/安眠/利尿/泻药/降血压/降血糖/其他特殊药物	无	0
	有	1
双眼视力障碍	无	0
	有	1
依从性低或者沟通障碍	无	0
	有	1
躁动不安	无	0
	有	1
总分<4分：低风险；　总分≥4分：高风险		

表 8–5 压力性损伤风险因素评估表

项目	评估内容	评分（分）
感觉	完全受限	1
	非常受限	2
	轻微受限	3
	无受限	4

续表

项目	评估内容	评分（分）
湿度	持续潮湿	1
	潮湿	2
	有时潮湿	3
	很少潮湿	4
活动	限制卧床	1
	可以坐椅子	2
	偶尔行走	3
	时常行走	4
移动	完全无法移动	1
	非常受限	2
	轻微受限	3
	未受限	4
营养	非常差	1
	可能不足够	2
	足够	3
	非常好	4
摩擦力和剪切力	有问题	1
	潜在的问题	2
	无明显的问题	3
评估结果	低度危险	≥15
	中度危险	13～14
	高度危险	10～12
	极度危险	≤9

表 8-6 非计划拔管风险评估表

项目	评估内容	评分（分）
年龄	14～65岁	1
	＜14岁或≥65岁	2
意识状态	中/深昏迷	1
	清醒	2
	嗜睡/浅昏迷/昏睡	3
	意识模糊/烦躁/谵妄	4
理解程度	理解	1
	新生儿/深度镇静	1
	部分理解	2
	不理解	3
情绪状态	稳定	1
	稳定/深度镇静	1
	有时稳定	2
	不稳定	3
合作程度	合作	1
	有时合作	2
	不合作	3
耐受程度	能耐受管道	1
	疼痛或不适，但基本能耐受管道	2
	疼痛或不适导致不能耐受管道	3
管道数量	1根	1
	2～3根	2
	＞3根	3

续表

项目	评估内容	评分（分）
管道类型	PICC	1
	CVC/空肠造瘘/可分裂导管/心包引流管/腹部伤口引流管/膀胱及肾造瘘管/肾周引流管	2
	气管切开导管/胸腔闭式引流管/导尿管/胃管/鼻肠管/双囊三腔管/桡动脉穿刺管/颈内静脉穿刺管/腰大池引流管/脑室引流管及其他头部引流管/颈部血浆引流管/乳腺血浆引流管	3
	经口鼻气管插管	4
管道固定方式	缝合针	1
	固定器/水囊/气囊/系带	2
	胶布	3
活动	绝对卧床或完全自主活动	1
	使用助行器/行走不稳/需搀扶	2
总分＜19分：低风险；　　总分≥19分：高风险		

（李红霞）

参考文献

[1] 谭亚非，龚姝．腹腔镜全胰切除术合并 2 型糖尿病患者的围手术期护理一例 [J]. 华西医学，2017，32（7）：1131–1132.

[2] 赵智文．全胰切除术患者围手术期的护理 [J]. 当代护理人员（下旬刊），2018，25（1）：74–76.

[3] 徐均，蔡云强，李永彬，等．联合血管切除重建腹腔镜胰十二指肠切除术的安全性及可行性分析（35 例手术报道）[J]. 肝胆外科杂志，2019，27（4）：305–307.

[4] 贾真．腹腔镜下经胃置管引流术治疗胰腺假性囊肿患者的护理要点分析 [J]. 中国医药指南，2021，19（4）：193–195.

[5] 陈凛，陈亚进，董海龙，等．加速康复外科中国专家共识及路径管理指南（2018 版）[J]. 中国实用外科杂志，2018，38（1）：1–20.

[6] 彭兵，蔡云强，王昕．腹腔镜胰腺外科手术学 [M]. 北京：人民卫生出版社，2017.

[7] 孟芹，陈园园，李卫华．保留脾脏的腹腔镜胰体尾切除术的围手术期护理 [J]. 腹腔镜外科杂志，2017，22（3）：222–226.

[8] 孙惠，张星星．完全腹腔镜胰十二指肠切除术的护理体会 [J]. 当代护理人员（中旬刊），2018，25（2）：35–37.

[9] 刘洋．保留十二指肠胰头切除术的临床疗效分析 [D]. 乌鲁木齐：新疆医科大学，2020.

[10] 董杉杉，谷玥．小儿腹腔镜胰十二指肠切除术的护理体会 [J]. 腹腔镜外科杂志，2021，26（2）：156–157.

[11] 崔蕾，刘玲珑，王剑剑，等．胰腺切除患者围手术期血糖管理的最佳证据总结 [J]. 中国全科医学，2022，25（9）：1047–1053.

[12] 张翼，王刚，董艳平，等．加速康复外科理念在腹腔镜腹股沟疝修补术中的临床应用评价 [J]. 重庆医学，2021，50（15）：2548–2553.

[13] 欧阳婷．加速康复外科理论的循证护理对化脓性阑尾炎急性穿孔患者腹腔镜切除术后并发症的预防效果 [J]. 护理实践与研究，2020，17（24）：78–80.

[14] 郑修宇，张勇．腹腔镜与开腹阑尾切除术的疗效及安全性分析 [J]. 河北医

学，2017，23（5）：752-756.
[15] 郑民华，冯波，马君俊，等 . 腹腔镜结直肠癌根治术操作指南（2018 版）[J]. 中华消化外科杂志，2018，17（9）：877-885.
[16] 孙叶飞，张敬浩，周禹晗 . 快速康复护理在腹腔镜结直肠癌根治术患者围手术期的应用 [J]. 中国医科大学学报，2019，48（9）：848-851.
[17] 中华人民共和国国家卫生健康委员会医政医管局，中华医学会肿瘤学分会 . 中国结直肠癌诊疗规范（2020 年版）[J]. 中华外科杂志，2020，58（8）：561-585.
[18] 范俊，周总光 . 术前肠道准备影响结直肠癌根治术预后的研究进展 [J]. 中华普通外科学文献（电子版），2017，11（1）：61-64.
[19] 王凯，付海啸，符炜，等 . 快速康复外科理念在低位直肠癌术后保护性回肠造口还纳中的应用效果 [J]. 山东医药，2017，57（41）：62-64.
[20] 中华医学会肠外肠内营养学分会，加速康复外科协作组 . 结直肠手术应用加速康复外科中国专家共识（2015 版）[J]. 中华消化外科杂志，2015（8）.
[21] Cappellini MD，Musallam KM，Taher AT. Iron deficiency anemia revisited [J]. J Intern Med，2020，287：153-170.
[22] Inoue Y，Katoh T，Masuda S，et al. Perioperative complica- tions of abdo 分钟 al surgery in smokers [J]. J Anesth，2020，34：712-718.
[23] Kaka A S，Zhao S，Ozer E，et al. Comparison of clinical out- comes following head and neck surgery among patients who contract to abstain from alcohol vs patients who abuse alcohol[J]. JAMA Otolaryngol Head Neck Surg，2017，143：1181-1186.
[24] 孙晨霞，李丽，段广娟，等 . 快速康复外科护理模式在腹腔镜胃癌根治术患者围手术期中的应用 [J]. 齐鲁护理杂志，2022，28（6）：14-16.
[25] 张艺，王超，楚亚丽，等 . 漱口水联合咀嚼口香糖在促进腹腔镜胃癌根治术后患者胃肠道功能恢复中的应用 [J]. 齐鲁护理杂志，2021，27（14）：29-31.
[26] 塔斯肯 · 巴合提，李树春，等 . 腹腔镜胃癌根治术后胰瘘发生率及其影响因素 [J]. 腹部外科，2021，34（3）：203-206，215.
[27] 赵婷华 . 加速康复外科护理对腹腔镜胃癌根治术患者手术结局、术后康复及生活质量的影响 [J]. 国际护理学杂志，2021，40（12）：2229-2233.
[28] 戴敏，朱海燕，杨红生，等 . 腹腔镜胃癌根治术后胰瘘围手术期预防策略 [J]. 中华腔镜外科杂志（电子版），2020，13（4）：253-256.

[29] 范青风 . ERAS 理念在胃癌围手术期护理中的应用效果观察 [J]. 护理研究，2020，34（8）：1453–1456.

[30] 吴玉宝，李祝华，刘桂香 . 综合护理在胃十二指肠溃疡大出血患者胃大部切除术围手术期的应用效果 [J]. 中国当代医药，2020，27（6）：219–221.

[31] WSES World Society of Emergency Surgery. Perforatedand bleeding peptic ulcer WSES guidelines[J]. World JE merg Surg，2020，15：3

[32] 何冰洁，房晓雪，侯杰，等 . 快速康复外科护理理念在胃癌胃大部切除后患者护理中的应用效果 [J]. 中国全科医学，2019（s1）：208–209.

[33] 林义佳，陈泓磊，向军，等 . 腹腔镜辅助全胃切除术后不同途径早期肠内营养的对比研究 [J]. 消化肿瘤杂志（电子版），2016，8（2）：77–80.

[34] 王丽萍，周敏 . 快速康复外科理念在腹腔镜辅助全胃切除术围手术期中的应用体会 [J]. 腹腔镜外科杂志，2015，20（4）：283，286.

[55] 朱维刚 . 胃大部切除术治疗胃十二指肠溃疡大出血的临床效果观察 [J]. 当代医学，2015，21（29）：83–84.

[36] 袁晓红 . 腹腔镜下消化性溃疡穿孔修补术 45 例围手术期护理 [J]. 齐鲁护理杂志，2010，16（6）：87–88.

[37] Kim HI， Han SU， Yang HK， et al. Multicenter prospective comparative study of robotic versus laparoscopic gastrectomy for gastric adenocarcinoma［J］. Annals of Surgery，2016，263（1）： 103–109.

[38] Bassi C，Marchegiani G，Dervenis C，et al. The 2016 update of the Internetional Study Group （ISGPS） definition and grading of postoperative pancreatic fistula：11 years after［J］.Surgery，2017，161（3）：584–591.

[39] 王树鹏，管清春，王守乾，等 . 腹腔镜脾部分切除术治疗脾脏占位性病变的临床效果及预后观察 [J]. 中国现代医学杂志，2019，29（15）：120–122.

[40] 徐洪雨，管海涛，赵凯 . 腹腔镜手术在创伤性脾破裂中的应用效果 [J]. 云南医药，2021，42（6）：588–589.

[41] 丁爱芳 . 脾脏损伤患者术后的病情观察与护理 [J]. 全科护理，2009，7（2）：134.

[42] 钱国英 .50 例脾脏切除术后血小板增多症患者的护理 [J]. 护理学报，2013，20（6）：32–33.

[43] 于宝荣 . 腹腔镜脾切除术治疗创伤性脾破裂的可行性及安全性分析 [D]. 吉林：吉林大学，2021.

[44] 刘勇 . 闭合性外伤性脾破裂 68 例临床分析 [J]. 河南外科学杂志，2013，19

（4）：89-90.
[45] 黄志强．腹部创伤的临床救治 [J]. 中华创伤杂志，1998，14（4）：195.
[46] 方一娜，李宁，吴可人，等．腹腔镜脾切除治疗原发性血小板减少性紫癜 35 例临床分析 [J]. 浙江医学，2008，30（11）：1218-1219.
[47] 彭兵．腹腔镜胰脏外科手术学 [M]. 北京：人民卫生出版社，2019.6
[48] 姜洪池．脾脏外科手术学 [M]. 北京：人民军医出版社，2013.
[49] Donati M，Stavrou G A，Donati A，等．肝血管瘤自发破裂的风险：文献的批判性综述 [J]. 肝胆胰腺科学杂志，2011，18（6）：797-805.
[50] 曹毛毛，陈万青 .GLOBOCAN 2020 全球癌症统计数据解读 [J]. 中国医学前沿杂志（电子版），2021，13（3）：63-69.
[51] 南月敏，高沿航，王荣琦，等．原发性肝癌二级预防共识（2021 年版）[J]. 临床肝胆病杂志，2021，27（3）：532-542.
[52] 尹新民，朱鹏，张万广，等．腹腔镜肝切除术专家共识（2013 版）[J]. 中国肿瘤临床，2013，40（6）：303-307.
[53] 王剑明，田礼，敖启林，等．胆囊良性病变与胆囊癌关系的新认识 [J]. 中华消化外科杂志，2017，16（4）：363-367.
[54] 冯矗，徐海帆．腹腔镜胆总管切开取石 T 管引流术与开腹手术治疗肝胆管结石的疗效对比 [J]. 川北医学院学报，2021，36（4）：488-491.
[55] 任广利，袁方水，李晓峰，等．腹腔镜胆总管切开取石 T 管引流术治疗肝外胆管结石的疗效分析 [J]. 国际外科学杂志，2019，46（6）：377-381.
[56] 高志清，付由池，刘卫辉，等．不规范的胆肠吻合术 11 例分析 [J]. 中华普外科手术学杂志（电子版），2011，5（2）：192-196.
[57] 胆囊癌诊断和治疗指南（2019 版）[J]. 中华外科杂志，2020（4）：243-251.
[58] 王泽宇，黑振宇，耿亚军，等．基于 TNM 分期的胆囊癌手术治疗 [J]. 中国实用外科杂志，2021，41（2）：236-238.
[59] 王伟，别玉坤，尹余余．腹腔镜下胆囊癌根治术的有效性及安全性研究 [J]. 实用癌症杂志，2020，35（4）：609-611，642.
[60] 张瑞，苏敬博，张健，等．胆道恶性肿瘤：从临床分型到分子分型 [J]. 外科理论与实践，2021，26（2）：97-102.
[61] 陈孝平，沈锋．肝内胆管癌外科治疗中国专家共识（2020 版）[J]. 中华消化外科杂志，2021，20（1）：1-15.
[62] 李雪川，吴向嵩，刘颖斌．肝内胆管癌外科治疗进展 [J]. 中国实用外科杂志，2020，40（12）：1445-1447，1456.

[63] 陈勇军 . 腹腔镜肝门部胆管癌根治术的现状和争议 [J]. 临床外科杂志，2020，28（8）：719–721.

[64] 张明雄，郑梦秋，杨荃，等 . 腹腔镜与开腹肝门部胆管癌根治术疗效比较的 Meta 分析 [J]. 现代肿瘤医学，2022，30（1）：77–84.

[65] 陈泰安，熊永福，杨发才，等 . 肝门部胆管癌外科治疗进展和争议 [J]. 中华肝脏外科手术学电子杂志，2021，10（2）：133–138.

[66] 张建松，侯森，崔虎啸 . 超声引导下经皮肝穿刺胆道引流联合胆管复合支架置入术治疗晚期肝外胆管癌的效果 [J]. 癌症进展，2021，19（9）：931–934.

[67] 龚杰，雷泽华 . 经皮肝穿刺肝总管置管引流术在晚期低位胆道梗阻肿瘤患者中的应用 [J]. 肝胆外科杂志，2020，28（6）：446–449.

[68] 中华医学会消化内镜学分会 ERCP 学组，中国医生协会消化医生分会胆胰学组，国家消化系统疾病临床医学研究中心 . ERCP 诊治指南（2018 版）[J]. 中国实用内科杂志，2018，38（11）：1041–1072.

[69] 彭婧 . ERCP 术后胰腺炎诊治与严重程度评估的研究进展 [J]. 海南医学，2021，32（9）：1179–1183.

[70] 马文聪，楼奇峰，蒋祯，等 . 治疗性 ERCP 术后迟发性出血的早期发现及内镜下治疗的护理配合 [J]. 护理人员进修杂志，2015（9）：815–817.

[71] 曹献启，李之拓，李浩然 . 胆囊结石诱发胆囊癌的危险因素及治疗进展 [J]. 医学综述，2022，28（4）：706–711.